「一般的な外反母趾」とひどい外反母趾「仮称：足へバーデン」とを区別！

① 一般的な外反母趾

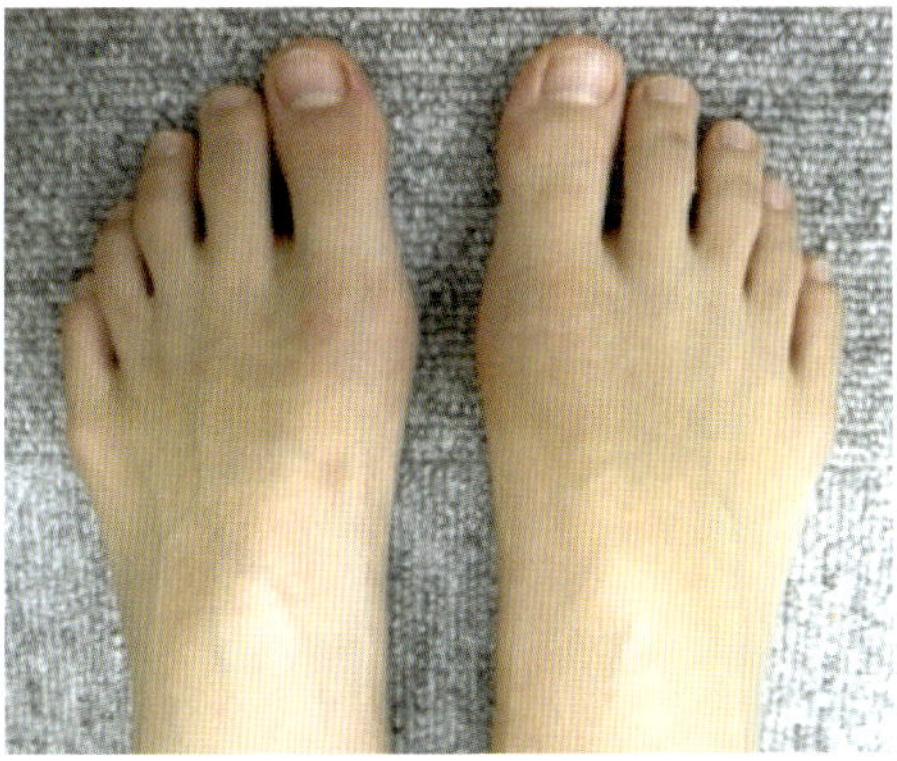

▲11歳の女子

◉子どもの一般的な外反母趾

・一生の足は小学校三年生（10歳）くらいまでに決まってしまう。子どもの外反母趾はまず親の関心が必要。
・小中高生の約60%に外反母趾や浮き指、扁平足など足裏の異常が起こっている。
・猫背や側弯症など姿勢が悪くなり、運動能力の低下と共に自律神経失調、子どものうつ状態など未病の隠れた原因になっている。

◉若い女性の一般的な外反母趾

・子どもの頃に発症した外反母趾によって、成人してからも首こり・肩こり・頭痛・めまい・疲れやすい・腰痛・冷えなどで悩まされる。
・外反母趾による足の左右差が首に負担をかけ、首の異常が自律神経失調の隠れた原因になっている。ヒールやパンプスを履いてさらに悪化。

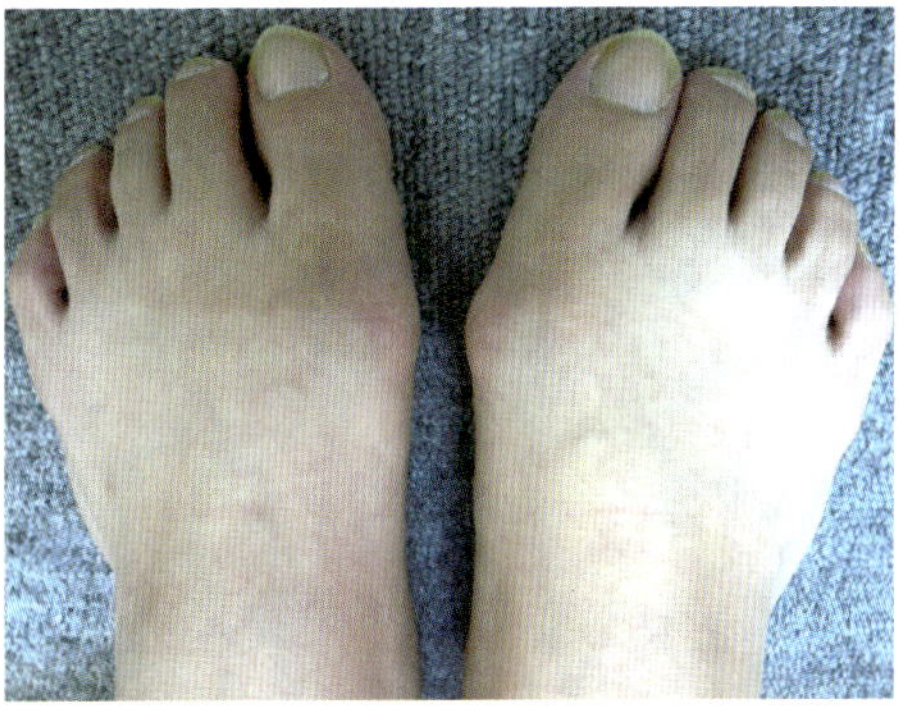

▲30歳代の女性（OL）

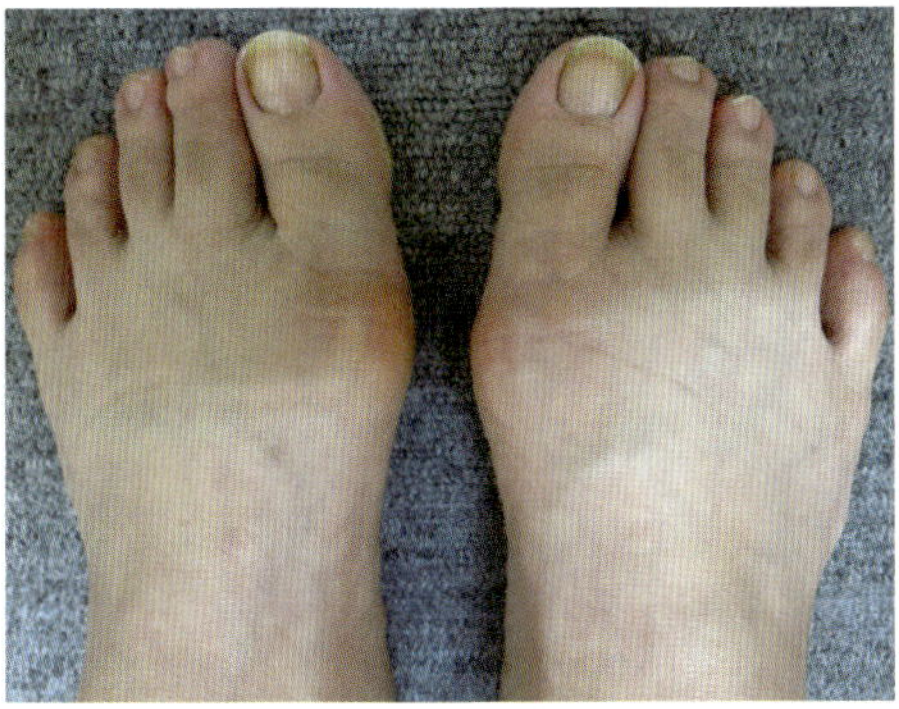

▲50歳代の女性

◉中高年の一般的な外反母趾

・腰痛・首こり・肩こり・体の不調で長年悩まされる。
・女性の約80%に一般的な外反母趾や浮き指、扁平足が見られ、40歳以降はこれに「へバーデン結節」が加わったひどい外反母趾が見られる。
・痛みや体の不調などの未病に対し、人間の土台となる足から重力とのバランスで診ないのは現代医療の盲点。

その他の足裏の異常

◉浮き指…親指を甲側に限界まで押した時、90 度以上反る状態。かかとからの過剰な衝撃波を上部へ伝え、負傷の瞬間を特定できない腰椎分離症・ヘルニア・狭窄症を起こす。また首にも同じことが起こると首こり・肩こりと共に自律神経失調やうつ状態などの未病を起こす。子どもから大人まで見られる。男性の場合は外反母趾より「浮き指」が多い。

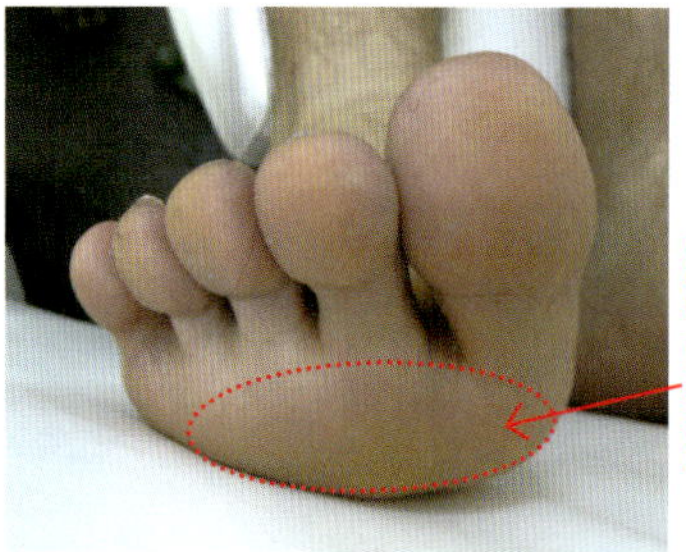

▲20 歳代の男性　足首、ひざ、腰の痛みを訴える。学生時代に腰椎椎間板ヘルニアと診断されている。

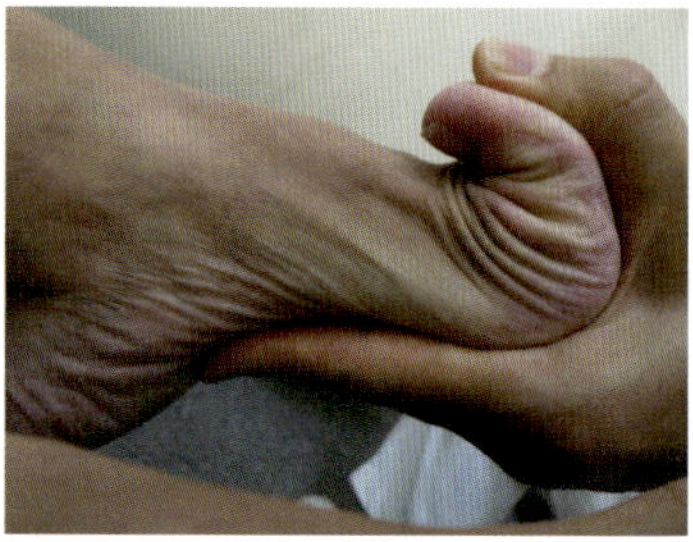

▲50 歳代の女性　中学時代、首こりと共に自律神経失調状態になり、一年間不登校。

◉外反浮き指…外反母趾と浮き指の両方が混ざった、「仮称：外反浮き指」の人も多く見られる。外反浮き指は、足裏からの過剰な衝撃波とねじれ波を上部に多く伝えるため、原因のはっきりしない痛みや体の不調などの未病が発生。

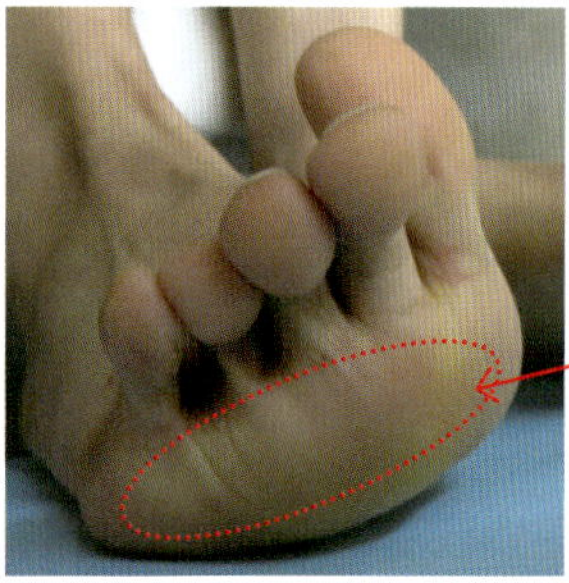

▲30 歳代の女性　腰痛や首こり、肩こり、頭痛、冷え、むくみで長年悩まされている

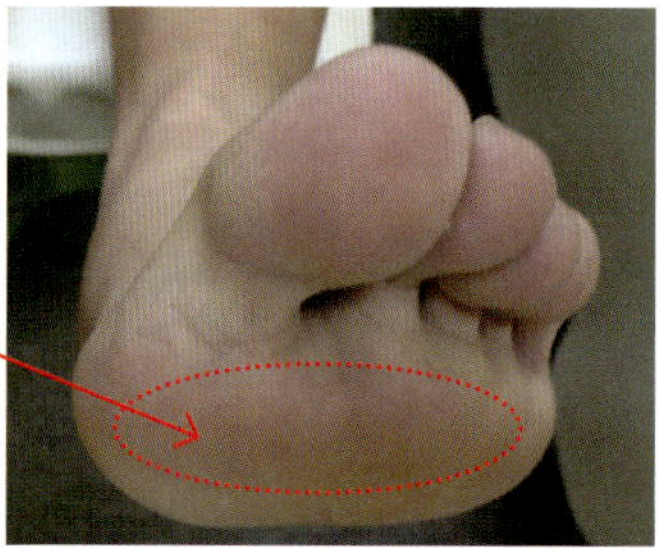

▲高校生女子　親指が曲がり、指全体が浮いて指の付け根にタコができやすい

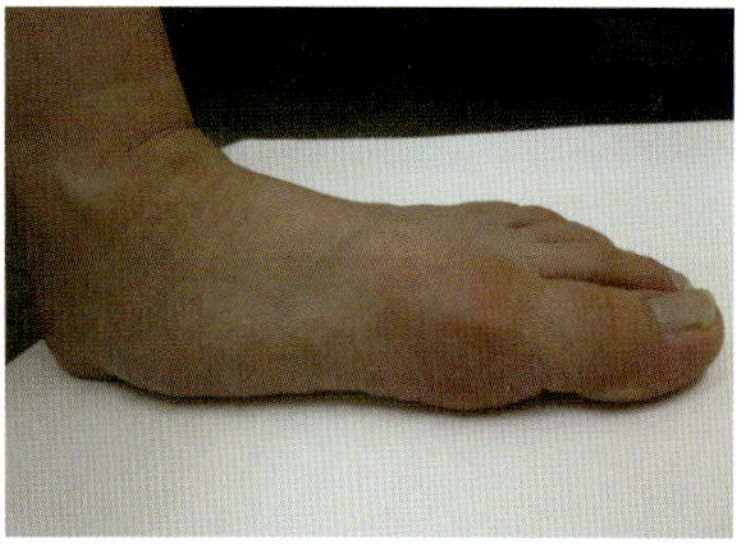

◉扁平足…足裏が不安定なため、体のバランスも不安定になり、余分な筋肉や脂肪を蓄え、肥満になりやすい。さらに、過剰な衝撃波とねじれ波が繰り返され、原因のはっきりしないひざ、腰、首の痛みや自律神経失調が発生。頭痛やめまいもある。

◀20 歳代の女性　足裏が不安定なため、首こりや肩こりがあり疲れやすい。

②「ヘバーデン結節」が足に転移するとひどい外反母趾に （P26 参照）

◉ヘバーデン結節…手の「ヘバーデン結節」が足に転移するとひどい外反母趾「仮称：足ヘバーデン」へと悪化する。まずは自分で「ヘバーデン結節」をチェック。

- 「ヘバーデン結節」とは手の第一関節が太く変形し、時々痛む症状。
- 最初一本の指から始まり、10 年～ 15 年かけて両手の全部の指に転移する場合が多い。
- さらに親指の付け根にある「ＣＭ関節」が出っ張り、痛みを伴う場合が多い。

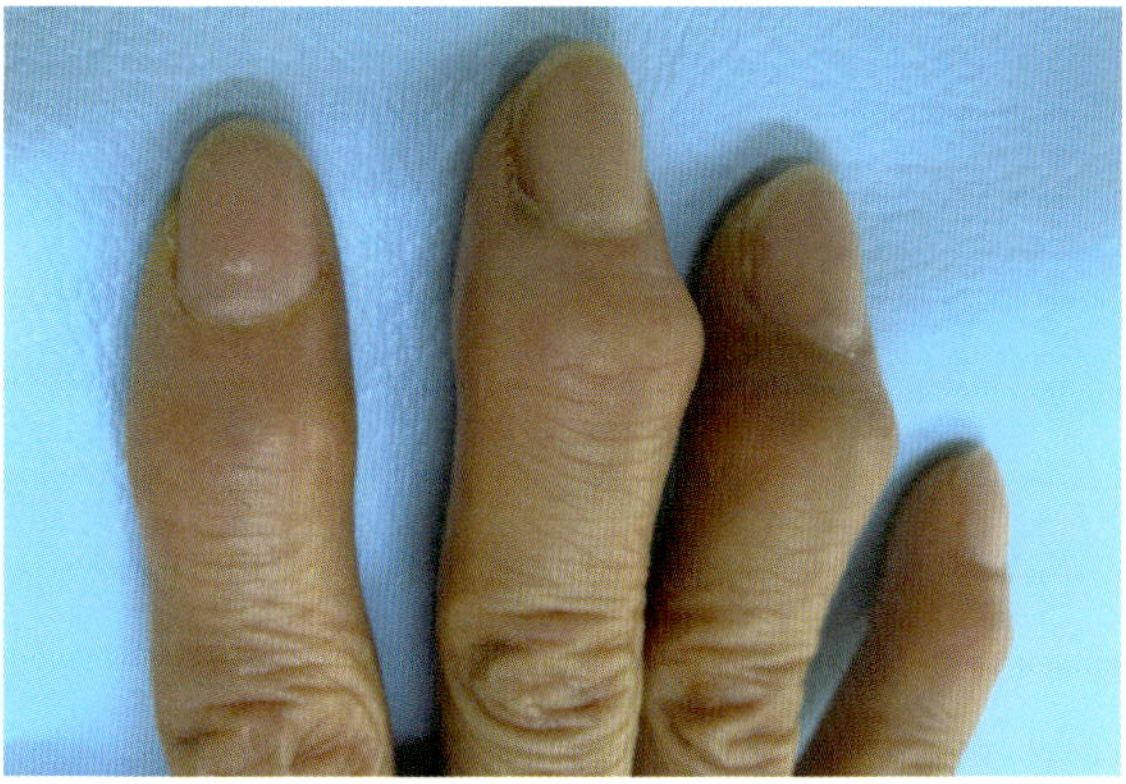

▲ 60 歳代の女性　40 歳くらいから始まり、今では複数の指が変形し痛む。足にも「仮称：足ヘバーデン」がある。

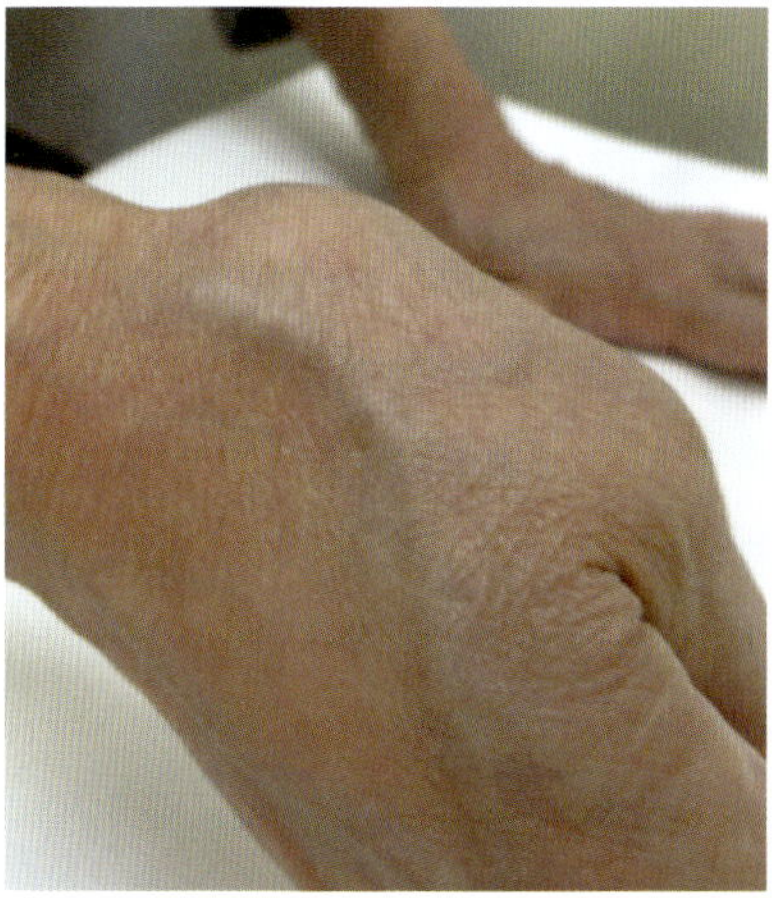

▲ 60 歳代の女性　45 歳くらいから第一関節に変形が始まり、今ではＣＭ関節が出っ張り痛む。足にも「仮称：足ヘバーデン」がある。

◉ＣＭ関節症…

- ヘバーデン結節が親指の付け根にある「ＣＭ関節」に転移し、出っ張りと共に痛む。また足に転移するとひどい外反母趾「仮称：足ヘバーデン」へと悪化する。
- ＣＭ関節症は関節リウマチでも起こるが、これとは別に、ヘバーデン結節がＣＭ関節に転移した場合、「仮称：ＣＭ関節ヘバーデン」として関節リウマチと区別する。

◉外反母趾の誤った常識や先入観を正す
◉40歳からの外反母趾は「仮称：足へバーデン」

40歳以降で医療機関へ行く人のほとんどが「仮称：足へバーデン」で、手の指先、第一関節が太く変形する「へバーデン結節」が足に転移した状態を指す。これを一般的な外反母趾と勘違いしている場合が多く、区別しないと悪化させてしまう。

初期

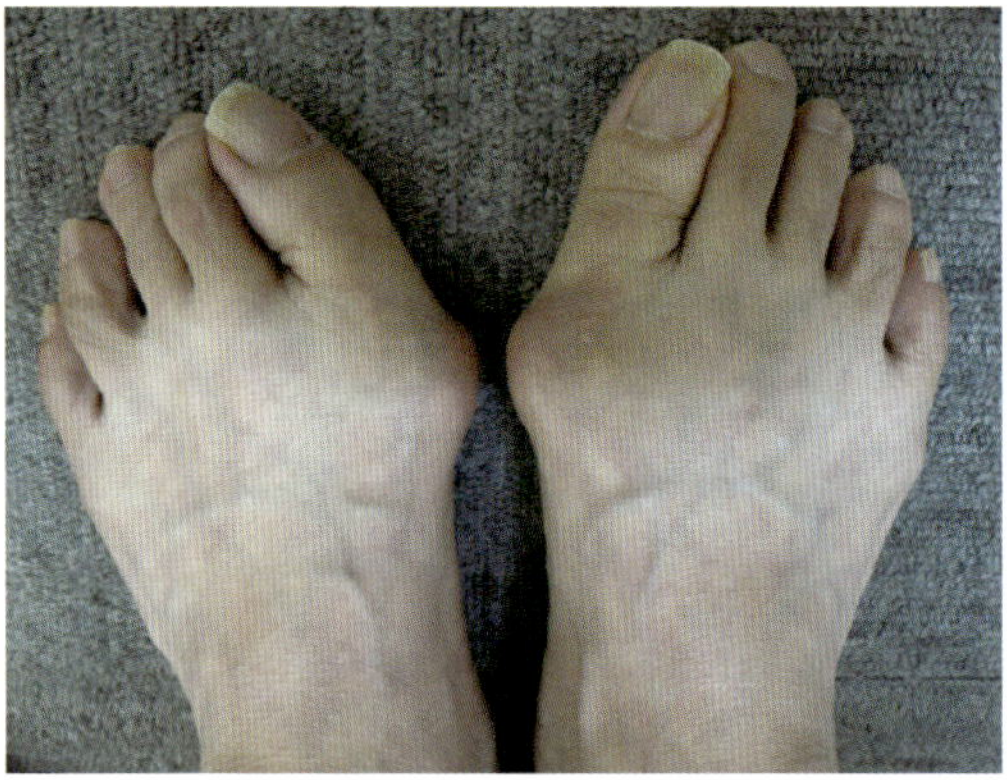

▲60歳代の女性　「へバーデン結節」が足に転移した初期の「仮称：足へバーデン」…左足の親指がねじれて爪が外側を向いて変形（回内位）。股関節の痛みや首こり、肩こりと共に時々頭痛やめまいが起こる。手の第一関節にもへバーデン結節がある。手の親指の付け根にある「CM関節」が出張っていて、手を使った後に痛む。

中期

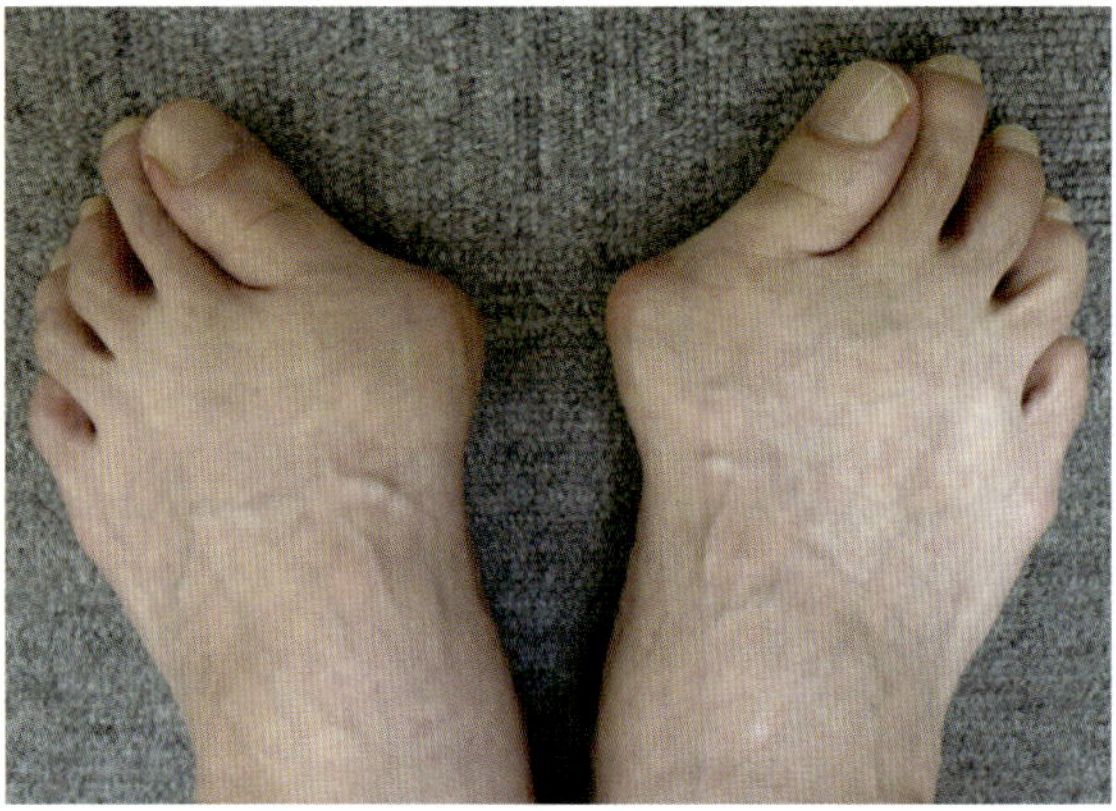

▲60歳代の女性　「へバーデン結節」が足に転移した中期の**「仮称：足へバーデン」**…両足の親指がねじれて爪が外側を向いて変形（回内位）、親指の付け根が脱臼。うまく歩けない、最近歩き方に迷っている。右足の第二指が圧迫され、赤く腫れ、歩いた後足全体が痛む。若い頃から首こり・肩こり・頭痛・めまいがあった。自律神経失調・うつ状態がある。

後期

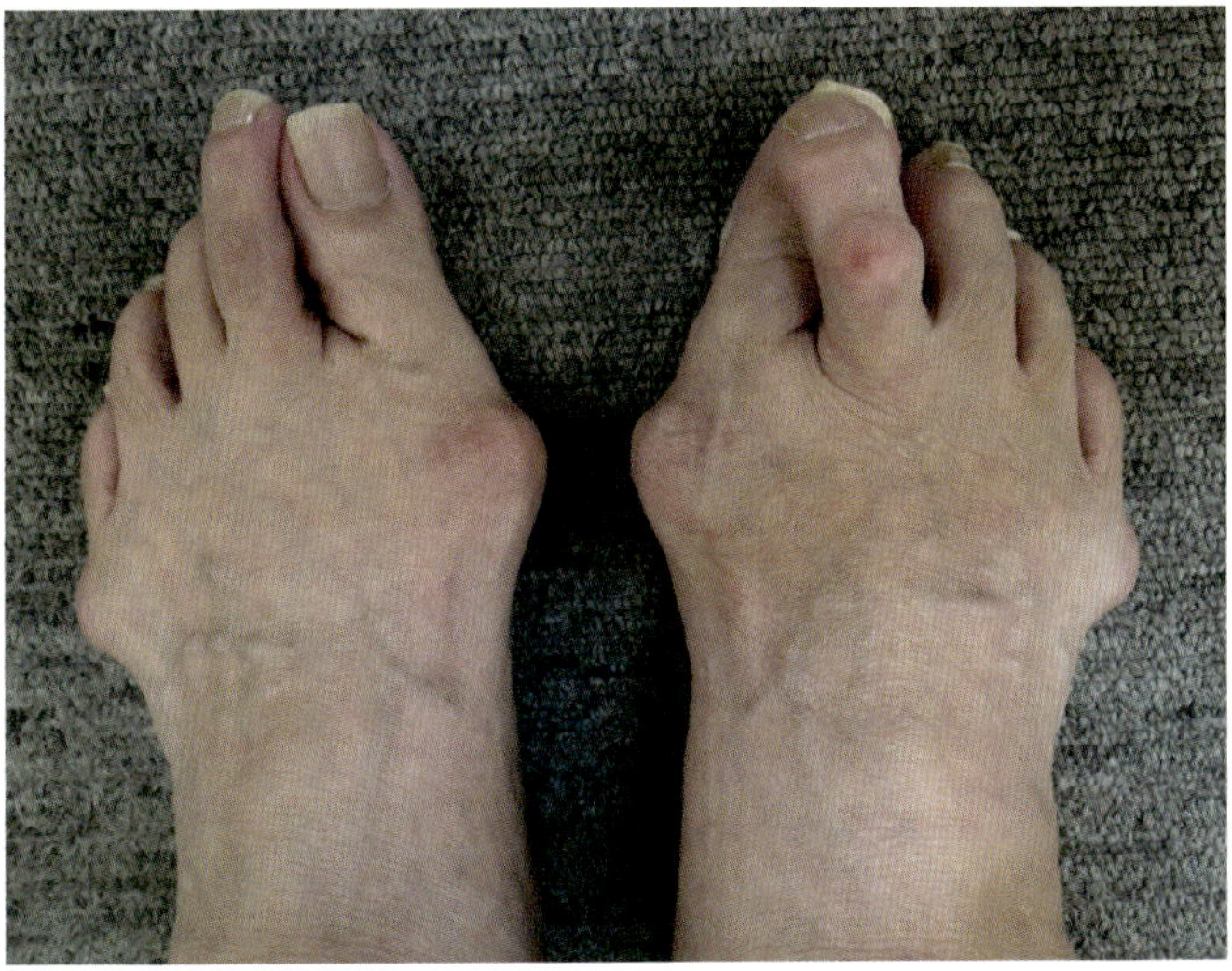

▲70歳代の女性　これは一般的な外反母趾ではなく「仮称：足ヘバーデン」

【「一般的な外反母趾」と「足ヘバーデン」との見分け方】

1 足の親指がねじれて爪が外側を向いて変形（回内位）する。
2 足の裏に分厚いタコがある。
3 手の指「第一関節」が変形する「ヘバーデン結節」や手の親指の付け根の「ＣＭ関節」が出っ張り痛む。
4「一般的な外反母趾」と比べ、親指の変形が「鋭角」で曲がっている。急性期は激しい痛みを伴う。
5 親指の付け根の骨が極端に出っ張り、分厚く動かない。「関節リウマチ」とは異なる。

一般的な「外反母趾」と「仮称：足ヘバーデン」によるひどい外反母趾とが区別されず混同しているため、年々悪化させてしまうことが大問題なのです。

詳しくは著書「あなたの指先、変形していませんか？」（自由国民社）を参考にしてください。

【テーピングで足裏を整える原理】

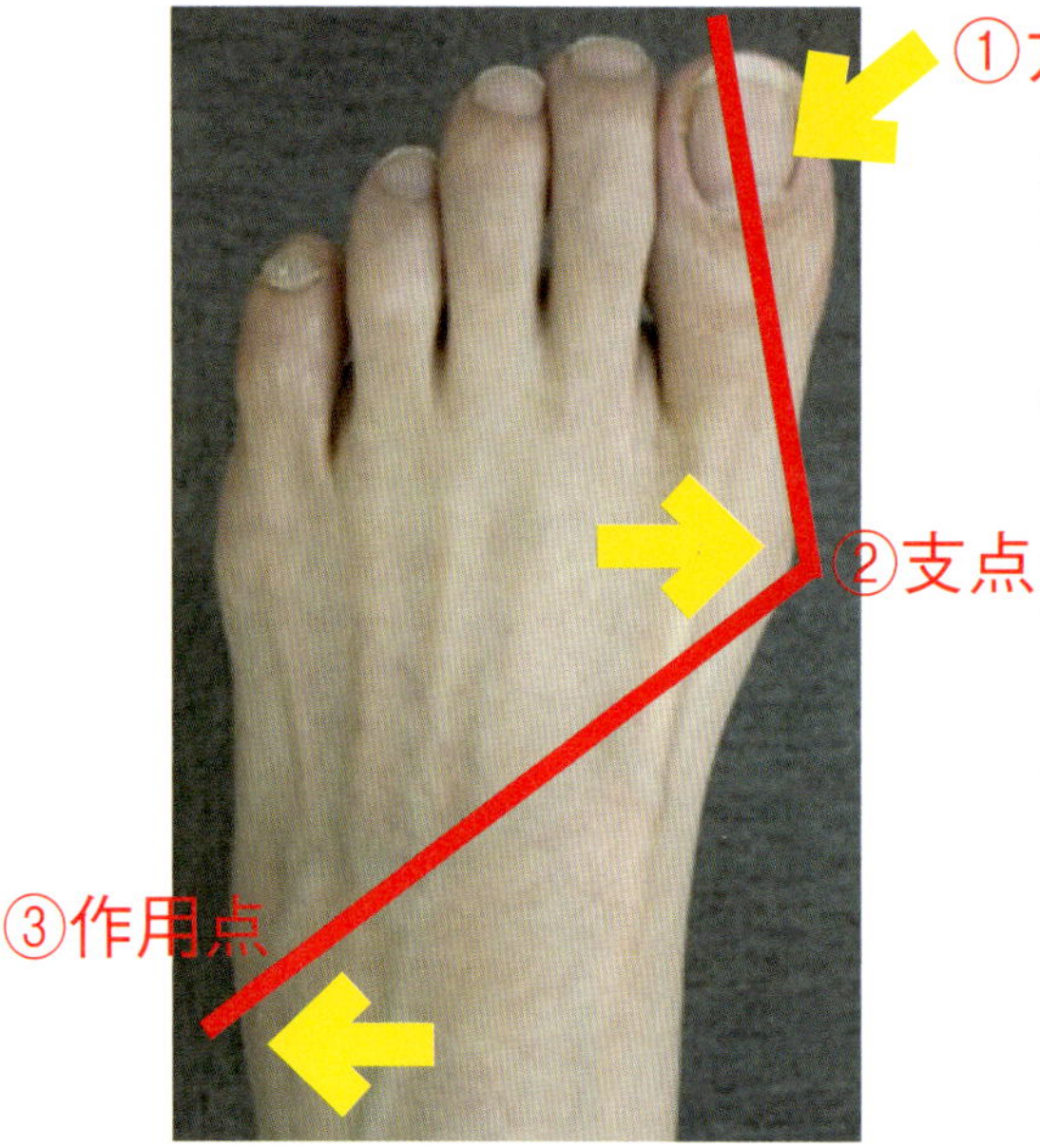

外反母趾など不安定な足になる力学的メカニズム

①歩く時、親指が小指側に押されて、「テコの原理」でいう「力点」となる
②この時、親指の付け根（母趾球部）は支点となって外側に広がり、中足関節（横アーチ）がゆるんでしまう
③第五中足骨基底部や外くるぶしが「作用点」となり、足裏のバランスが崩れ、縦アーチがゆるんでしまう

外反母趾など不安定な足裏を整える力学的メカニズム

②の支点と③の作用点を押すと指が開き、横アーチと縦アーチが再生される。これにより、足裏のバランスを整え、正しい歩行を促すことができる。

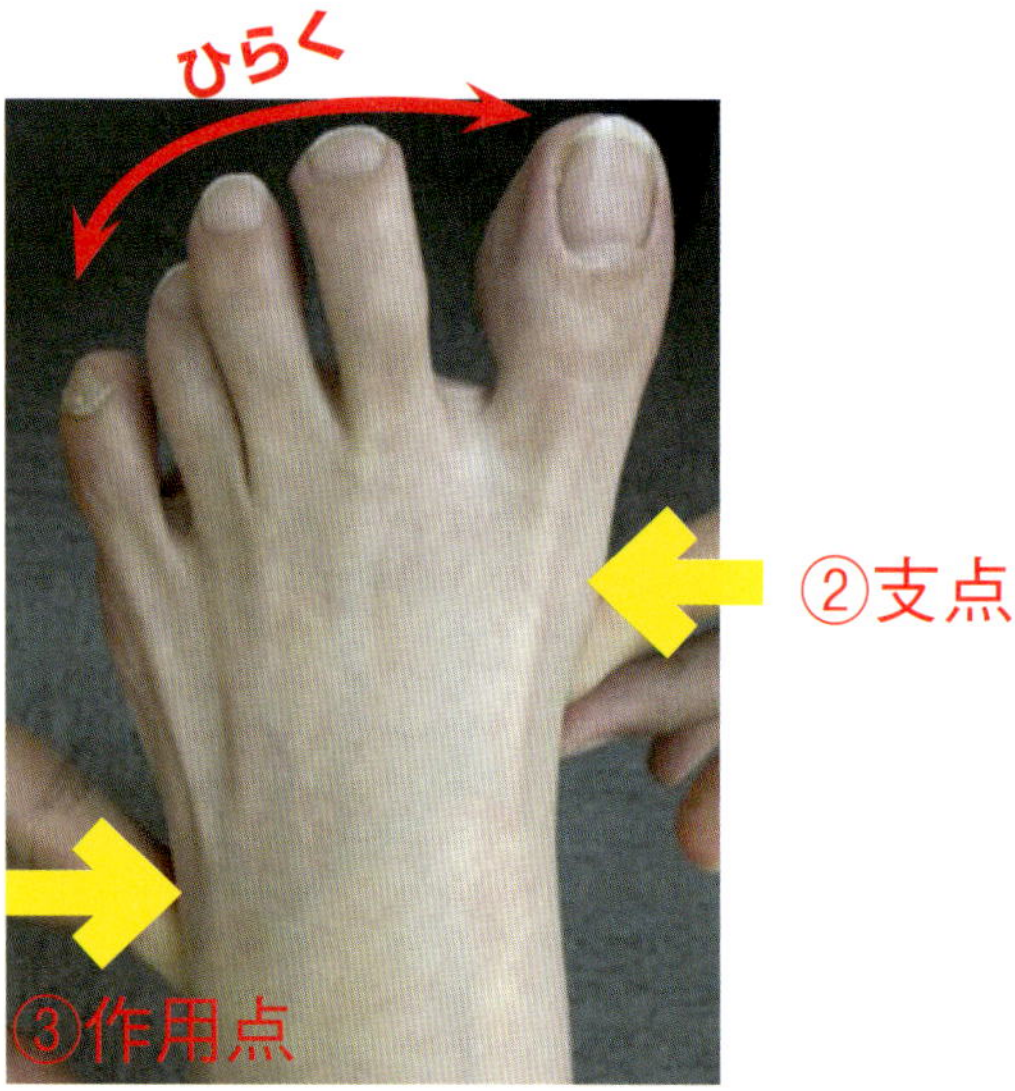

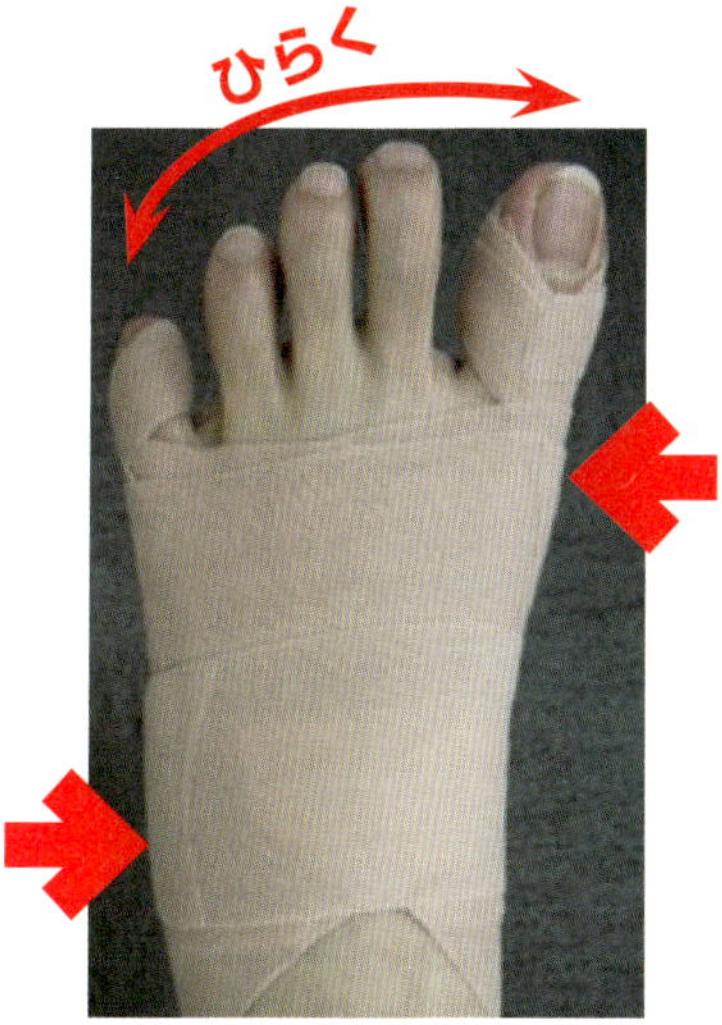

改善法…
テーピングで整った足裏のバランス

一般的な外反母趾・仮称：足ヘバーデン・浮き指・扁平足にも共通。テーピングは両足に行うことが必要。

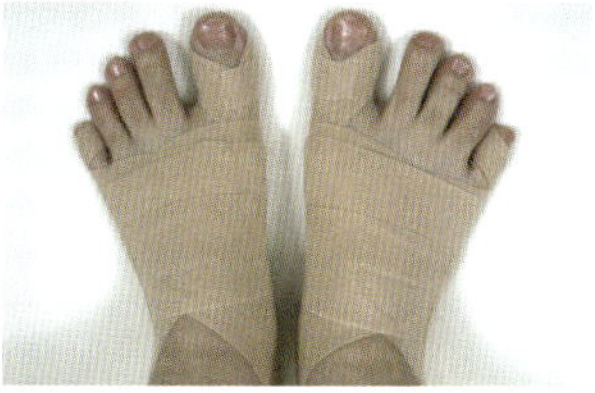

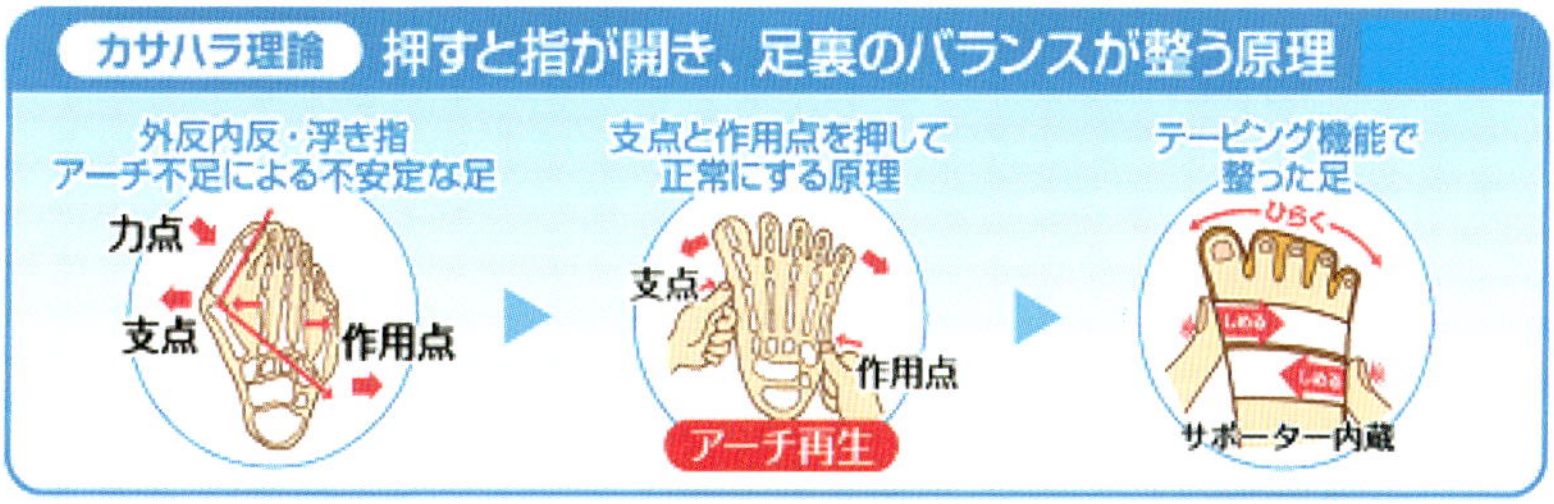

自分で改善…専用３本指テーピング靴下と専用サポーター

テーピングの代わりに、自分で簡単にできる「３本指テーピング靴下」と「専用サポーター」との併用が簡便。

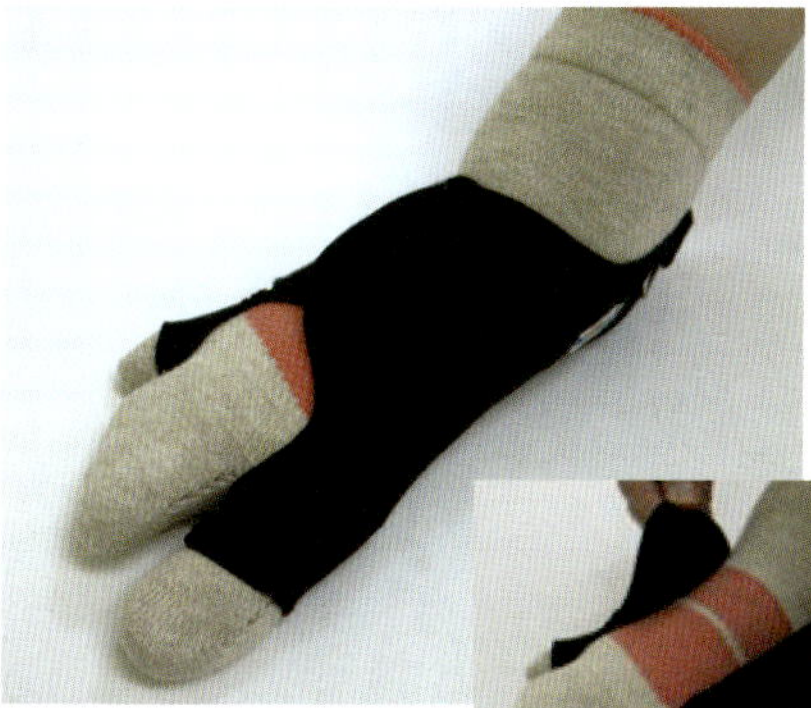

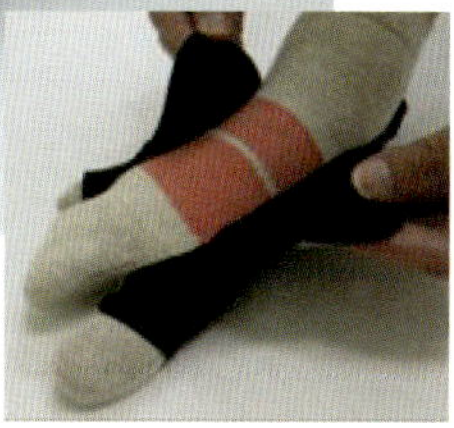

▲室内では３本指テーピング靴下と専用サポーターとの併用で、アーチをしっかりサポート。

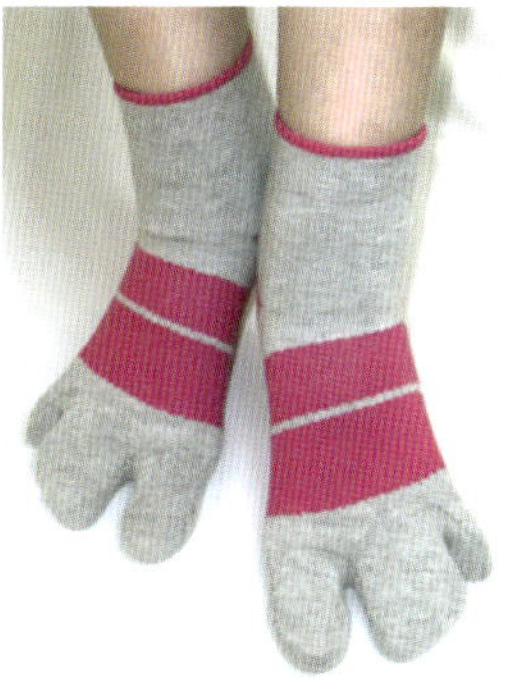

▲外出時はテーピング機能が編み込まれた「３本指テーピング靴下」

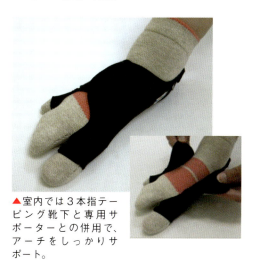

【「ヘバーデン結節」は自分で早めに改善】

「ヘバーデン結節」のテーピング

…複数の指先に使用できる薄さの厚紙副子を指の腹側に当てて添え木の役割をさせ、薄いテープで弱めに巻く。自分でテーピングが困難な場合は、ネット通販の専用テープ「指先ヘバテープ」などで固定。

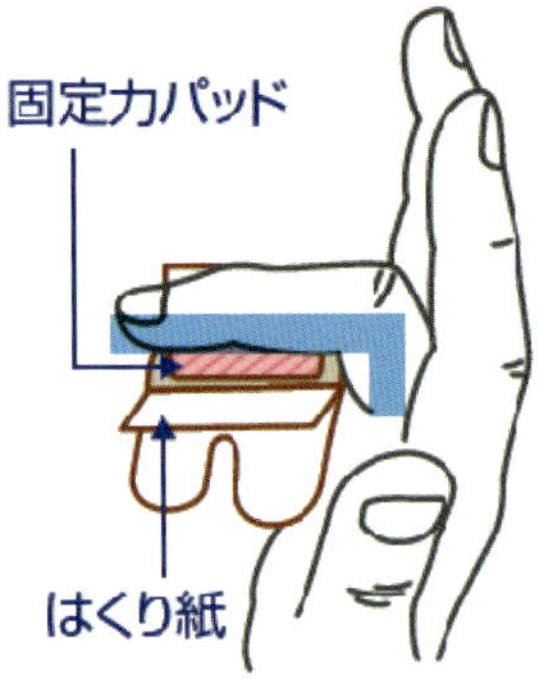

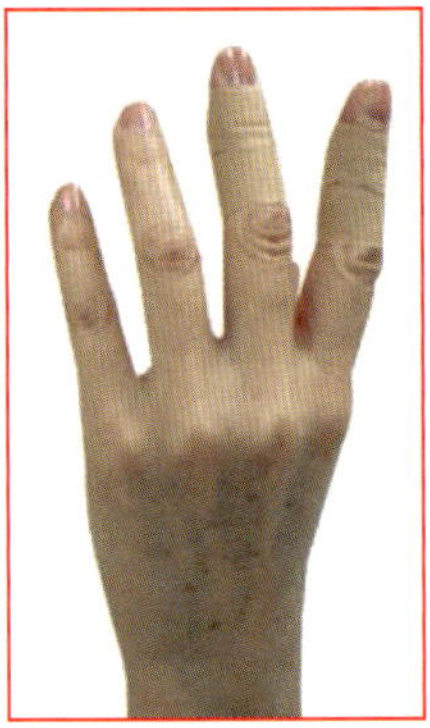

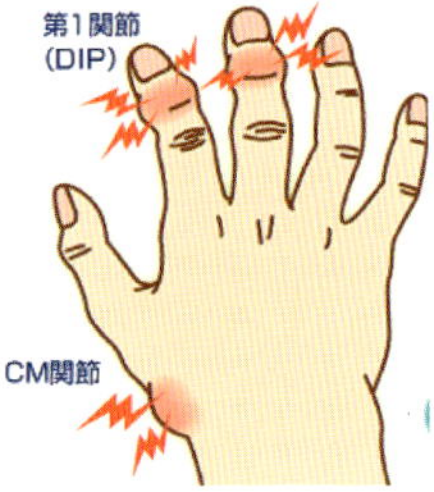

CM関節症のテーピング

CM関節をテーピングで押し込むように固定。自分でテーピングが困難な場合は専用のCM関節サポーターをすると簡便。

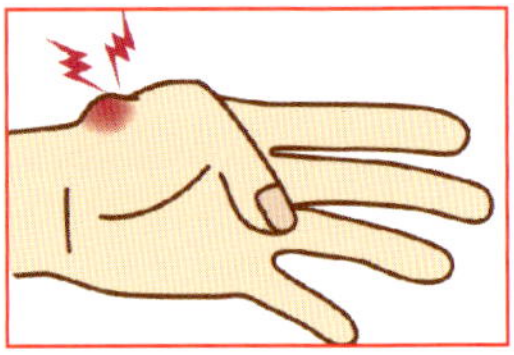

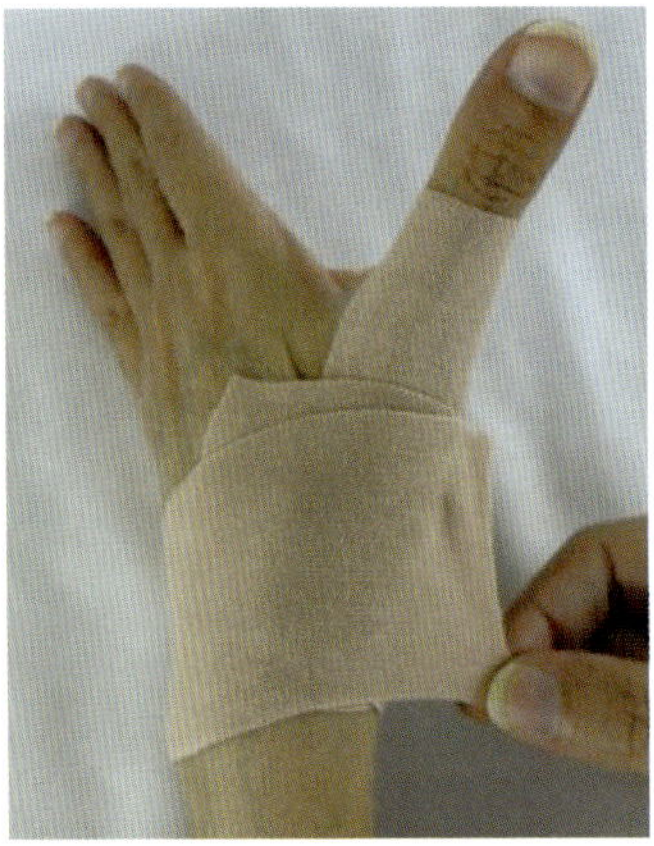

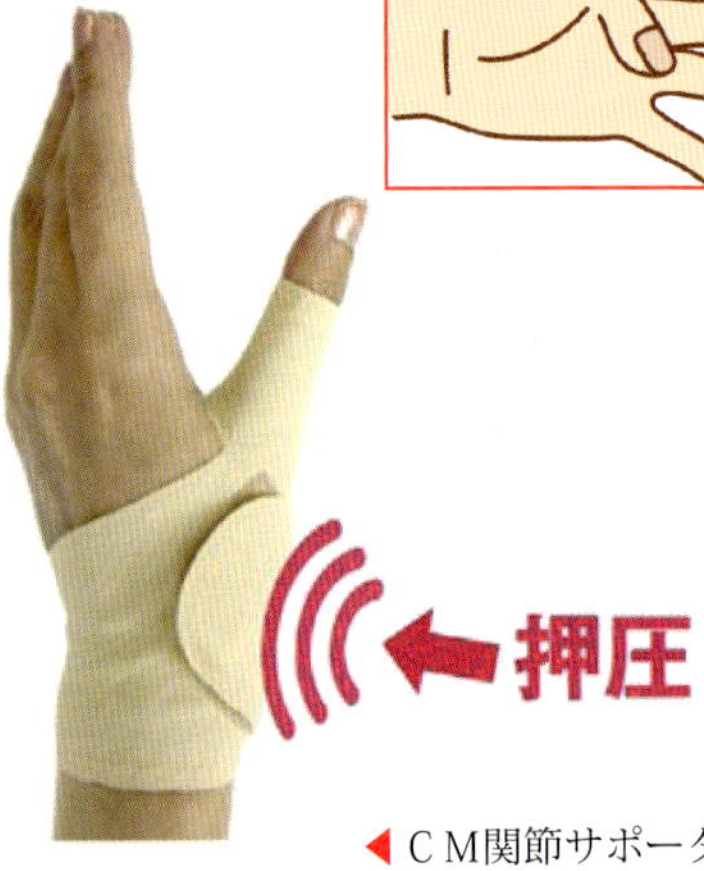

◀CM関節サポーター

自分で治す!外《がい》反《はん》母《ぼ》趾《し》

【完全図解】
自分の症状と原因・治し方がよくわかる

外反母趾・浮き指・ヘバーデン結節研究家
カサハラフットケア整体院院長　柔道整復師
笠《かさ》原《はら》巖《いわお》 著

自由国民社

謝辞に代えて

前著「あなたの指先、変形していませんか？」の出版によって、手の第一関節が変形する「ヘバーデン結節」について、患者さんや読者の皆さんから大きな反響を頂きました。このほか手以外の足・ひざ・股関節・腰・背骨・首などにもヘバーデン結節が起こり、治りにくい捻挫や変形が発症し、さらに悪化・重症化させている場合が大変多いという仮説を立てています。
この仮説を参考にして、「未病のうちに改善」することで、地域医療の発展と健康寿命の延伸につながると考えております。その一環として、本書を改訂出版することになりました。

医療法人和楽会 にこにこ整形外科医院　理事長・一般社団法人　過労性構造体医学研究会（Gバランス医療協会）沖縄県会長・理事　伊志嶺恒洋 先生

今回、最大の理解者である上記の伊志嶺先生のご協力と監修を頂いたことにより、本書を出版することができました。心より感謝し御礼を申し上げます。

はじめに●慢性的な痛みや体の不調に悩むすべての人たちへ…本当の原因を知ること

今、あなたが外反母趾の悩みで医療機関を訪ねたとしたら、①「一般的な外反母趾」と、②手の第一関節が太く変形する「ヘバーデン結節」が足に転移し、年々悪化する外反母趾「仮称：足へバーデン」とを区別した説明を受けることができるでしょうか。

また、これらの保存的療法（手術をしないで改善する方法）、自分で未病のうちに改善する方法について十分理解し、納得することができるでしょうか。私は長年の経験から保存的療法を用いて、「自分で未病のうちに改善する方法」を確立しています。

「一般的な外反母趾」や年々悪化する外反母趾「仮称：足へバーデン」は、常に足だけの問題に止まらず、そこから二次的に体の痛みや身心の不調、未病まで引き起こしてしまいます（Ｐ26参照）。この「足と健康との関係」の真実に気付いてほしいのです。ご自身に照らし合わせてください。複数の関節が同時に痛んでいたり、身心の不調を合わせもっているのではないでしょうか？

いつも明るく健康な人と、いつも慢性痛で悩み、調子の悪い人との差は「足」にあるのです。このような差を「足」から追究しないのは空論であり、伝統医療の落ち度なのです。今まで足は「足」、体は「体」と別々に医療が行われてきたことが誤りだったのです。

痛むところ（患部）だけを部分的に（ミクロ的）に診るのではなく、全体的（トータル的）に診ることが今求められているのです。その答えが「足裏から患部や全身を重力とのバランスで診る」ということなのです。

今、その「足裏」に外反母趾や「仮称：足ヘバーデン」、浮き指、扁平足が起こり、新たな主訴が発症し、それが主流になっているのです。ですから、人間の土台となる足裏から隠れている本当の原因を診断したり、治療・予防・そして「未病のうちに自分で改善」していくことが必要なのです。

もうひとつ重要なことがあります。もし、あなたが40歳以上の女性であるなら、手の第一関節が変形する「ヘバーデン結節」が足に転移した「仮称：足ヘバーデン」を疑わなければなりません。

なぜなら、「一般的な外反母趾」と思い込み、医療機関を訪ねる人のほとんどが実は年々悪化していく外反母趾「仮称：足ヘバーデン」だからです。さらに、ひざや腰・首などバランスの悪い関節に転移し、悪化させます。同じ治療をしたにもかかわらず、良くなる人と、治らないばかりか逆に悪化していく人との差も知らなければなりません。**重力とのアンバランスに「ヘバーデン結節」を加えた判断ができないことも伝統医療の落ち度であり、盲点なのです。**「一般的な外反母趾」や「仮称：足ヘバーデン」があると、潜在的に90％の変形や損傷が蓄積されているので、残りのわずか10％のことが新鮮な外力となって１００％の治らない、または悪化していく捻挫になっているのです。

「ヘバーデン結節」は全身に症状を呈しています。原因は不明ですが、考えられる要因の一つに炎症物質がリンパにのって、もともと重力とのバランスの悪い関節に転移し、新たな腫れや痛みと共に変形、疲労骨折、骨破壊（いつのまにか骨折）などを発症させているという仮説を立てています。

「転移」という表現は癌以外は適切ではなく抵抗があると思います。しかしこの実態を多くの人に知って頂きたい、知らせたい、その手段のひとつとして、あえて「転移する」と言っているのです。まずは仮説として捉え、自分の体に照らし合わせることで多くの人に同じような関連症状があるなら、これもひとつの再現性になると考えられるのではないでしょうか。

CONTENTS

はじめに

第1章 時代の変化に伴い外反母趾と浮き指が激増

①警告!なんと成人女性の約80%に外反母趾や浮き指あり▼10
②あなたの不調!学生時代からの続きです▼12
③必ず一致!外反母趾と体の不調▼14
④残念!浮き指の人が多いのにあまり知られていない▼16
⑤痛い時が曲がる時!外反母趾は早めの治療が必要▼18
⑥手術をしたくない!手術をしないで治す方法は確立されている▼20
⑦手術に迷ったら!まず痛みを治してから冷静に考える▼22
⑧どうしても手術!こんな条件がそろったら実行▼24
⑨発見!40歳以降の外反母趾は「仮称:足へバーデン」という病気だった▼26
⑩「へバーデン結節」とは?▼28
⑪「へバーデン結節」の治し方▼30
⑫「CM関節症」とその治し方▼31
⑬「足へバーデン」が隠れた原因となる足の痛み▼32
⑭あなたはどのタイプ?五種類の外反母趾▼36
⑮なぜ?女性に外反母趾が多い理由▼38
⑯どうして起こる?体のゆがみ(ずれ)に伴う痛みや不調▼40

⑰ヒールではなかった！外反母趾の第一原因▼42
⑱もう手遅れか！30度以上のひどい外反母趾▼44
⑲異常があるかも？あなたの足をチェックしてみよう▼46

第2章 足の痛みの本当の原因がわかってよかった！

①第二指付け根の痛み（第二中足骨骨頭痛）▼48
②第四指付け根の痛み（モートン病）▼50
③小指の付け根の痛み（内反小指）▼52
④第一・第二中足骨間の痛み▼54
⑤足の甲の出っ張りと痛み▼56
⑥足の裏の分厚いタコ（中足骨胼胝腫）▼58
⑦巻き爪▼59
⑧土踏まずのかかとに近い部分の痛み（足底筋膜炎）▼60
⑨かかとの痛み（踵骨骨底棘）▼62
⑩舟状骨の出っ張りと痛み▼64
⑪足首の慢性的な痛み▼66
⑫外くるぶしのふくらみ（足関節脂肪腫）▼68
⑬アキレス腱の痛み▼70

⑭こんな痛みがあると大変！あなたの痛みはどこですか？▼72

第3章 外反母趾の治し方「保存的療法」

①カサハラ式足裏バランステーピング法▼74
②痛みがひどい場合は足首からの包帯固定▼82
③テーピングをはずした後は専用靴下とサポーターを使い分け▼84
④カンタンにできる！包帯と靴下の併用法▼86
⑤「グーパーリハビリ運動」で踏ん張り力をつける▼88
⑥子どもの外反母趾・浮き指に対する年齢別対処法▼90
⑦歩き方の常識を覆す！カサハラ式ウォーキング法▼92

第4章 いつも健康な人といつも調子の悪い人との差

①足にあった！いつも元気な人といつも調子の悪い人との差▼96
②足裏が関係！ひざ痛を起こす人と起こさない人との差▼98
③知らなかった！O脚の原因は外反母趾や浮き指にあった▼100
④98％の確率！足裏の異常と腰痛との因果関係▼102
⑤「スマホ首」「パソコン首」！どんどん増えている首の不調▼104

⑥足が悪いと！猫背や側弯症になる▼106
⑦やっとわかった！自律神経失調状態になる人とならない人との差▼108
⑧足頚性うつ！足の異常が原因でうつ状態になる人がいる！▼110
⑨性差で異なる！痛みや不調も男女で異なる▼112
⑩こんな症状があったら、すでに首の異常が始まっている▼114

第5章 あなたを幸せにする健康の哲学

①宇宙飛行士の言葉！重力から医療や健康の原点を知る▼116
②自然界の法則！これを人間に当てはめる▼118
③8方向の診断！未病を解明する診断法の発見▼120
④10方向の診断とは？すべての症状を診断する前提条件▼122
⑤人間は自ら治す能力を持っている！治療の3原則▼124

＊本書は2013年に発売された「外反母趾は今すぐ治す！」の改訂版です。

第1章

時代の変化に伴い外反母趾と浮き指が激増

1 警告！なんと成人女性の約80％に外反母趾や浮き指あり

接骨院を開業してから四十五年、私は常に足裏から体の痛みや不調など未病を追求してきました。また、数多くの講演もこなし、一般の人たちの足もかなり多く見てきました。

誰よりも多く「足と健康との関係」とを関係づけて見てきたのです。その中でいつも、「早く知らせなければ」、「警告しなければ」という思いや焦り、むなしさに襲われます。

なぜなら、**成人女性の約80％に一般的な外反母趾や浮き指、扁平足があり、これに40歳以降はヘバーデン結節が加わったひどい外反母趾が見られるからです。そしてその足裏の異常に比例して、原因のはっきりしない痛みや体の不調などの未病が一致するからです。**

この事実を正確に知らせることが、足の専門家としての急務であり、使命と考えているのです。

しかしほとんどの人や、また医療関係者でも足に本当の原因が隠れていることに気付いていない場合もあり、そうすると適切な処置ができず、なかなかよくならないという悪循環に陥っていることに苛立ちを覚えているのです。

痛みがないと自分の足の異常に気付きにくいので、より悪化させてしまっているという現状があるのです。この足裏の異常が、二次的にひざ、股関節、腰、首の痛みや自律神経失調・うつ状態などの未病を起こしていることに気付くべきです。

小中高生にも同じような症状が起きているのですが、問題なのは、お母さん方もこれに気付いていないことなのです。

伝統医療の革新となる足裏から全身を重力とのバランスで整える「重力とのバランス医療（Gバランス医療）」が必要な時代が来たのです。

【代表的な足裏の異常】

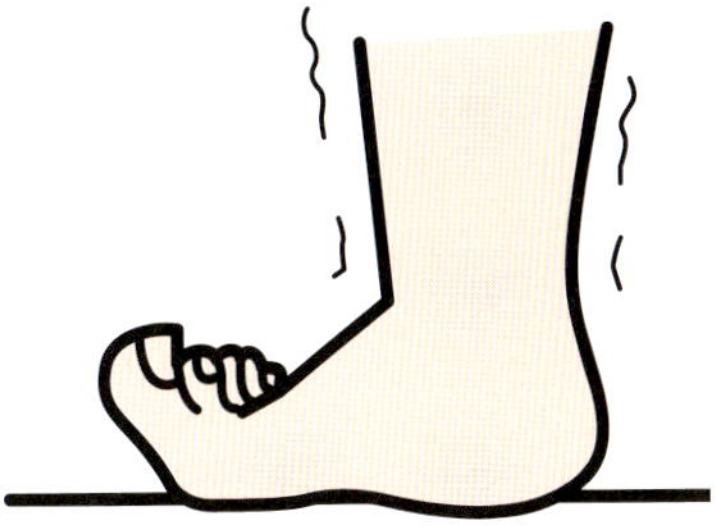

④「扁平足」
・足裏のアーチが消失傾向

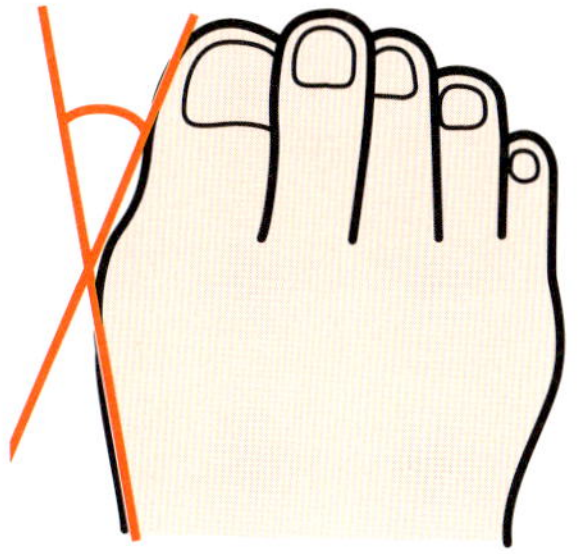
15度以上曲がる目安

①「外反母趾」「内反小指」

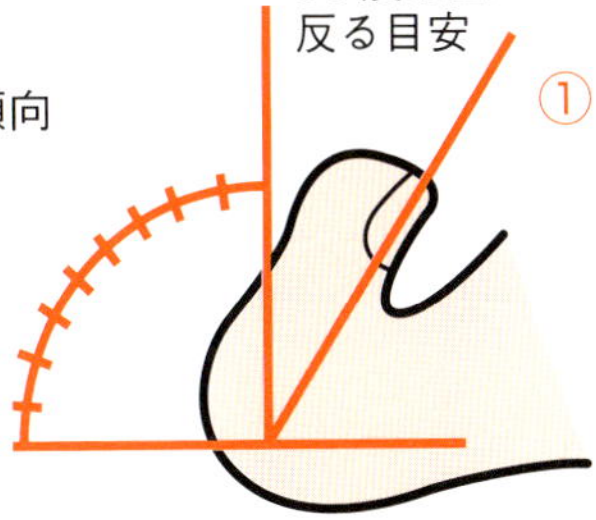
親指が
90度以上
反る目安

③「浮き指」

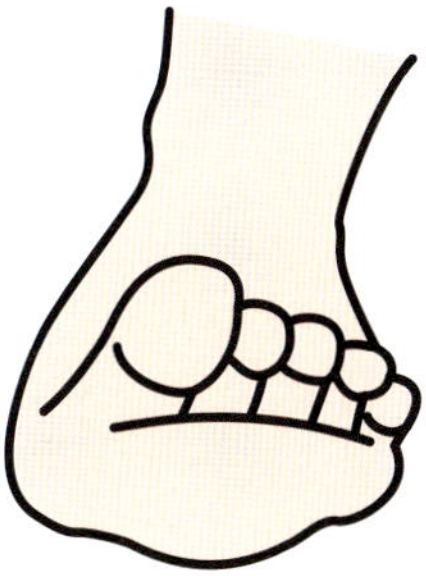

⑤「仮称：外反浮き指」
・外反母趾と浮き指が混ぜ合わさったもの

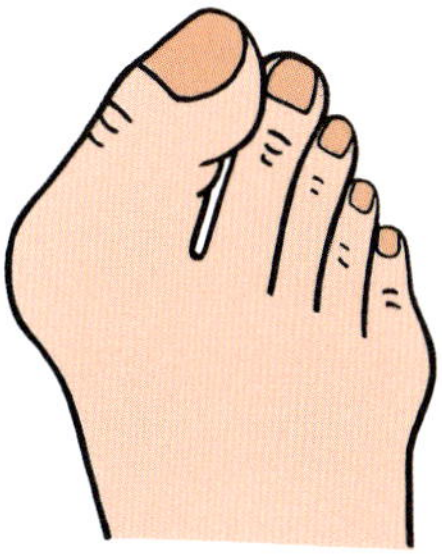

②「仮称：足ヘバーデン」
・40歳以降の女性でヘバーデン結節が足に転移したもの

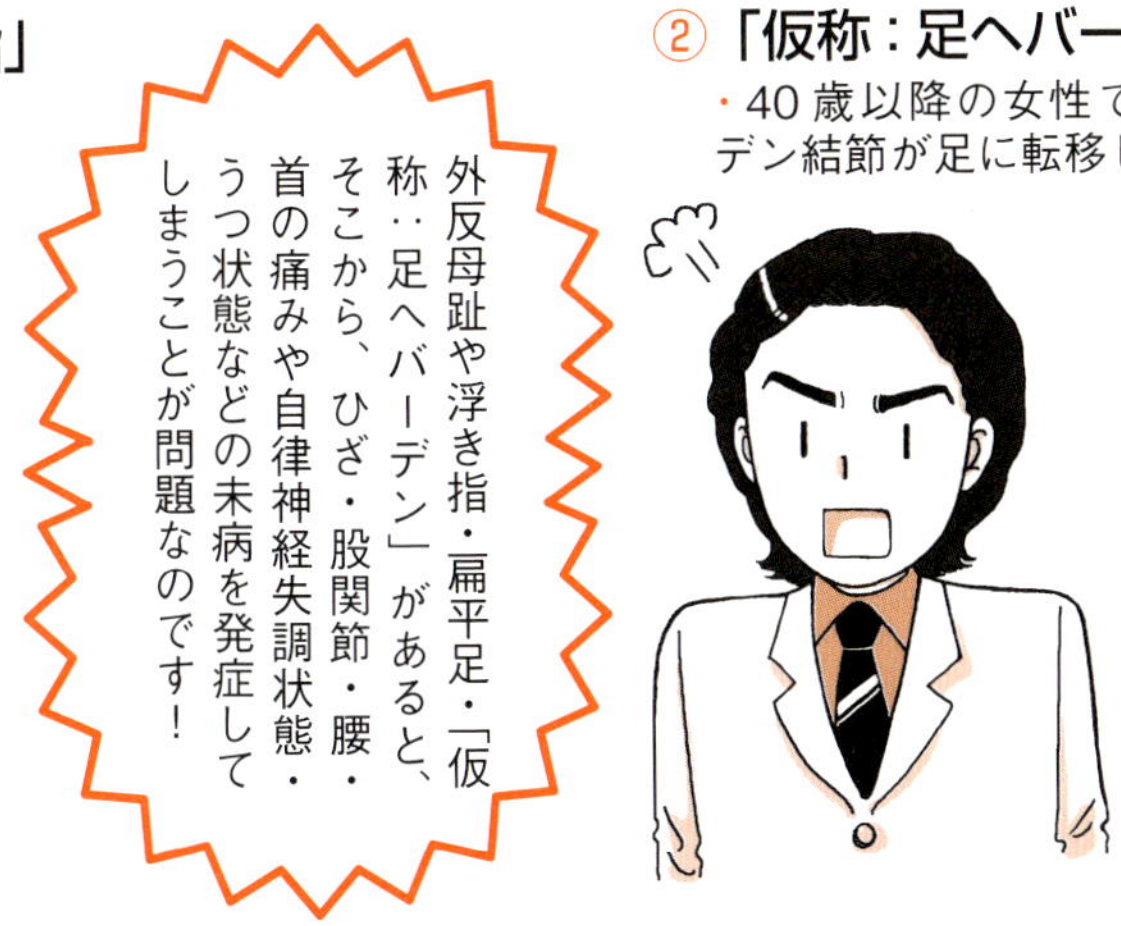
外反母趾や浮き指・扁平足・「仮
称：足ヘバーデン」があると、
そこから、ひざ・股関節・腰・
首の痛みや自律神経失調状態・
うつ状態などの未病を発症して
しまうことが問題なのです！

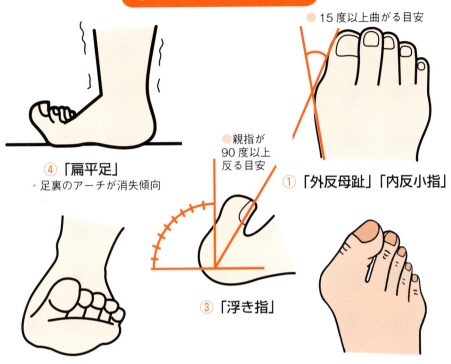

2 あなたの不調！学生時代からの続きです

健康を考える場合、子どもに起きている「足と健康の関係」を参考にすると、その答えがはっきりと見えてきます。**小中高生の約60％にも外反母趾や浮き指、扁平足が激増しています。**クラスの半数以上に、これらの足の異常が見られるということは大きな社会問題であり、私は「お母さん！子どもの足が危ない！」（宝島社刊）というタイトルの書籍でも訴え続けています。なぜなら、子どもでありながら、変形が30度以上にも進行してしまったひどい外反母趾が中学生女子で約7％ということが新聞でも報道されているからです。**小中高生で30度前後曲がってしまうのは、子どもであっても手の第一関節が変形する「へバーデン結節」が手よりも先に足に起こったことが要因と仮説を立てています。なぜなら、成人男性にも数%、この現象が見られるからです。このことを長年追究しています。**外反母趾は指が曲がっているのでわかりますが、**「浮き指」は上から見ると指はまっすぐなので、異常に気づかず、浮き指の基準もないのです。私は親指を甲側に強く押した時、90度以上反ってしまい、踏ん張れない状態を浮き指の基準にしています。**これも中学生の約11％に見られ、外反母趾と合わせると、約18％の子どもの足は手遅れ状態にあり、それに比例して子どもの腰痛、肩こり、頭痛、めまいをはじめ、朝起きられない、胃や腸が弱い、便秘、下痢、冷え性などの自律神経失調状態に悩んでいたり、さらにはうつ状態、パニック症、登校拒否、引きこもりなどの隠れた原因になっているのです。これが「足と健康との関係」を裏付ける証拠なのです。今のあなたの不調の始まりをよく思い出してください。学生時代からの続きなのではないでしょうか。

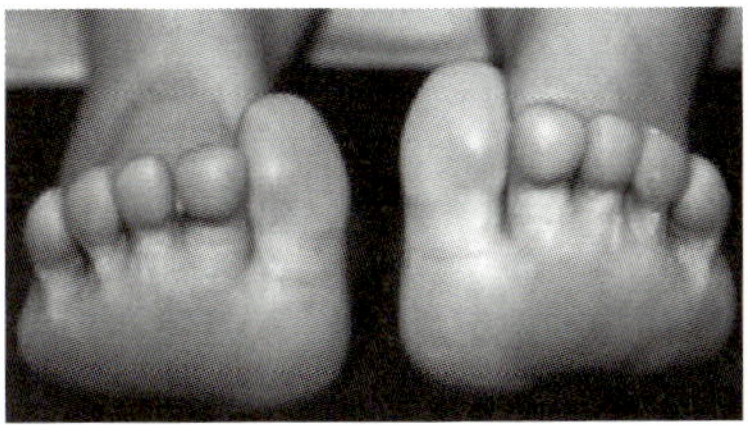

【中学生　女子】
指を押すと 90 度以上反る、ひどい「浮き指」と腰椎分離症。小学 4 年生よりバスケットを始め、中学に入り、運動量が増え、腰痛が悪化。

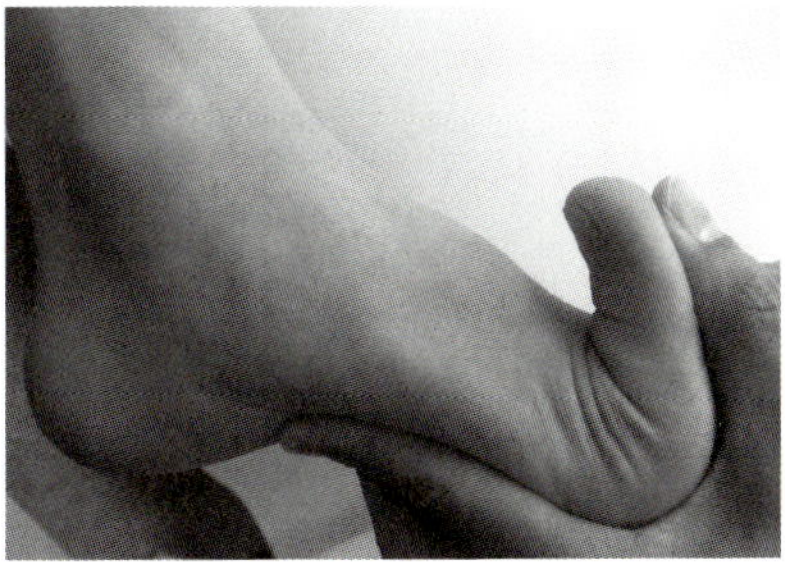

【小学 6 年生　男子】
90 度以上のひどい浮き指。普段から腰痛と肩こりがあり、時々頭痛を訴える。朝から元気がなく、不登校になり、病院でうつと診断されている。

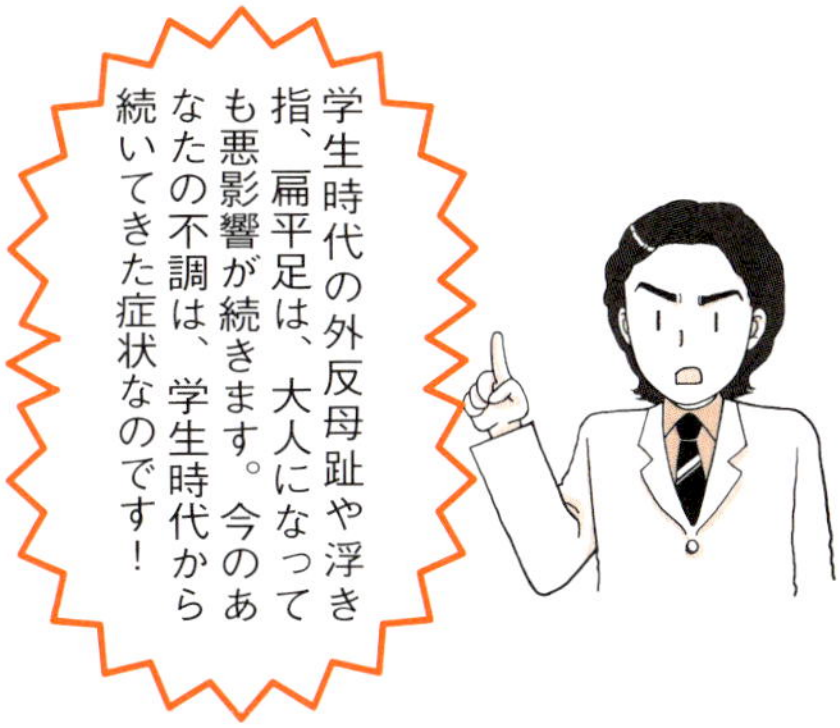
学生時代の外反母趾や浮き
指、扁平足は、大人になって
も悪影響が続きます。今のあ
なたの不調は、学生時代から
続いてきた症状なのです！

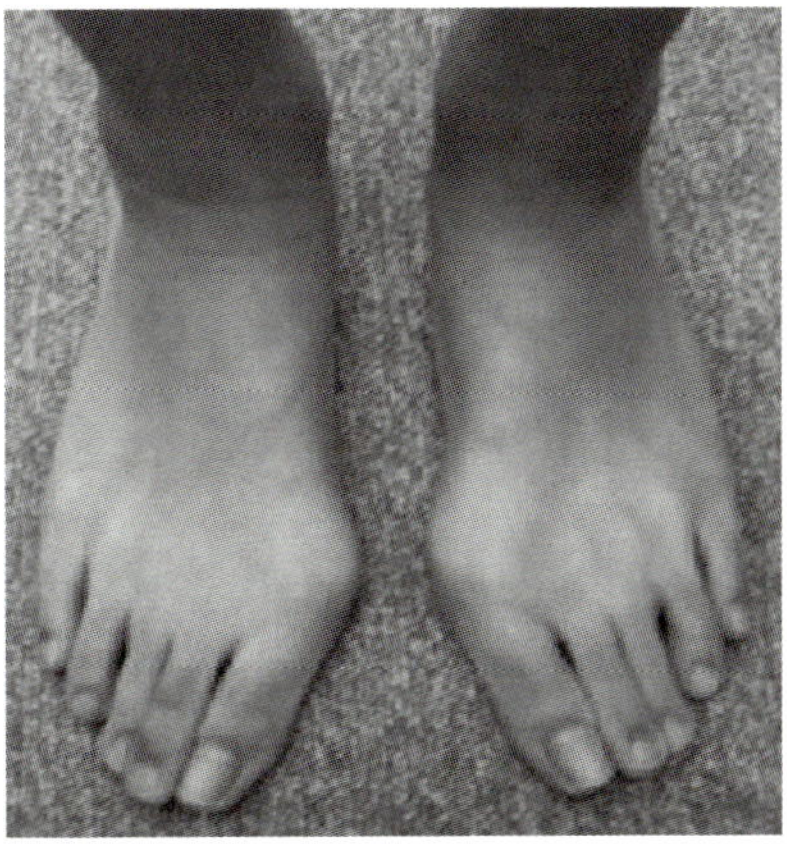

【小学 3 年生　女子】
30 度以上のひどい外反母趾。首こり・肩こり・頭痛・便秘があり、授業中に居眠りをする過眠症がある。側弯症がある。

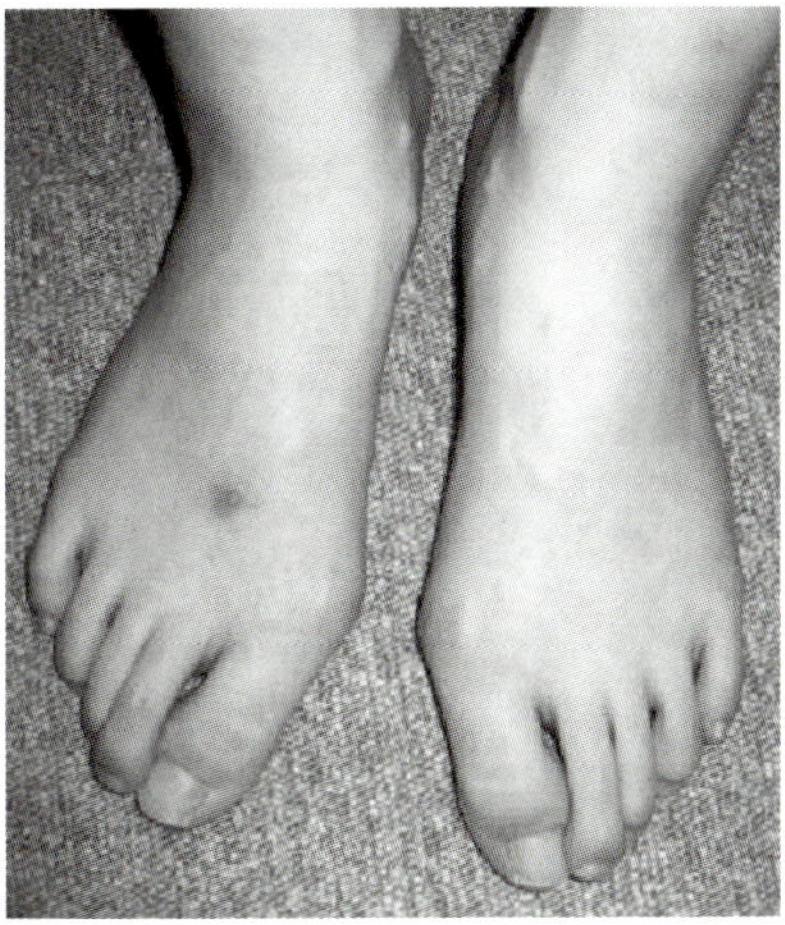

【中学 2 年生　女子】
30 度以上のひどい外反母趾で左右差もある。頭痛・肩こり・めまいがあり、胃腸の働きも悪く、冷え性にも悩んでいる。側弯症と診断されている。

3 必ず一致！外反母趾と体の不調

外反母趾とは、親指が15度以上曲がる状態が目安です。30度以上曲がっているひどい外反母趾の人も多く、またこれに伴って小指が親指側に曲がる「内反小指《ないはんしょうし》」になる人も見られます。大なり小なり外反母趾があると、**女性は足裏の不安定を脊椎の最上部となる首で補うので、まず首に異常が起こります。これが女性に多い、首こり・肩こり・頭痛・めまい・不眠などの理由なのです。**進行すると、自律神経失調状態やうつ状態・パニック症などの未病が起こります。**一方、男性は外反母趾があると、筋力が強いため、足裏の不安定を腰で補い、まず最初に腰を痛めます。**次第に首へと進み、首の痛み、首こり、肩こり、頭痛、めまいが起こるようになります。外反母趾とこれらの症状が必ず一致する、このことが、何よりの証拠なのです。左頁の写真は一般的な外反母趾です。

【『30度以上』の目安】

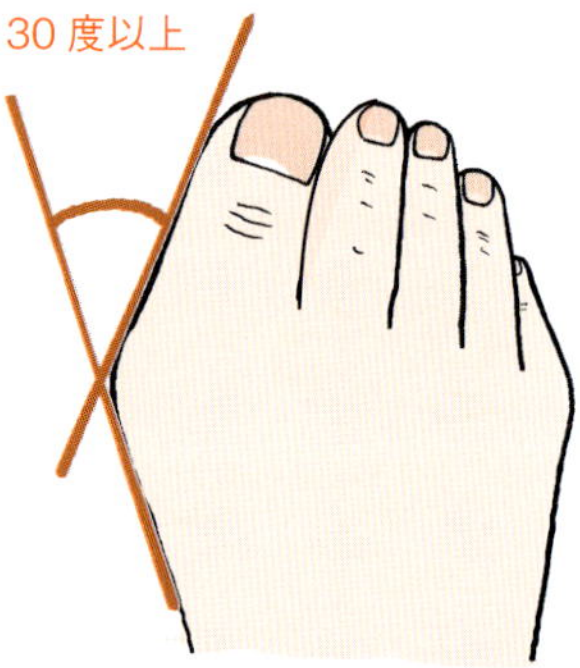

30度以上は、足だけの問題に止まらず、体の上部にも悪影響を及ぼす！

【『15度』の目安】

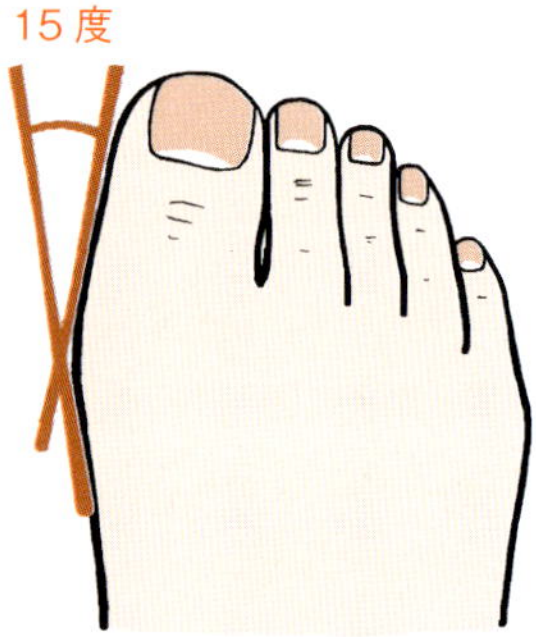

外反角が15度以内であれば、許容範囲。それ以上は、外反母趾の目安。

●一般的な外反母趾●

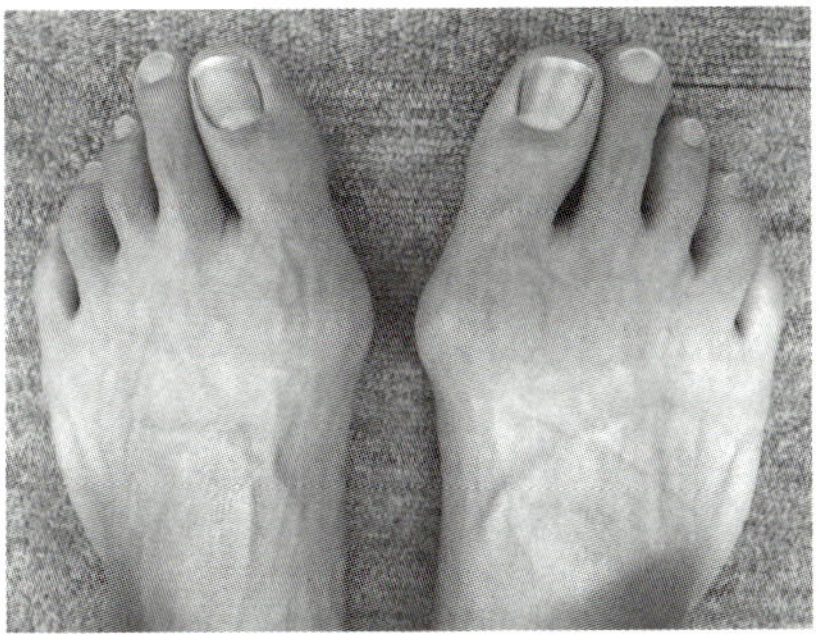

【30代　男性】
30度以上のひどい外反母趾。ぎっくり腰、首の痛み、肩こり、自律神経失調、冷えで長年悩まされる。

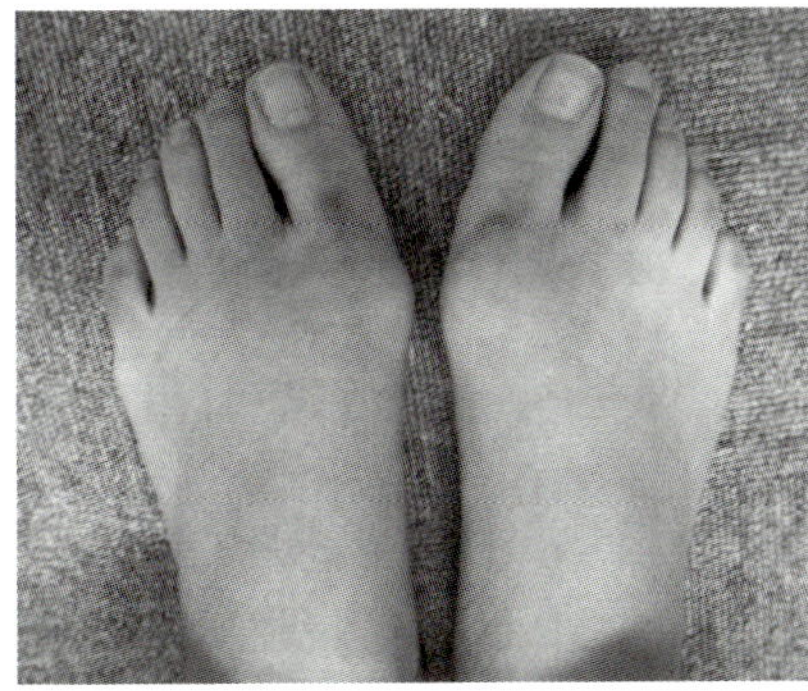

【20代　女性】
小学生の頃から変形がはじまり、仕事でパンプスを履くようになり悪化。首こり・頭痛に悩まされる。

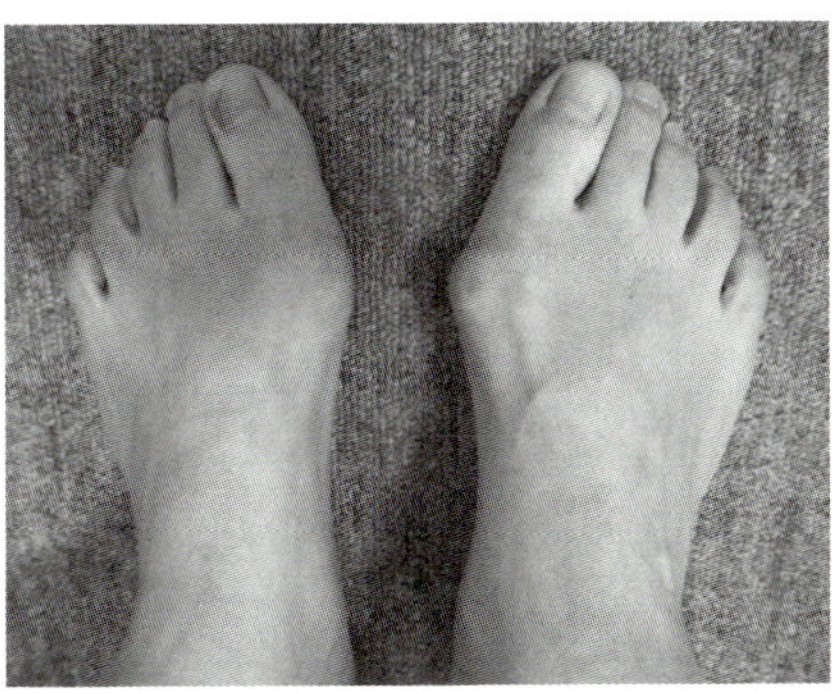

【60代　女性】
30度以上のひどい外反母趾。数年前に、整形外科で腰椎ヘルニアと診断される。年に2回位、ギックリ腰をしてしまう。頭痛・肩こりもある。

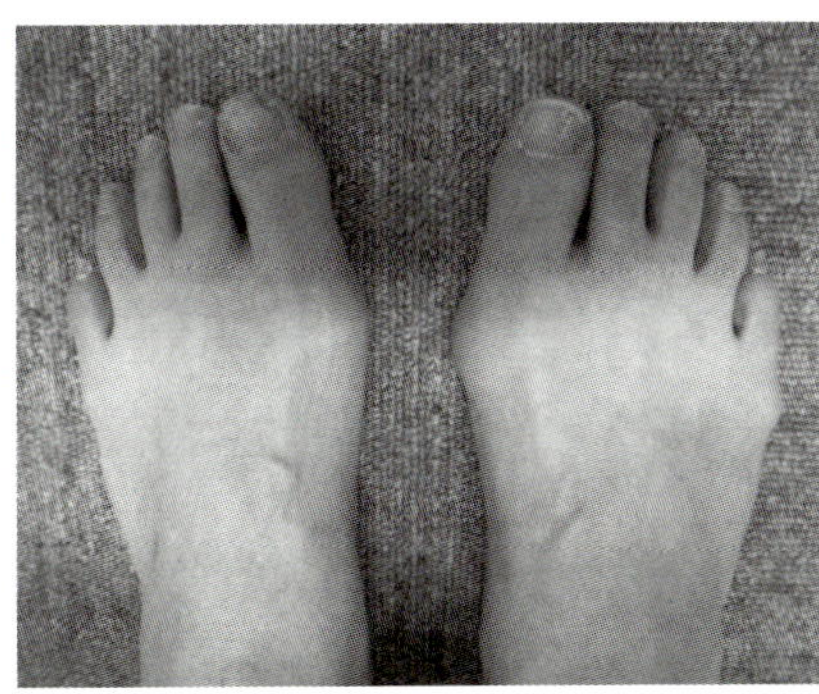

【40代　女性】
指が踏ん張れていないため、親指の付け根と小指の付け根が出っ張り、赤くなり、痛みがある。学生の頃から側弯症があり、腰痛や首こりも伴う。

4 残念！浮き指の人が多いのにあまり知られていない

浮き指とは、前項でも説明したように親指を甲側に強く押した時、90度以上反ってしまう状態のことです。歩行時も足の指が浮いていて踏ん張れず、指の付け根で歩くために、タコができたり、また巻き爪の原因にもなっています。**まだ医学的に命名されていないので、私は「仮称：浮き指」または「指上《ゆびあ》げ足《そく》」、「指上《ゆびあ》げ歩《ある》き」と呼んでいます。**

女性は「外反母趾」や外反母趾と浮き指の両方が混ざった「仮称：外反浮き指」のほうが多く見られ、一方で男性は浮き指が多く見られます。

浮き指はかかとからの過剰な衝撃を体の上部に多く伝えるため、負傷の瞬間を特定できないスポーツ障害をはじめ、骨の変形が関係するひざ・腰・首の慢性痛や体の不調などの未病を、より悪化させてしまいます。この関係に気付いていないことが、私としては非常に残念でならないのです。

【『90度以上』の目安】

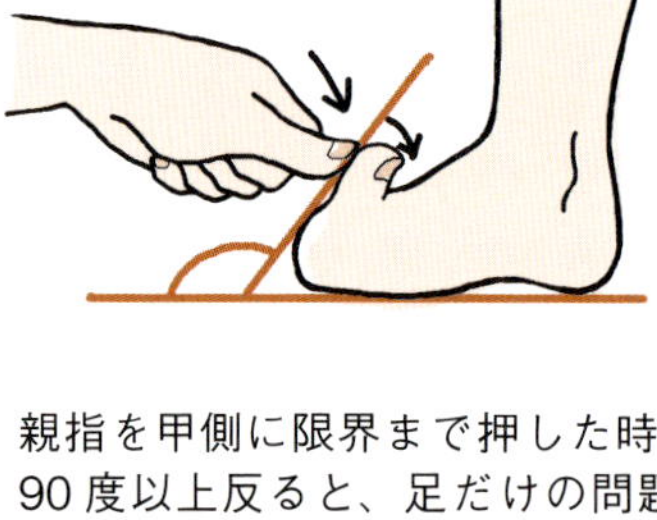

親指を甲側に限界まで押した時、90度以上反ると、足だけの問題に止まらず、すでに体にもさまざまな悪影響を及ぼしている。

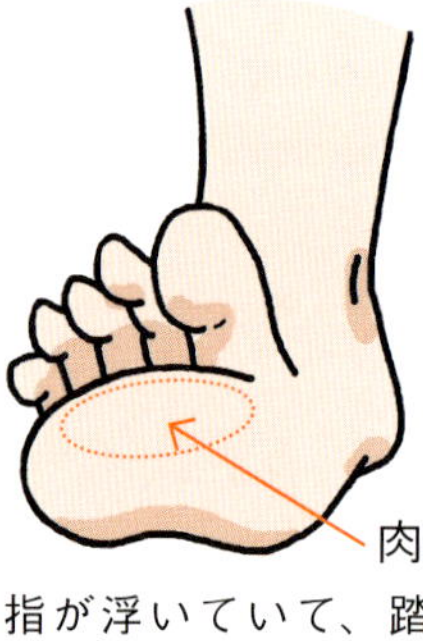

指が浮いていて、踏ん張れない状態。犬や猫のような肉球ができている人も多い。

●一般的な浮き指●

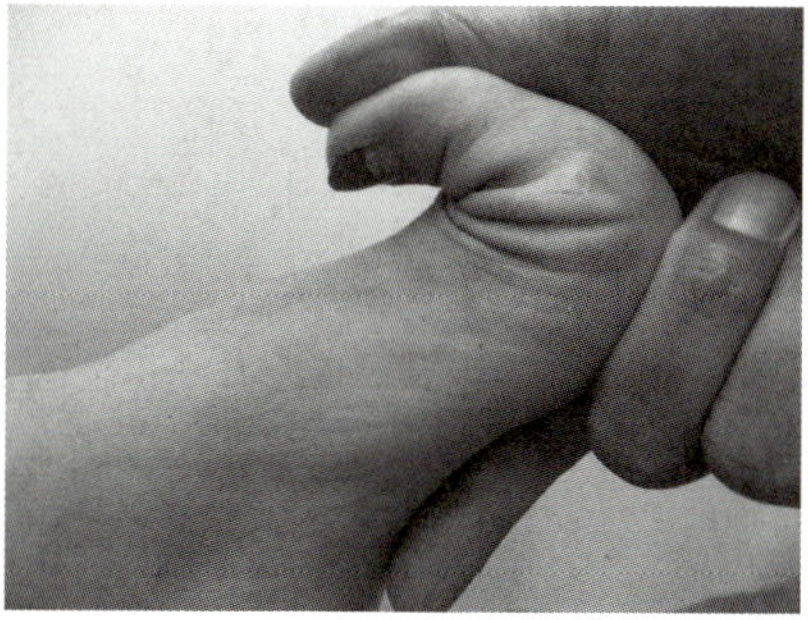

【20代　女性】
90度以上のひどい浮き指。めまい・立ちくらみ・自律神経失調状態・中学時代に不登校になった。

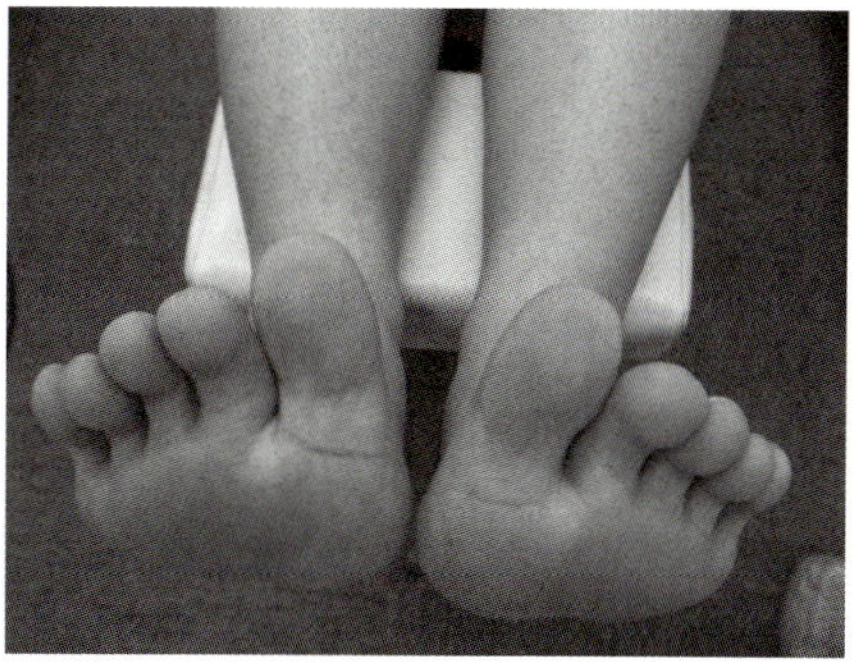

【10代後半　女性】
ひどい浮き指。首こり・頭痛・めまい・冷え・胃腸障害・便秘の訴え。

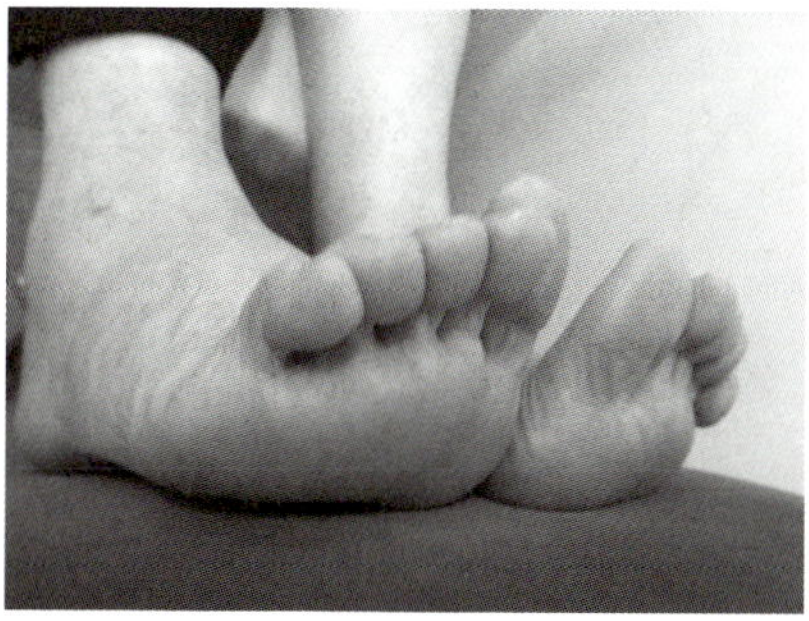

【70代　女性】
90度以上のひどい浮き指。腰痛・肩こり・めまいがあるとの訴え。変形性股関節症と病院で診断されている。肉球もある。

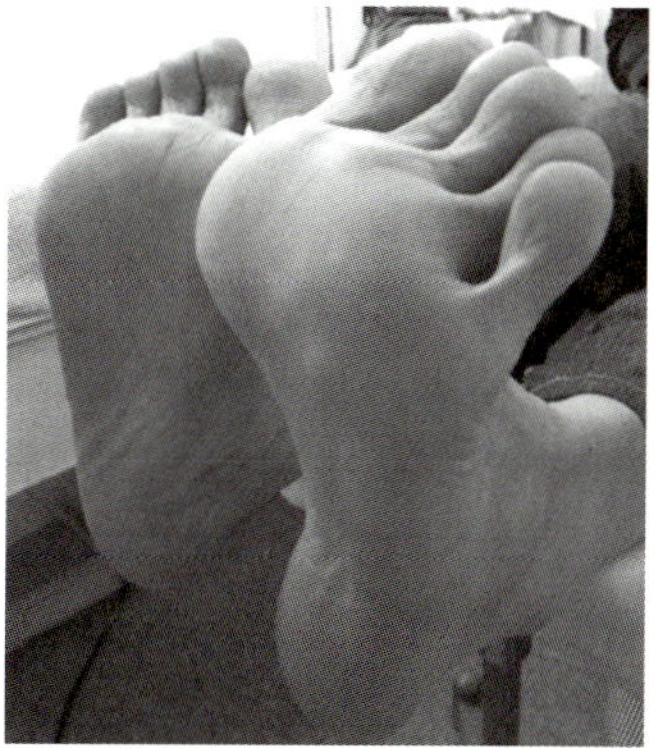

【30代　男性】
90度以上のひどい浮き指。足首・甲の痛み、足底筋膜炎、椎間板ヘルニア、首の痛み、顎関節症、頭痛、不眠で長年悩まされている。

5

痛い時が曲がる時！外反母趾は早めの治療が必要

親指の付け根が時々痛くなったり、治ったりを繰り返す、また長時間歩いた後や新しい靴に履きかえた後に痛み出し、しばらく続くという場合があります。痛いということは、親指の付け根に重力の負担が集中し、炎症状態にあるということなのです。この炎症があると、骨を太くして重力の負担から体を守ろうとする防御反応が起こり、余分な骨（過剰仮骨）が出っ張り、形も変形してきます。まさに、「痛い時が（指が）曲がる時」なのです。個人差はありますが、痛みの後、一～二カ月で急に骨が出っ張ったり曲がったりして、初めて変形に気付くことがあります。こういう時こそ、早目の治療が必要なのです。

40歳以降の女性では手の第一関節が変形する「ヘバーデン結節」が足に転移したものがほとんどで、何もしないでいると、さらに骨が出っ張ったり急に曲がったりして、ひどい外反母趾「仮称：足ヘバーデン」へと悪化してしまいます。こうなるとさらに足裏が不安定になるため、そこからひざ痛、股関節痛、腰痛、肩こり、頭痛、めまいをはじめとする自律神経失調状態・うつ状態など二次的な損傷がすでに起こっているのです。

痛みがある時は当然ですが、痛みがなくても外反母趾と気付いたら早目に治療し、足裏のバランスを整えるということが必要不可欠なのです。

早目の治療とは、第三章で紹介するテーピングや包帯、サポーターをそれぞれの症状に合わせて使い分けることですが、治療の目的はあくまで重力の負担を軽減することにあるのです。重力の負担を軽減することで痛みや変形が止まるのです。出っ張ってしまった余分な骨（過剰仮骨）も固定をすることにより吸収されていきます。

40歳以降の女性の場合、手のヘバーデン結節が足に転移した「仮称：足ヘバーデン」がほとんど

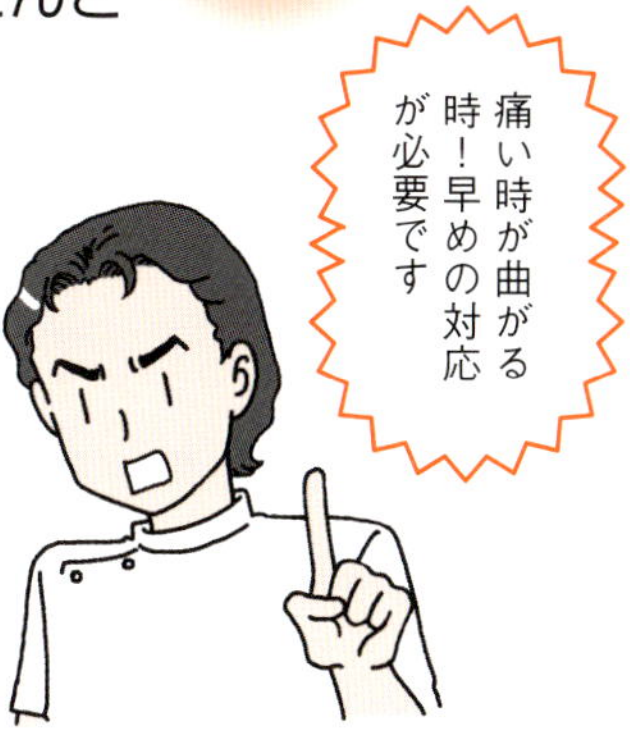
痛い時が曲がる時！早めの対応が必要です

歩いた時に痛む、これって……

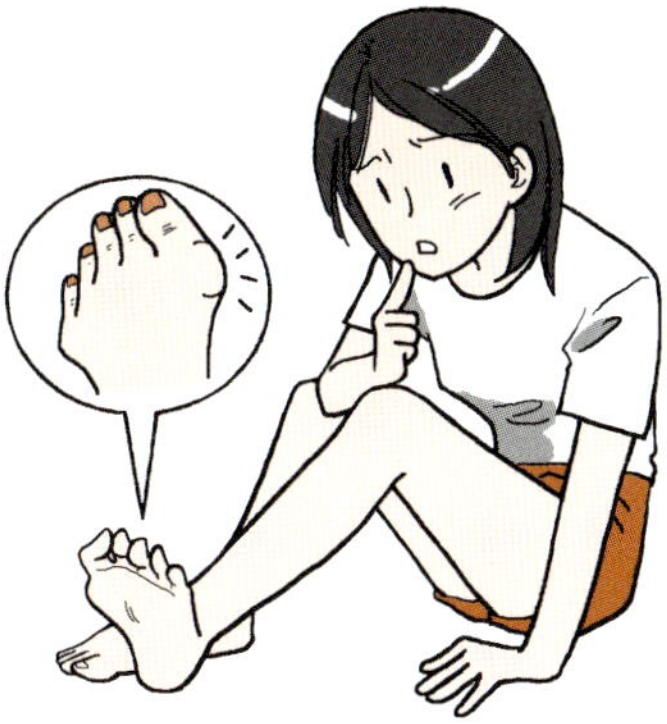

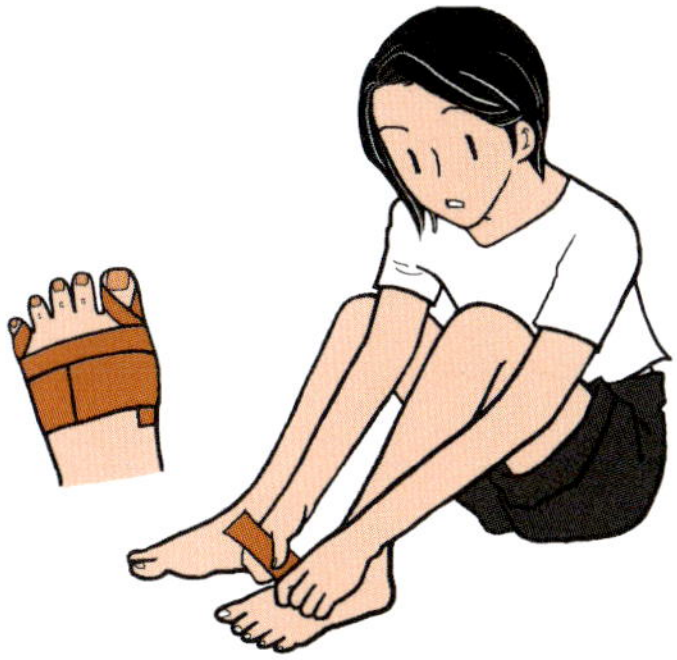

早めの治療とは自分でテーピングやサポーター・専用テーピング靴下などを状態に合わせて使い分けること

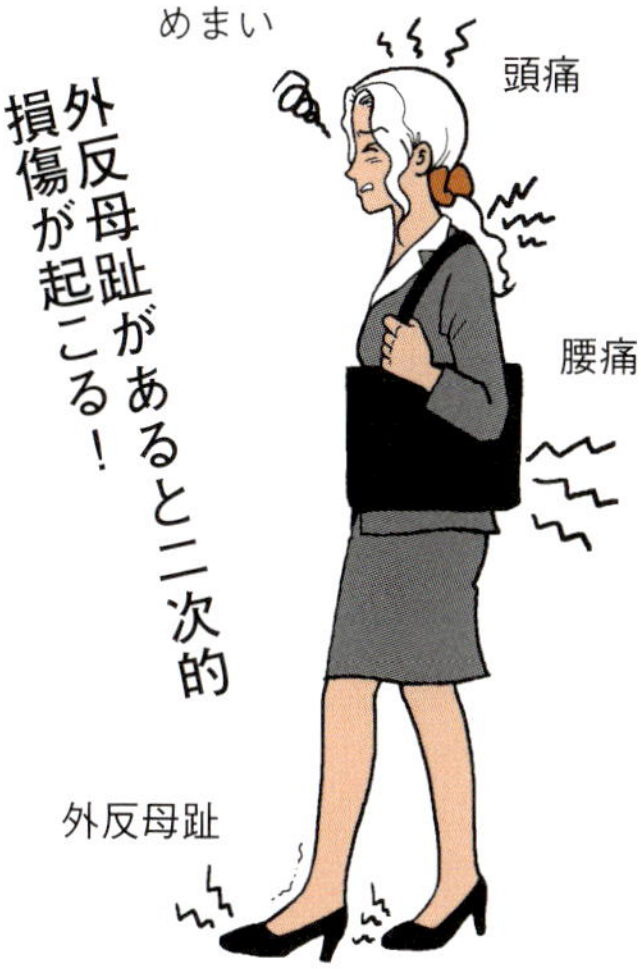
外反母趾があると二次的損傷が起こる！
めまい
頭痛
腰痛
外反母趾

6 手術をしたくない！手術をしないで治す方法は確立されている

外反母趾に対する保存的療法（手術をしないで治す方法）はすでに確立されています。中足指関節亜急性捻挫として、長年の実績がこれを証明していて、全国的にも幅広く支持されています。軽い痛みの場合も、歩けないようなひどい痛みの場合も、また痛みがない場合でも、それぞれの症状に適した保存的療法が確立されているのです。

しかし、ここで問題があります。それはこの保存的療法がまだ他の医療機関に広まっていない、ということなのです。そのために、現在、他の医療機関を訪ねても、これといった納得のいく保存的療法や自分で治す方法を教えてもらえないのが現状ではないでしょうか。

外反母趾の保存的療法は長期間を要するので、まず自分で治すという考え方をもつ必要があります。日常生活の中で、できるだけ苦痛にならない方法もすでに確立されています。その知識を持ち、外反母趾の保存的療法は自分が一番名医になる、というような心構えが必要です。

外反母趾の痛みは、テーピングやサポーター、包帯、専用の3本指靴下を組み合わせるだけで消えます。これを聞いただけで、痛みで悩んでいる人は気が楽になるはずです。

足を引きずりながらやっとの思いで来院して来る人であっても、この組み合わせだけで痛みもなく、その場から楽に帰れる人がほとんどなのです。これを自宅に帰ってから同じように実行するのです。初めはうまくできないかもしれませんが、数回でできるようになり、治るための理由（メカニズム）も理解できてきます。また、変形した親指は個人差があり、完全に元通りの形にすることはできませんが、約30％くらいの回復の目安です。

保存的療法の確立

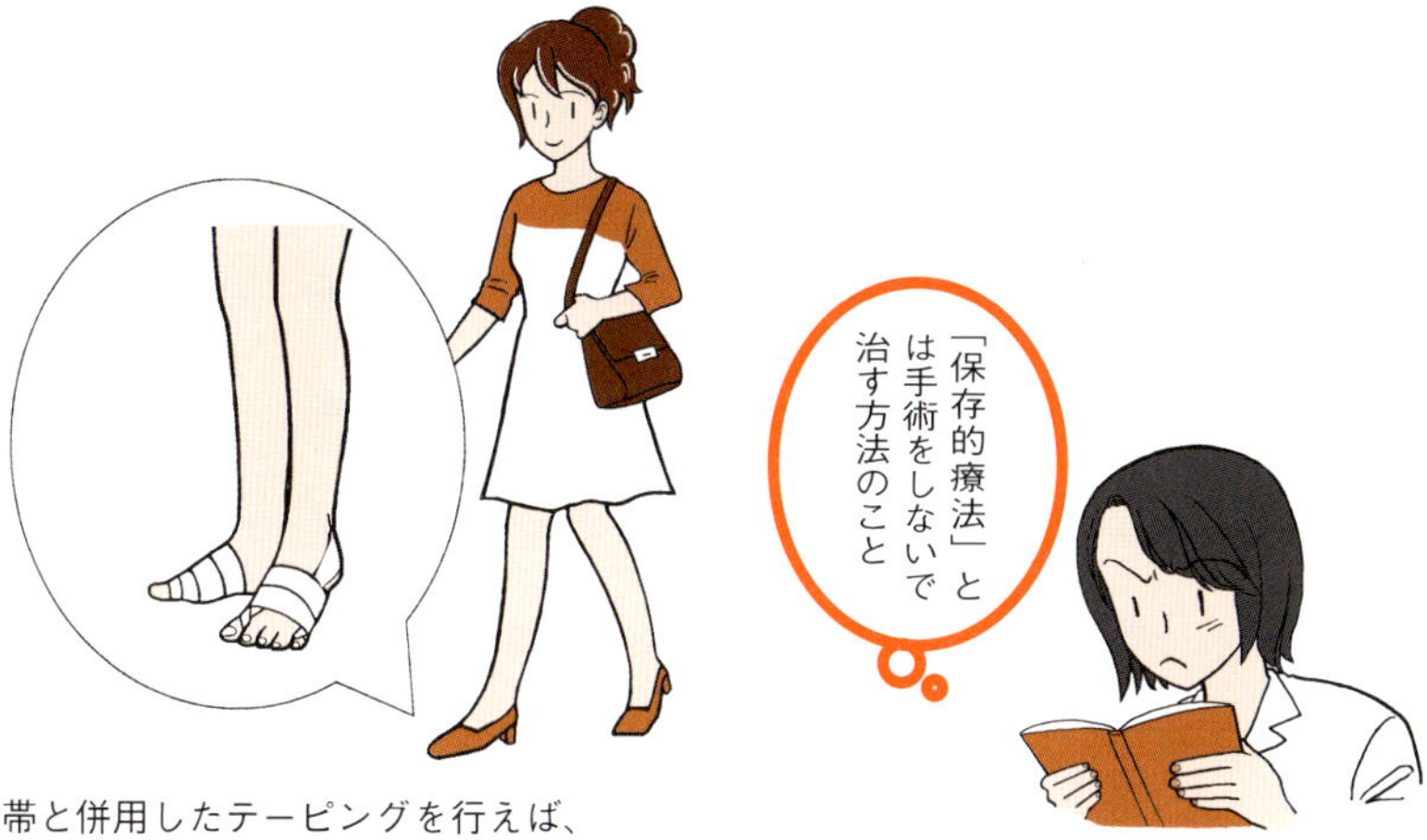
「保存的療法」とは手術をしないで治す方法のこと

包帯と併用したテーピングを行えば、
痛みがその場から楽になり、歩ける！

【足裏のバランスを整える原理】

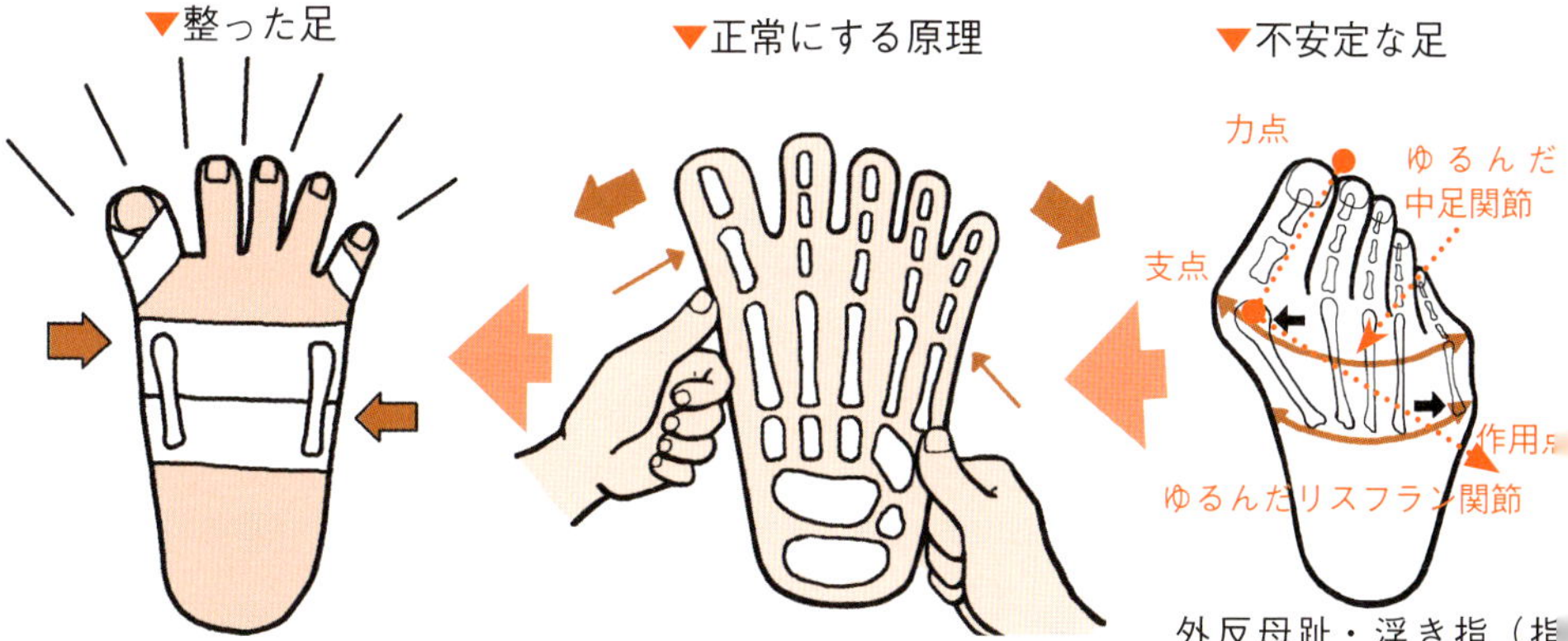
▼整った足
▼正常にする原理
▼不安定な足
力点
ゆるんだ中足関節
支点
作用点
ゆるんだリスフラン関節

テーピングや専用サポーターで整った安定した足裏

支点と作用点を押してバランスを整える

外反母趾・浮き指（指上げ足)・扁平足・「仮称：足へバーデン」などによる不安定な足裏

「自分で治す」という考えを持ち、包帯とテーピングや専用サポーター・専用テーピング靴下を組み合わせて使うと、自分でもカンタンにできる。

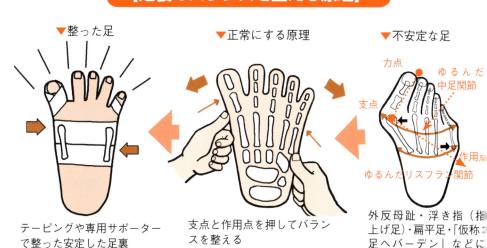

7 手術に迷ったら！まず痛みを治してから冷静に考える

「外反母趾は手術をしなければ治らない」と思い込んでいる人の多くは、痛みで苦しんでいます。「なかなか治らない」「このまま歩けなくなるのでは」と心配し、手術さえすれば誰でも完全に治るものと思い込んでいるのです。何度も説明しますが、痛みはカサハラ式『足裏バランステーピング法』（P74参照）をするだけで消えます。これまで45年間、痛みが取れなかった人には出会っていません。これを聞いただけでも気が楽になり、多くの人の救いになると思います。

痛みがなくなると、自然と考え方にも余裕ができ、あれほど悩み迷っていた手術のこともすっかり忘れ、夢にも思わなくなってくるものです。

たとえ手術する場合でも、痛みが取れてから行っても、少しも遅くないということを知ってもらいたいのです。むしろ痛みのある時に手術することの方が、かえって危険なのです。

痛みがあるということは、周辺の組織や細胞に炎症があるということなのです。**痛みのために手術しようという人は「仮称：足へバーデン」の場合がほとんどなのです。このことを最初に理解すべきです。**もし手術をする場合でも、炎症や痛みが止まってからの方が、術後の効果が高いのです。

手術をして思い通りに、あるいは完全によくなったという人は意外と少なく、また失敗例も多くあるので、あらかじめ失敗例や予後の状態を知っておくことが必要です。

失敗か成功かの判断は、術後一〜二年を基準にするのが望ましいのです。なぜなら、手術の直後は、一見正常な形を留めていても、重力の負担を受け続けた一〜二年後に、元の形状や症状に戻ってしまうことがあるからです。

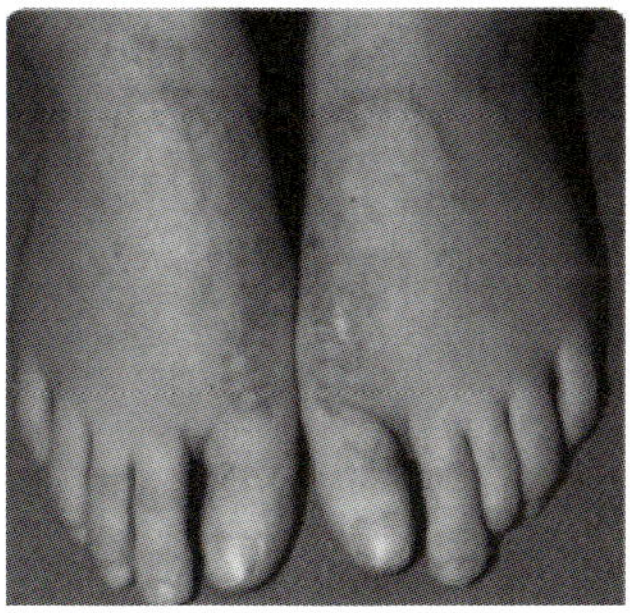

▲術後1年半、歩行痛と腫れが残る。頚椎ヘルニア・腰痛・変形性膝関節症が伴う（仮称：足ヘバーデン）

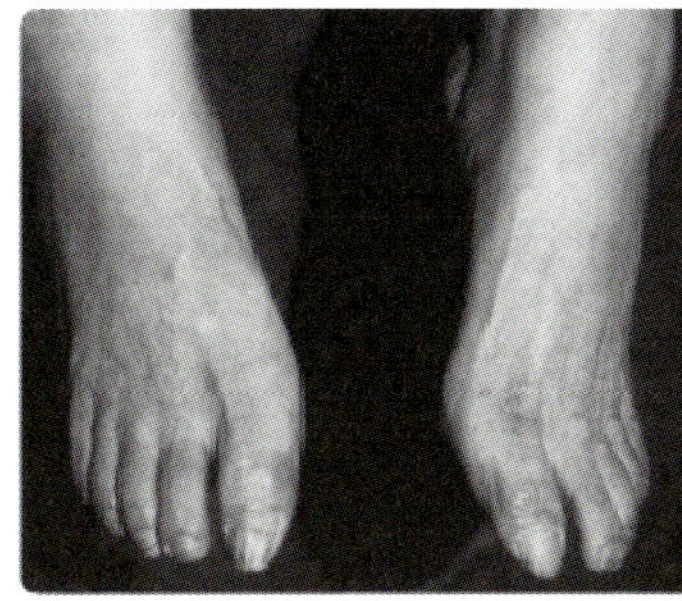

▲術後3年、指の付け根が固まってしまった。側弯症と猫背・肩こり・腰痛が伴う（仮称：足ヘバーデン）

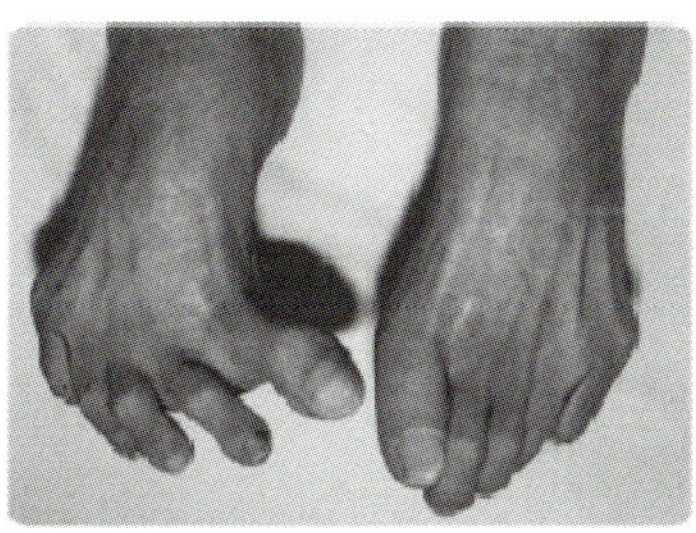

▲術後2年、変形が著しく増す、歩行困難。腰痛・肩こり・自律神経失調状態が伴う（仮称：足ヘバーデン）

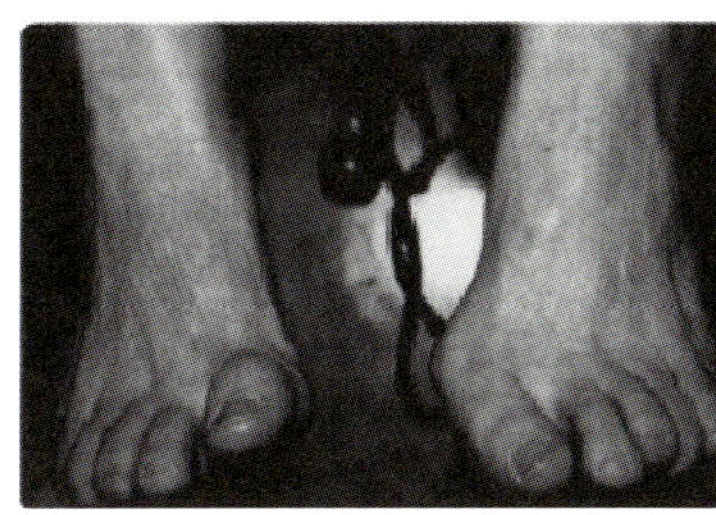

▲術後2年、疼痛・歩行痛が残る。ひざ痛・腰痛・肩こり・首こり・うつ状態が伴う（仮称：足ヘバーデン）

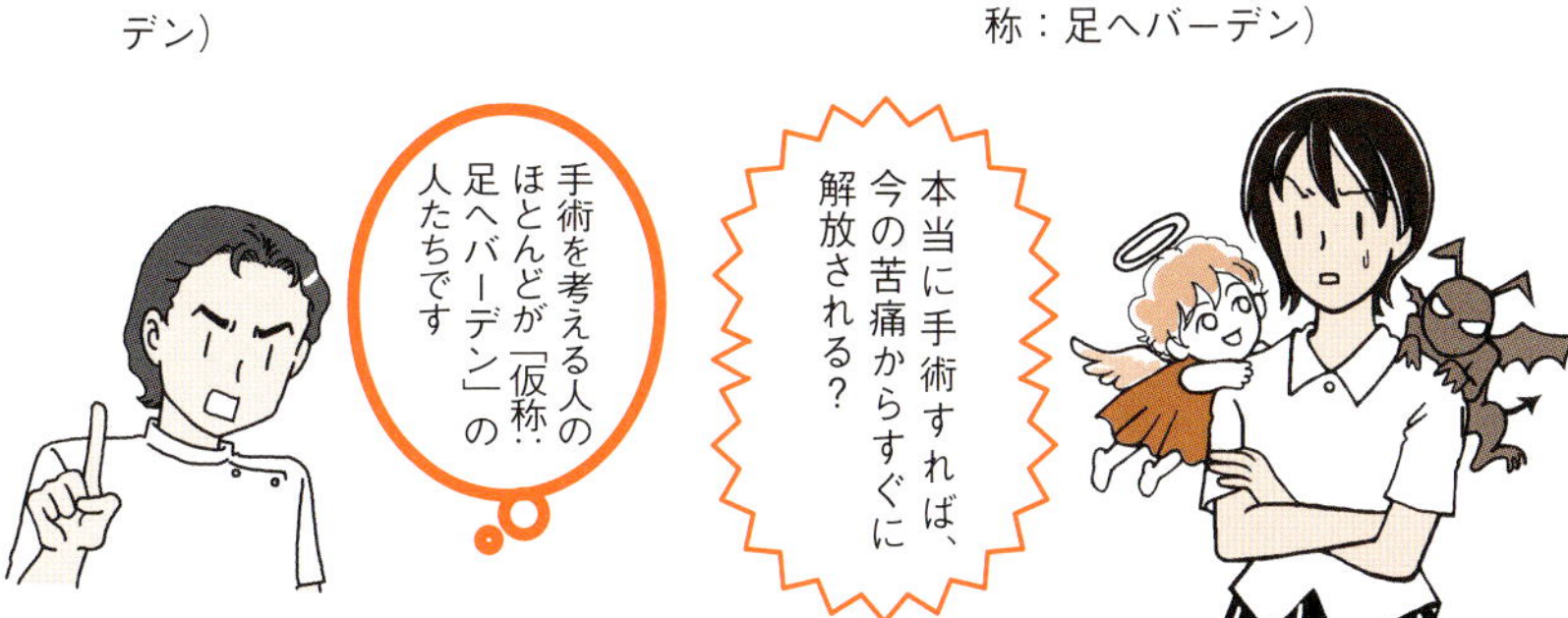
手術を考える人のほとんどが「仮称：足ヘバーデン」の人たちです
本当に手術すれば、今の苦痛からすぐに解放される？

8 どうしても手術！こんな条件がそろったら実行

十年も二十年も前に外反母趾の手術をしているがよくならず、痛みや変形で悩み続け、思い切って来院してきたという患者さんも多くいます。

実際に手術を勧める場合と、手術をした方が予後の生活の質（クオリティ）が上がる場合があります。それは、**痛みがないことを前提**に、次の三つの条件に合う場合のみ勧めているのです。

①**はっきりと予後の改善が見込まれる場合**

靭帯のゆるみがなく、**骨だけが出っ張っている仮骨性外反母趾や「仮称：足ヘバーデン」、リウマチによるひどい外反母趾で、**骨の出っ張りを切除することにより、変形がよくなり、手術をしても親指としての正常な機能を残せる場合です。また、骨の切除により、他の部分の著しい圧迫が改善される見込みのある場合です。

②**日常生活において、持続的な苦痛で生活の質が落ちている場合**

変形がひどすぎて靴が履けない、歩いたり出かけたりするのが怖い、引きこもりがち、あるいは「長年痛くなったり、よくなったり」を繰り返し、**精神的にも落ち込み、健全であるべき日常生活に著しい支障がある場合です。**

③**美容上、どうしても許せず耐え難い場合**

醜《みにく》く曲がった足を人前に出すような職業や、美意識が強くどうしても許せず耐え難いという場合、また手術で形を整えることで、精神的圧迫やコンプレックスから解放されるという場合です。

私はこのような前提条件と照らし合わせて、患者さんに私の持っているあらゆる知識を繰り返し説明します。

そして、十分理解して頂いた上で、医師の意見や指示を元に、手術を勧める場合があります。

①はっきりと予後の改善が見込まれる場合

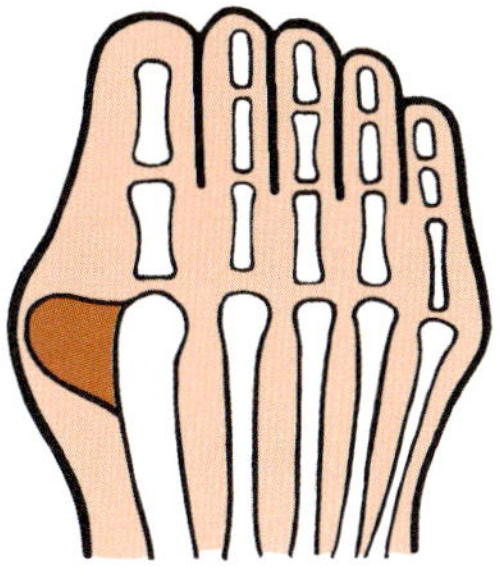

●骨が出っ張る「仮骨性外反母趾」
●「仮称：足へバーデン」による外反母趾
●リウマチ性外反母趾

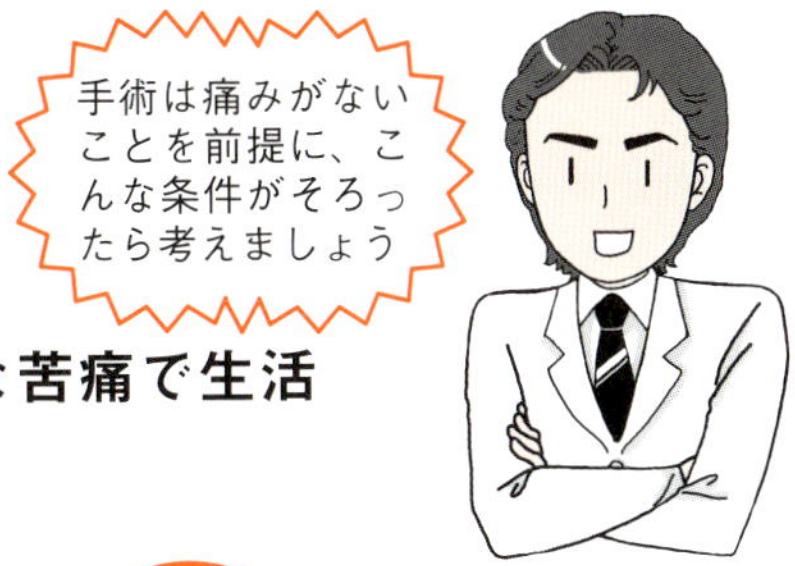
手術は痛みがないことを前提に、こんな条件がそろったら考えましょう

②日常生活において、持続的な苦痛で生活の質が落ちている場合

●変形がひどくて靴が履けないひどい外反母趾「仮称：足へバーデン」や進行した「リウマチ性外反母趾」

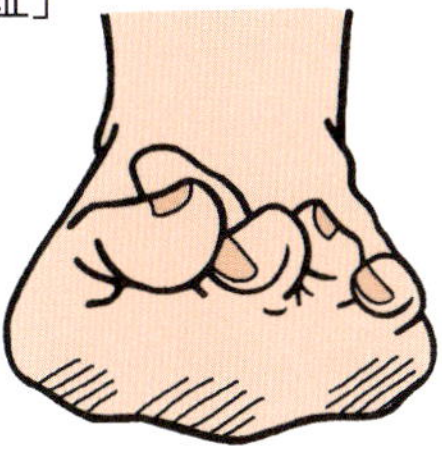

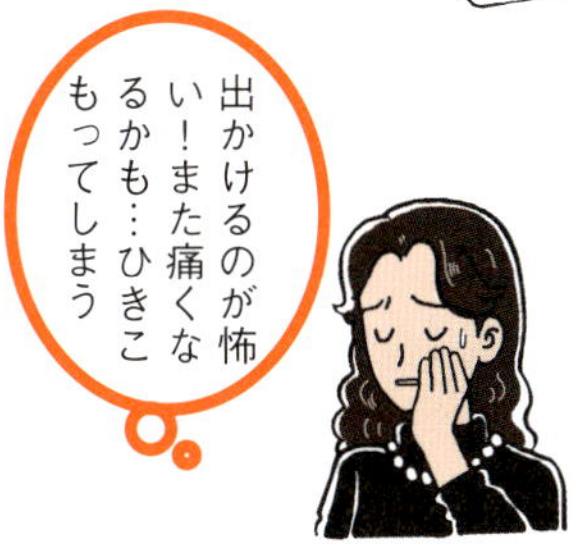
出かけるのが怖い！また痛くなるかも…ひきこもってしまう

③美容上、どうしても許せなく耐え難い場合

●変形がひどい外反母趾「仮称：足へバーデン」や進行した「リウマチ性外反母趾」

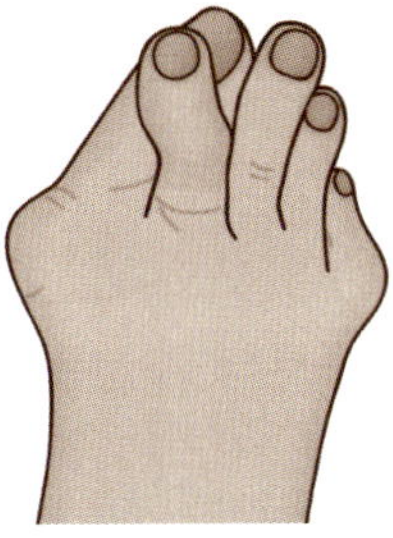

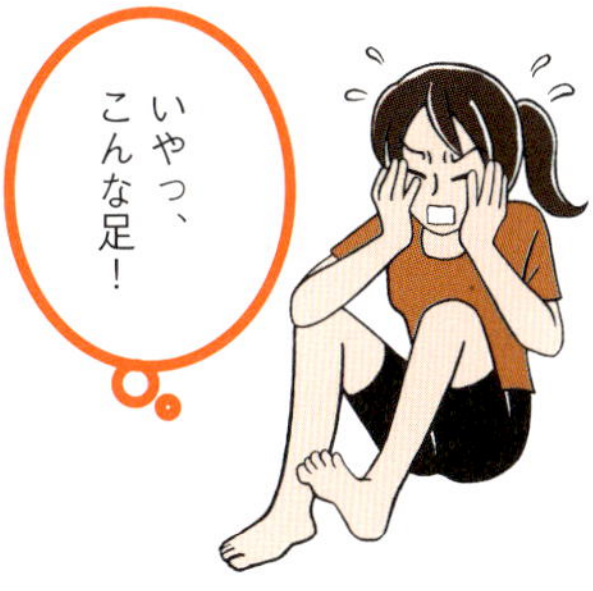
いやっ、こんな足！

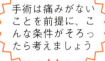

9 発見！40歳以降の外反母趾は「仮称：足ヘバーデン」という病気だった

40歳以降の女性で「一般的な外反母趾」と思い込み医療機関に行く人のほとんどが、実は「仮称：足ヘバーデン」という病気による外反母趾であり、私はこれを発見していたのです。

手の爪のすぐ下にある第一関節が大きく変形するヘバーデン結節が足に転移した進行性の外反母趾を、私はあえて「仮称：足ヘバーデン（カサハラ外反結節）」と名付け警告しているのです。

しかしこのことがまったく知られていません。「一般的な外反母趾」と混同しているのです。転移という言葉を使用することで、社会に警鐘を鳴らしているのです。なぜなら、60歳代では五人に一人の割合で見られるからです。

この事実を多くの人に知らせたい、**そしてできるだけ早く未病のうちに改善してもらいたいという気持ちが勝り、適切ではないがあえて「発見」「転移」「進行性」と表現しているのです。**

一日も早く「一般的な外反母趾」と手のヘバーデン結節が足に転移し年々ひどくなる外反母趾「仮称：足ヘバーデン」とを区別する必要があるからです。

通常ではほとんどの人が区別できず、適切な治療がなされないまま放置してしまい、年々悪化させているという現実があるのです。

そして様々な足の痛み以外にさらにひざや股関節、腰、背部、頚部にも転移し、重症化させてしまっているのです。

早期のうちに区別し、未病のうちに改善することによって進行や悪化を防ぐことができるという新しい知識を持つことが必要なのです。

「仮称：足ヘバーデン」は放置してはいけないのです。だましだまし痛みを抑えこんでいると

年々進行し、ひどい外反母趾へと悪化していくのです。「一般的な外反母趾」なら30歳くらいの状態がそのまま続き、高齢になった時、多少の変形が進む程度です。

ヘバーデン結節は手や足ばかりでなく、重力とのバランスが悪いひざ・股関節・腰・背骨・首などの関節に転移し、重力の負担により進行、悪化し、重症化させるため、要介護者になる割合も高くなり、健康寿命を短くしているのです。

この事実を知り、未病のうちに改善することで要介護者を減らし健康寿命の延伸を図ることができ、その結果として医療費の削減にも役立つのです。

なおヘバーデン結節は進行性でもあるので、専門医による正確な診断と正確な治療を受けることをお勧めします。早めの治療で進行予防を図ることが、何より大切なのです。

「ヘバーデン結節」の特徴

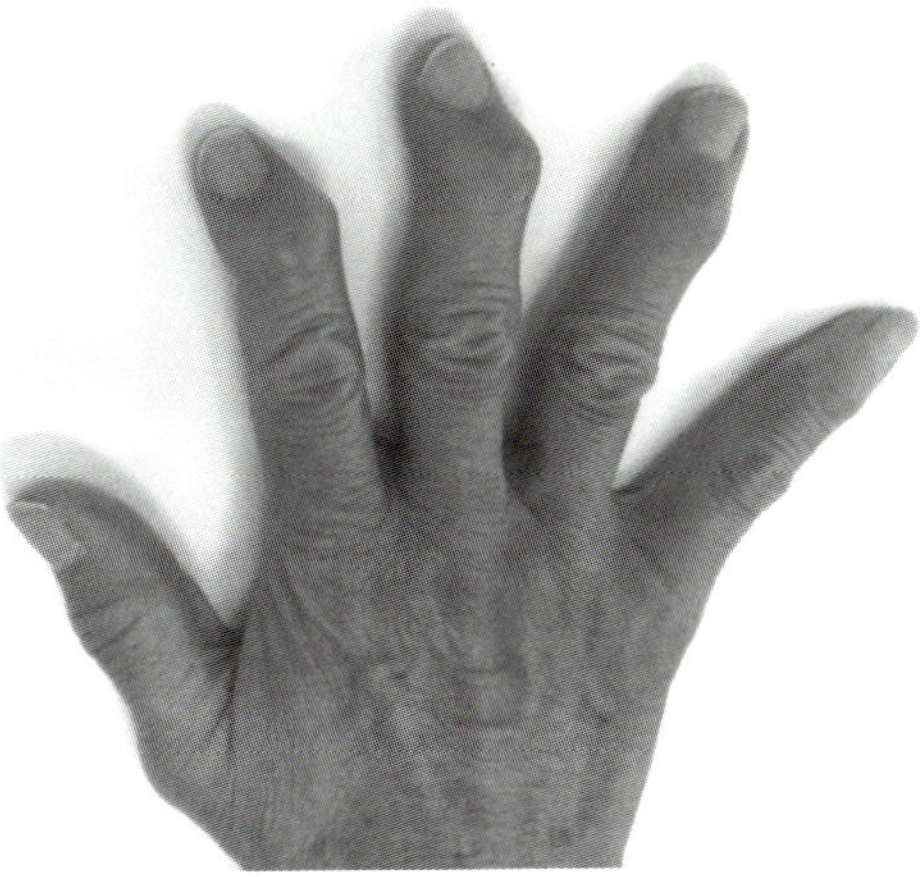

▲手の第一関節の変形

「仮称：足ヘバーデン」の特徴

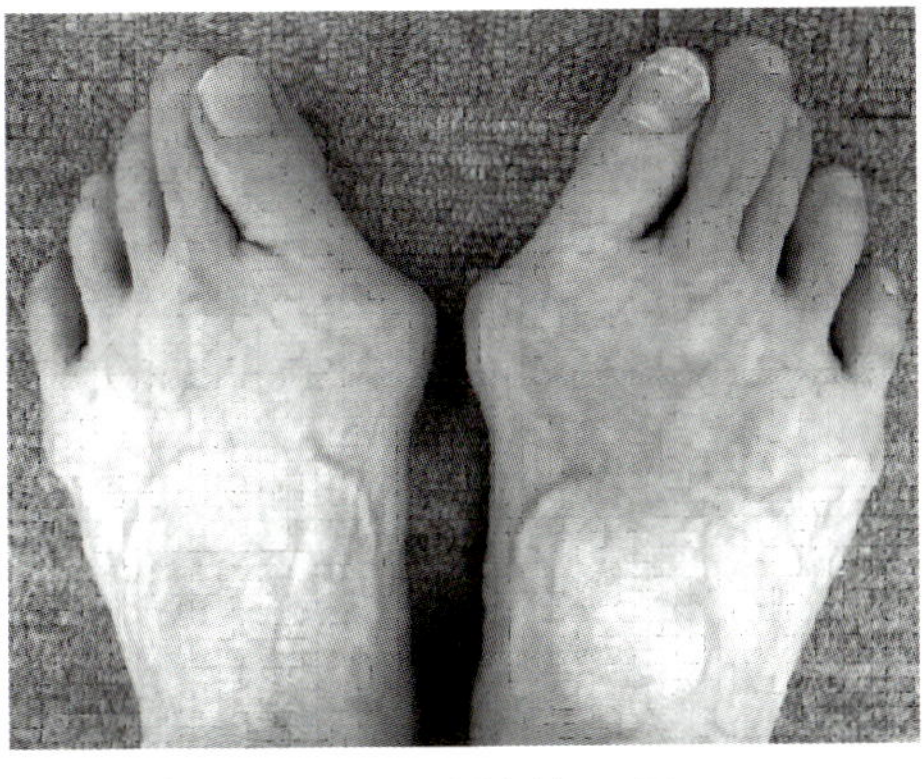

▲親指が外側にねじれ（回内位）、爪が外側を向いて変形する

10 「ヘバーデン結節」とは？

ヘバーデン結節とは手の爪のすぐ下の第一関節が太く変形し、時々痛む症状です。最初一本の指から始まり、10～15年位で全部の指に転移し変形してしまうなど、進行性の症状を呈します。

「ヘバーデン結節」という名の由来は、イギリスの内科医、ヘバーデン氏がこの症状を初めて報告したことからこの病名がつけられています。そして全身に症状が現れることもすでに報告していますす。このことが見落とされているのです。

ヘバーデン結節は「関節リウマチ」とは異なりますが、症状が似ているので「関節リウマチ」と勘違いする人もいます。

関節リウマチであれば血液検査などですぐ判明するので本人も自覚することができますが、ヘバーデン結節は血液検査では判明できないので何をどうしたら良いのかわからないのです。

【ヘバーデン結節の原因は不明】

ヘバーデン結節の原因について、今のところ詳しい原因はわかっていません。

遺伝的な要因や膠原病（自己免疫疾患）が疑われていますが、**膠原病（自己免疫疾患）に女性ホルモン（エストロゲン）の受容体が反応し、炎症を起こし、この炎症物質がリンパに乗り転移するという説も有力視されています。**

男性にも隠れヘバーデン結節が一割くらいいます。男性にも女性ホルモンがあるので、同じような原因が考えられます。

男性のひどい外反母趾は「仮称：足ヘバーデン」の場合がほとんどです。

「仮称：足ヘバーデン」かどうかの判断基準として次の三つをチェックしてください。

【「仮称：足へバーデン」の三つの判断基準】

1 手の爪のすぐ下の第一関節が太く変形していないか？

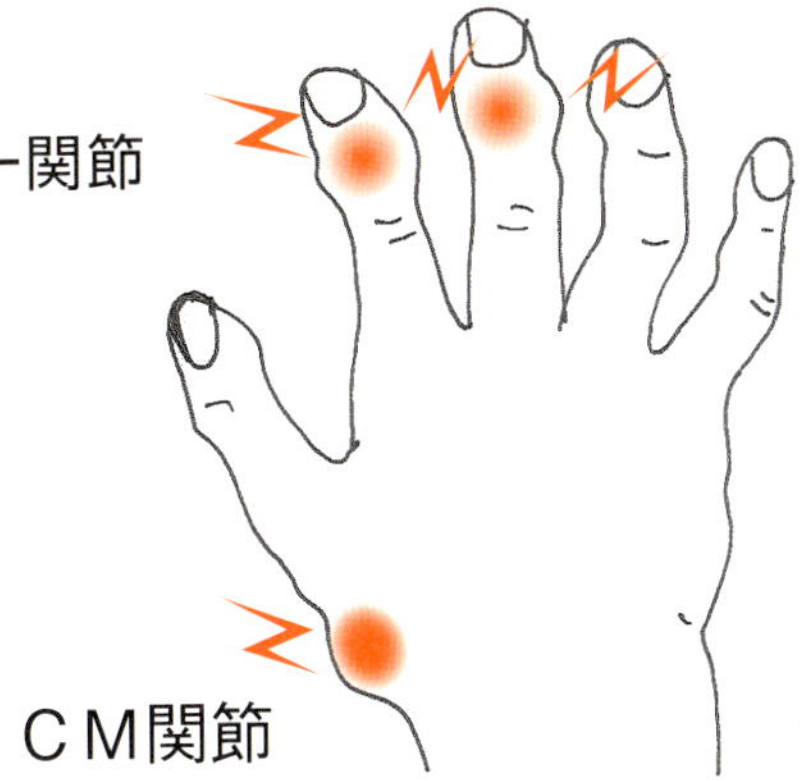

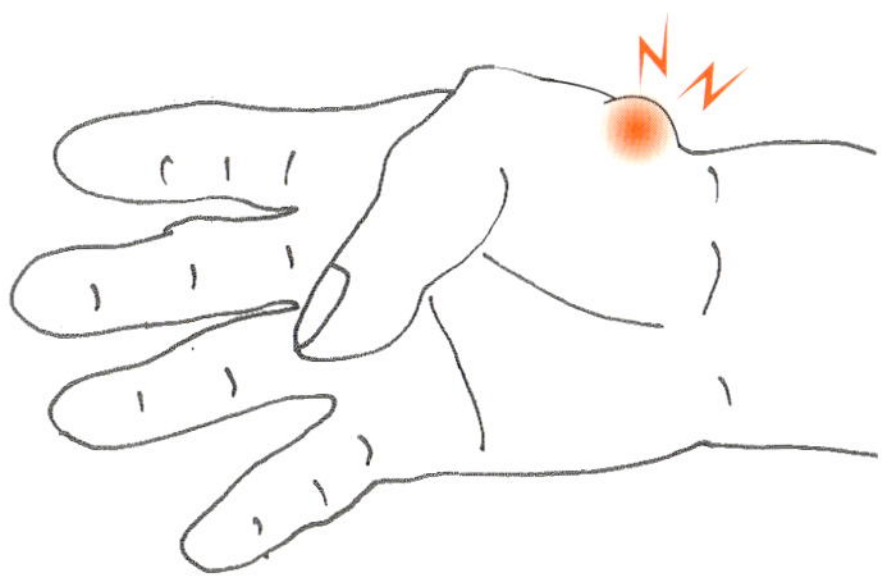

2 手の親指の付け根にあるCM関節が出っ張っていて痛むことはないか？

3 足の親指の爪が外方向（回内位）にねじれていないか？

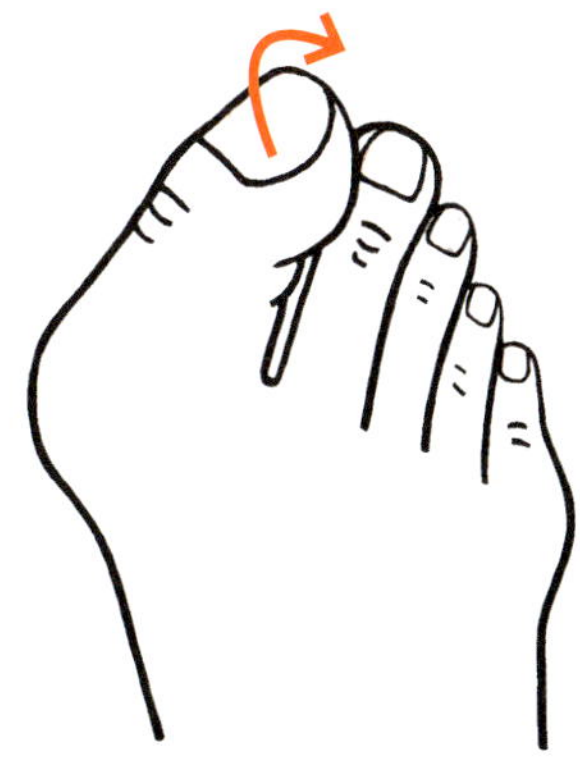

男性では足から始まる場合が多い。あなたの外反母趾や浮き指、扁平足で、この三つの中で一つでもあてはまると「仮称：足へバーデン」の可能性があります。

11 「ヘバーデン結節」の治し方

「ヘバーデン結節」は「関節リウマチ」とは異なり、その治療法が確立されていないのが現状です。そのため、**ヘバーデン結節を発症した人のほとんどが適切な治療を受けられず、また自分でもどうしたらよいのかわからず、年々変形が進行してしまうので、まずは自分で改善することが大切です。**

【治し方】…お菓子箱など添え木になるような厚紙を指の腹側に当てテープで弱めに巻く。自分でテーピングが困難な場合はネット通販の専用テープ「指先へバテープ」などで固定します。

この時、第一関節だけを安静固定しておくと、日常生活への支障が少ないのです。

テープは指先を強く巻き過ぎると血行不良となり危険なため、弱めに巻くことがポイントです。

[「指先へバテープ」の機能]

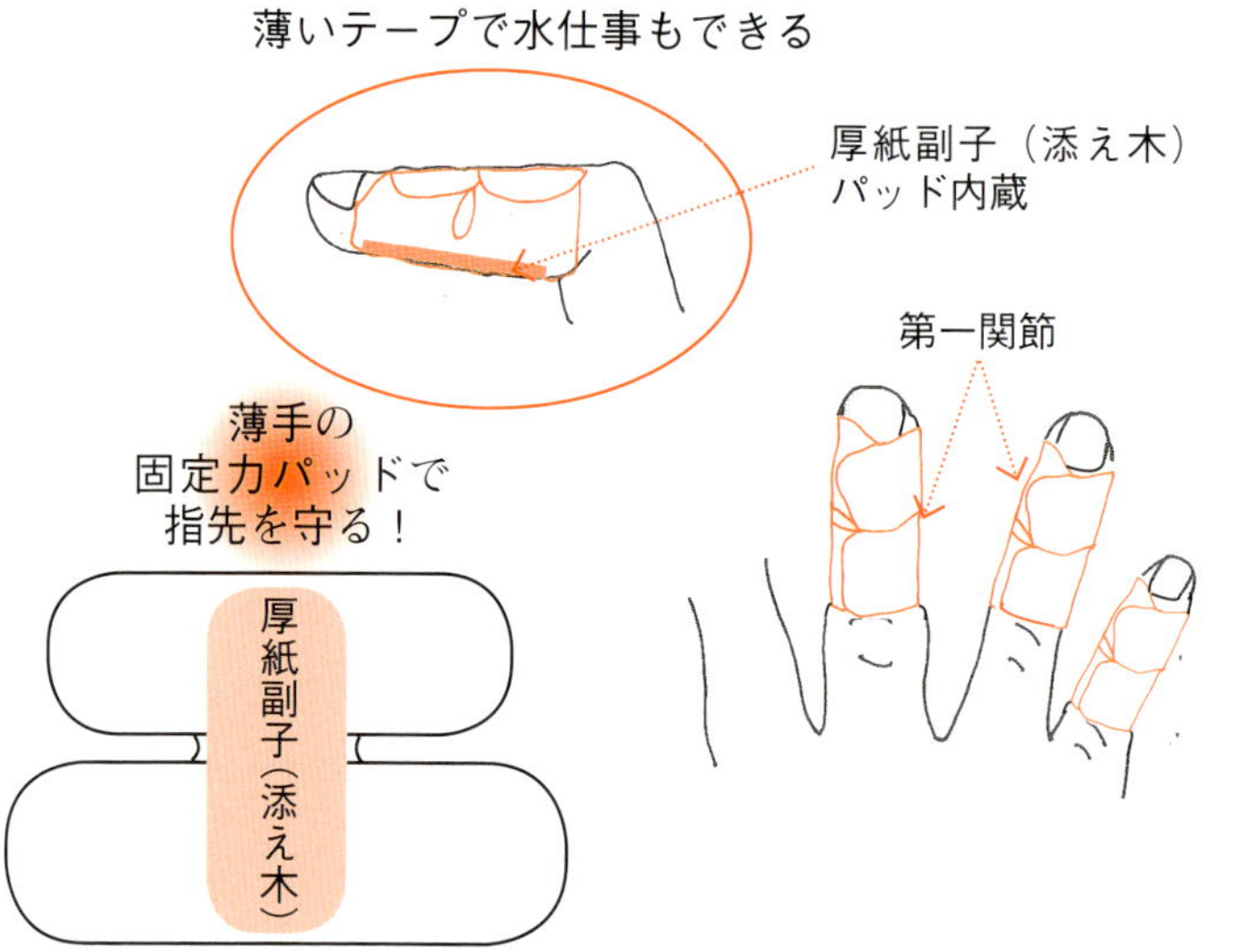

12 「CM関節症」とその治し方

ヘバーデン結節を発症した人の多くに、手の親指の付け根の甲側が出っ張り、痛みとともに亜脱臼を併発しています。正式には「CM関節症（母指手根中手関節節症）」と呼ばれています。

このCM関節に痛みや亜脱臼が起こる原因を「ヘバーデン結節」の関連症状の場合、私はこれを「仮称：CM関節へバーデン」と名付け、関節リウマチと区別しています。

これらの症状を「ヘバーデン結節」とは別な原因と考えて、何をどう処置したらよいのかわからず、腱鞘炎と勘違いする人も多くいます。

結局そのまま放置して痛みが増したり、治まったりを繰り返しながら、次第にはっきりと出っ張り、亜脱臼と痛みを進行させてしまうのです。

また、医療機関に行っても適切な診断と治療が受けられず悪化させている場合が多いのです。

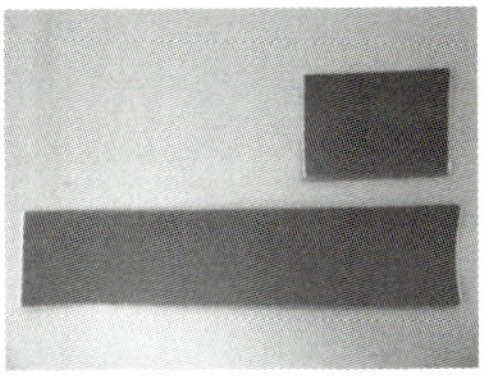

＊用意するもの：5センチ幅×長さ7センチの伸縮テーピング用テープを1枚。5センチ幅×長さ23センチの伸縮テーピング用テープを1枚。

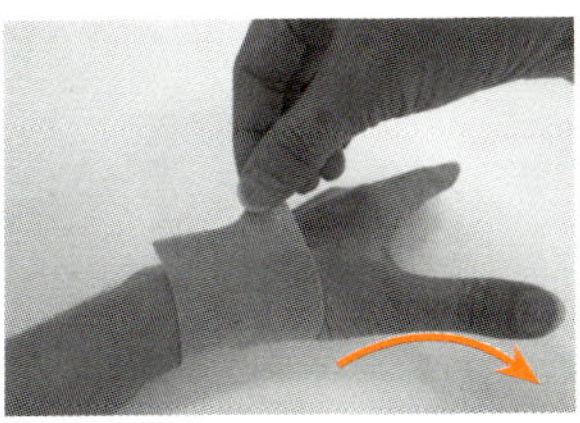

①親指を反らした状態で、長さ7センチの短いテープを、「CM関節」の出っ張りを押さえるように貼る。

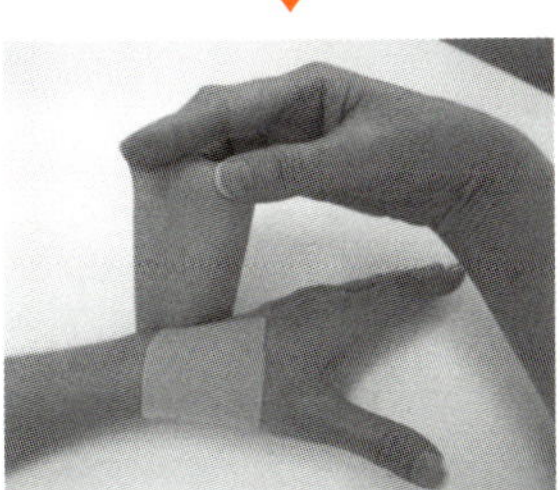

②長さ23センチのテープの中心を、まず小指側側面に貼り付け、親指の付け根「CM関節」に向かって順番に貼る。この時、貼り始めは弱く、CM関節の部分だけ押さえるように軽く引っ張って貼る。※テープは強く引っ張らない。

13 「足へバーデン」が隠れた原因となる足の痛み

足の痛みで医療機関へ行く40歳以降の女性のほとんどに、「仮称：足へバーデン」が隠れた原因となる痛みやトラブルがあります。

主な症状をまとめると、次の六つになります。

①第二指付け根の痛み
②第四指付け根の痛み
③甲の出っ張りと痛み
④足裏の分厚いタコ
⑤足関節の腫れと痛みと変形
⑥どんな靴を履いても痛い「仮称：ヘバ足」

①足の第二指の付け根が痛む「仮称：第二中足骨頭へバーデン」

親指が二指の下に入り、二指の付け根を多く打ち付けられるので歩くと激痛がし、疲労骨折や脱臼を伴っている場合が多いのです。

歩くたびに激痛がし、歩くのが怖くなります。こじらせるとこの部分の骨が太くなったり、疲労骨折や脱臼まで起こります。外反母趾の痛みと錯覚している人も多くいます。これを「仮称：第二中足骨頭へバーデン」と名付け、思春期の女子に多く発症するフライバーグ病や第二ケーラー病と区別しています。最初のうちは検査に異常が出ないことがほとんどです。手のへバー

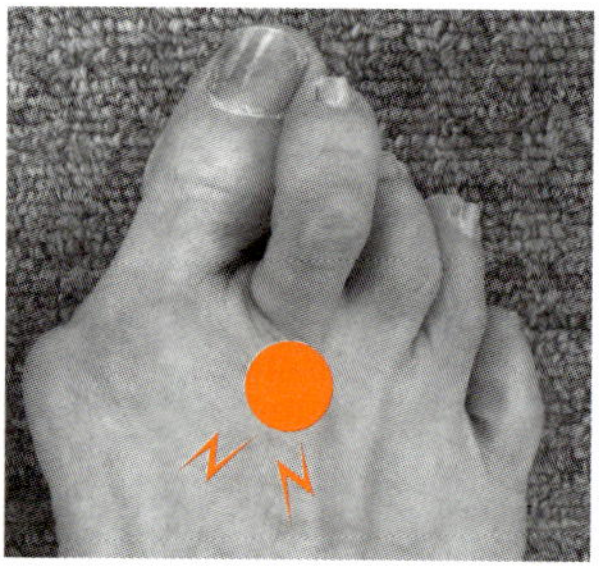

①足の第二指の付け根が痛む→「仮称：第二中足骨頭へバーデン」

デン結節が足の第二指の付け根に転移したものです。関節リウマチと区別した判断も必要です。

②足の第四指付け根が痛む「仮称：ヘバモートン」

足の第四指の付け根が痛み、整形外科でモートン病と診断された人の多くに実は「仮称：足ヘバーデン」が隠れた原因になっている場合がかなり多く見られます。

「仮称：足ヘバーデン」で足裏の横アーチが消失し、舟底のような形になるため、第四指の付け根を歩行時、地面に打ちつけてしまいます。ここにヘバーデン結節が転移することで第四中足骨骨頭部を変形させ、痛みが起こるのです。

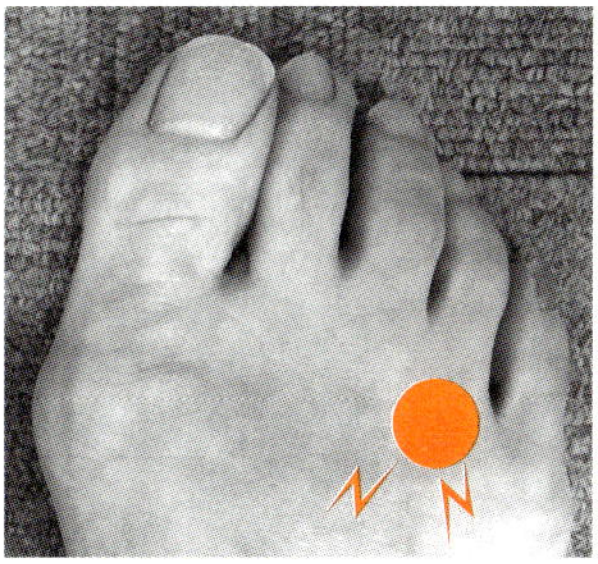

②足の第四指の付け根が痛む→
「仮称：ヘバモートン」

これを「仮称：カサハラヘバモートン」と名付け、**神経腫が原因となる「従来のモートン病」とは区別**しています。一般的なモートン病や関節リウマチとも区別します。

③足の甲が出っ張り痛む「仮称：甲ヘバーデン」

主に中高年の女性で甲の骨が出っ張り痛む症状です。浮き指で甲に体重の負担が集中し、炎症と共に甲の骨が高くなってきます。

もともと甲高になっている場合もありますが、これにヘバーデン結節が転移したことが本当の原因です。最初は外出した後などわずかな痛みから始まり、次第に甲が靴の内側に当たるたびにビリビリと痛むようにな

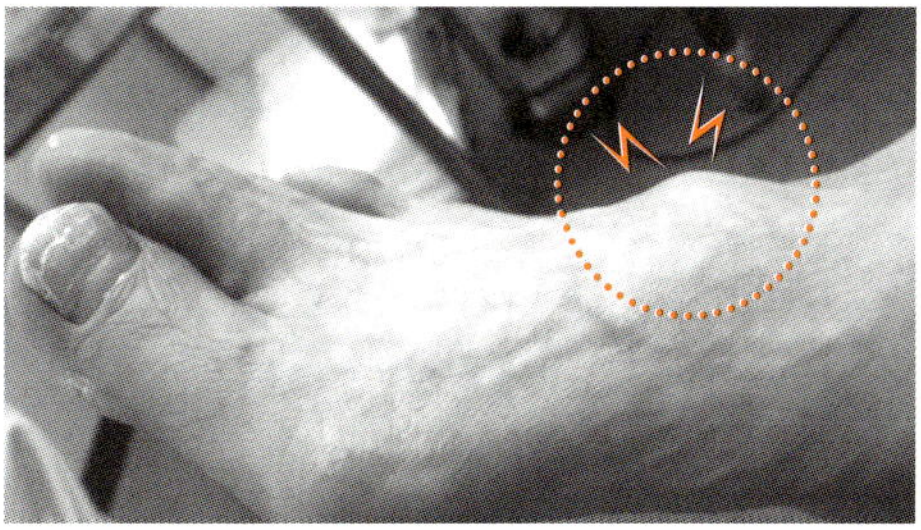

③足の甲が出っ張り痛む→
「仮称：甲ヘバーデン」

ります。だましだまし歩いていると悪化し、腫れや熱感と共に歩けないくらいの激痛に悩まされることになります。

治療法は包帯とテーピングで足裏のバランスを整え、さらにその上からサラシ包帯を使用し足関節を固定することで、甲への負担を軽減します。

初期なら二～三カ月で治りますが、こじらせた場合は六カ月以上を要する場合もあります

浮き指で甲が出っ張り、これにヘバーデン結節が転移することによってさらに痛みと出っ張りが増します。関節リウマチと区別します。

④ヘバーデン結節が原因となる分厚いタコ「仮称：ヘバタコ」

外反母趾や浮き指、扁平足などで足裏のバランスが崩れると、部分的に体重が集中し、骨を守る防御反応のひとつとして角質を厚くし、タコができます。これは若い人にも多い一般的なタコなのですが、これにヘバーデン結節が足に転移することで、著しく足裏のバランスが悪くなり、中の骨を守るため分厚いタコができてしまいます。

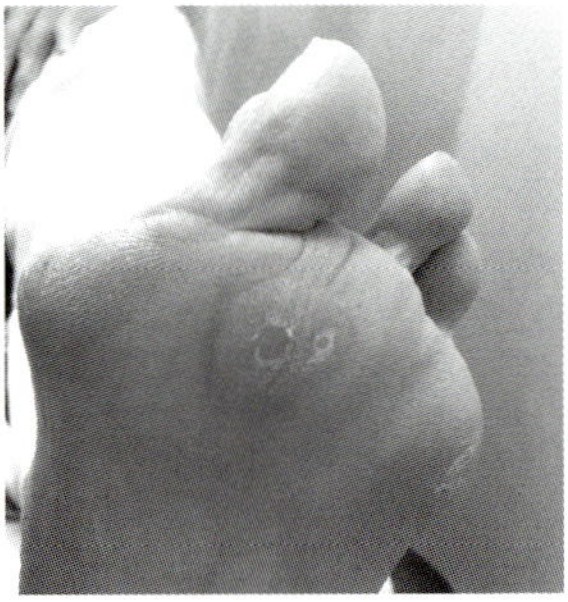

④足裏に分厚いタコができる→「仮称：ヘバタコ」

関節リウマチでも同じように分厚いタコができますが、これとは区別しています。一般的なタコや関節リウマチによるタコとも区別します。

⑤足関節が腫れたり変形する「仮称：足関節ヘバーデン」

ヘバーデン結節はバランスの悪い足関節にも転移します。足首全体が張れて痛み、足関節の形も変形し、足の裏側が外方向を向くような、外反足になってしまいます。

40歳以降の女性で原因もなく足関節が腫れ、治療してもよくならないなら足関節ヘバーデンを疑ってみることです。もともと外反母趾や浮き指があり、歩く時足先が外方向へ流れる「ねじれ歩行」を長年しているため、足関節が緩み、負担が集中

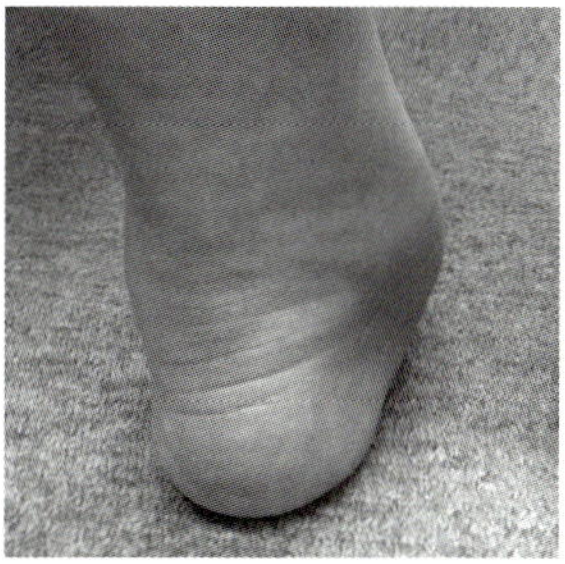

⑤足首が腫れたり変形する→
「仮称：足関節へバーデン」

します。そこへ「ヘバーデン結節」が転移することで悪化させるのです。

治療法は包帯とテーピングで足裏のバランスを整えてから、さらに足関節の安静固定を保つためサラシ包帯で固定します。

六ヵ月〜一年くらいの長期を要しますが、確実によくなるのでこれ以外の保存的療法は見当たらないのが現状です。一般的な関節リウマチや足関節脂肪腫とも区別します。

⑥どんな靴を履いても痛い足「仮称：ヘバ足」

どんな靴を履いても合わないと訴える人は決まって口調が強い、威圧するような言葉づかいをします。まるでこちらが悪いかのごとく責めたてます。足に苦しめられ、自律神経失調になっているのだと思います。

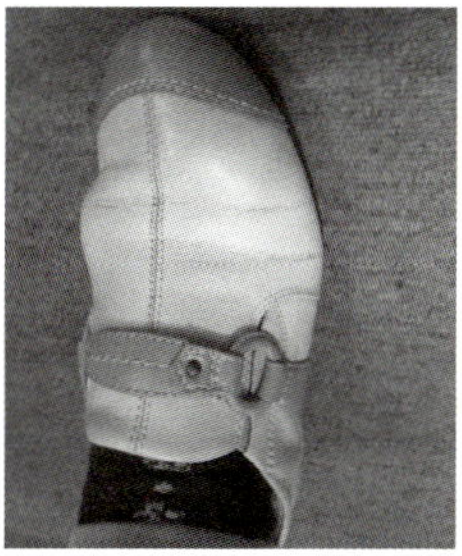

⑥どんな靴を履いても痛む→
「仮称：ヘバ足」

まず先入観を変えなければなりません。靴が悪いのではなく、自分の足が悪いのです。

靴が合わない原因が(仮称：足へバーデン）にあることを知らなければ解決しません。

そんな人たちであっても足裏のバランスを整えておくと二〜三ヵ月で痛みがなくなると共に顔の表情と態度が信じられないくらい一変します。

足の痛みで整形外科や接骨院を訪れる人のほとんどが、実はヘバーデン結節が足に転移した「仮称：足へバーデン」であり、またその関連症状だったのです。

痛くなくても、靴の上から変形や出っ張りがわかる人も多く見られます。

14

あなたはどのタイプ？五種類の外反母趾

外反母趾を詳しく調べると、五通りの発生パターンと、それに伴う五種類の変形が見られます。外反母趾と気付いたら、まず自分がどの変形パターンに当てはまるかを照らし合わせてください。それぞれのパターンと変形の種類によっては、治療の方法が異なるからです。

①靭《じん》帯《たい》性《せい》外《がい》反《はん》母《ぼ》趾《し》

主に足裏の刺激不足により、踏ん張る力が弱いため、足の横幅（横アーチ）を支えている横中足靭帯が伸びたりゆるんだりすることで、親指が小指側に曲がる外反母趾。その約80％に、小指が親指側に曲がる「内反小指」が見られる。

②仮《か》骨《こつ》性《せい》外《がい》反《はん》母《ぼ》趾《し》

親指が踏ん張れず、親指の付け根を強く打ちつけて歩くため、仮骨形成により親指は曲がらず、親指の付け根の骨だけが異常に出っ張った外反母趾。また、出っ張った骨が外見上曲がったように見える。

③混《こん》合《ごう》性《せい》外《がい》反《はん》母《ぼ》趾《し》

最初は、①の靭帯性外反母趾または、②の仮骨性外反母趾のどちらかから始まり、次第にその両方の要素が現れる外反母趾。若い人から老人まで幅広く見られる。

④外反浮き指（ハンマートゥ性《せい》外《がい》反《はん》母《ぼ》趾《し》）

浮き指の人や生まれつき指が長いなどの要素がある人に外反母趾が加わったもの。病的ハンマートゥ（先天性）とは区別する。

⑤病《びょう》変《へん》性《せい》外《がい》反《はん》母《ぼ》趾《し》

関節リウマチや「仮称：足へバーデン」などの病的要素があるので、著しく変形し、多くの場合脱臼を伴う。また事故、ケガなどによる変形も含まれる。

五種類の外反母趾

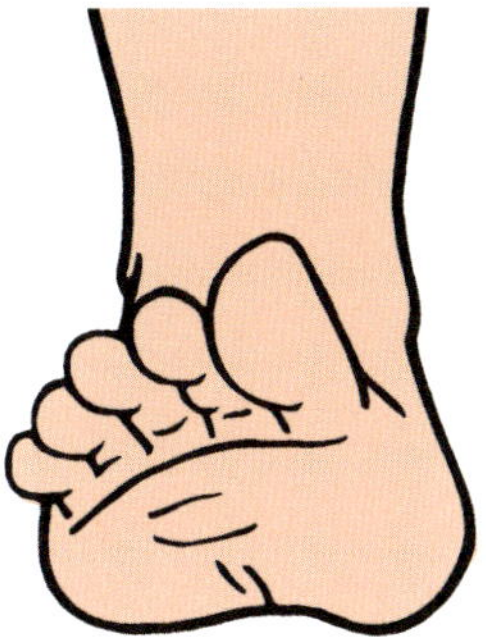

④外反浮き指（ハンマートウ性外反母趾）
指が長すぎたり、ハンマーのように、上を向きすぎたりする人に起こりやすい。浮き指と外反母趾が混ざった変形

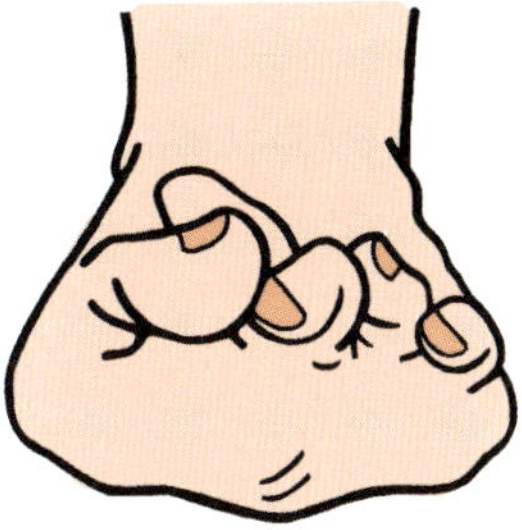

⑤病変性外反母趾
病的要因（関節リウマチ、「仮称：足へバーデン」や事故、ケガが加わり、著しい変形や脱臼をともなっているもの

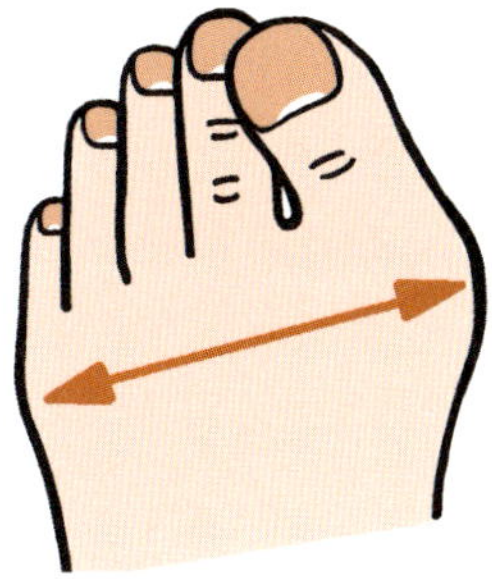

①靭帯性外反母趾
足の指の付け根にある靭帯（横中足靭帯）が伸びたり、ゆるんだりして、親指が小指側に曲がってしまう

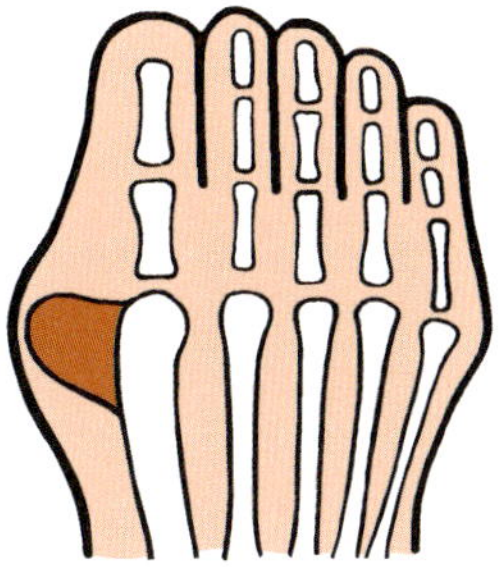

②仮骨性外反母趾
親指は曲がらないで、親指の付け根の骨だけが、異常に出っ張り、曲がったように見える

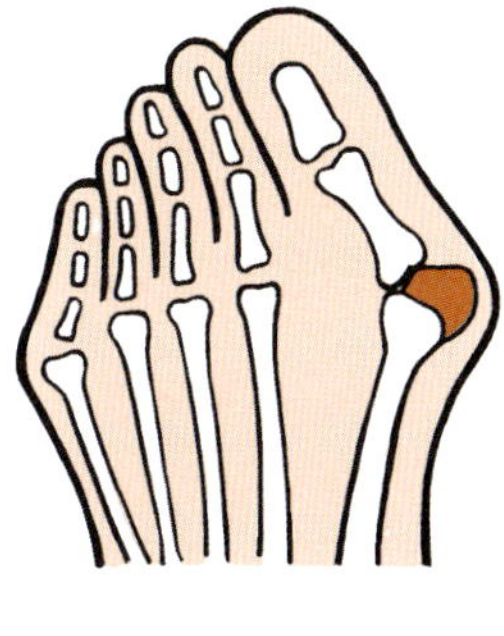

③混合性外反母趾
靭帯性外反母趾と仮骨性外反母趾が合体したもの

15

なぜ？女性に外反母趾が多い理由

女性に外反母趾が多い理由は、男性より筋力が弱く、筋肉量も少ないためです。男性も女性も同じ割合で重力の負担を受けているのですが、女性の方がわずかに筋力が弱く、筋肉量も少ないので、重力の負担に負けやすいのです。では、なぜ女性の方が筋力が弱く造られているのでしょうか。

それは、女性はお産という子孫繁栄の大きな役割を担っているためなのです。筋力が強かったり、筋肉量が多いと、それだけ危険性も高まります。女性の肉体的特徴として、筋力が弱く、筋肉量も少なく、そして関節も浅く、お産が安全にスムーズに行われるように造られているのです。

ここで忘れてならないことは、重力によって私たち人間は生かされているということです。絶対的重力の支配下にある地球、その中に住んでいる人間である以上、（人体を）重力に対する力学的構造体として捉え、男性と女性の肉体的特徴を比較して考えるとよくわかります。

今まで女性に外反母趾が多い理由を、重力との関係から説明できた人はいなかったはずです。人間は重力の影響を受けている以上、当然、性差による体の痛みや不調、病気の違いもあるのです。

その一例として、外反母趾の程度に比例して、股関節の痛みや脱臼・骨盤のゆがみ・背骨が曲がる側弯症・顎関節の痛みや脱臼、また首の異常が多く見られます。さらに、首こり・肩こり・頭痛・めまい・胃腸障害・便秘・冷えなどの症状は、圧倒的に女性に多く見られるのです。40歳以降の女性の場合は、これにヘバーデン結節が足に転移したひどい外反母趾「仮称：足へバーデン」を加えた判断が必要です。また子どものひどい外反母趾の多くが足ヘバーデンと関係していると考えています。

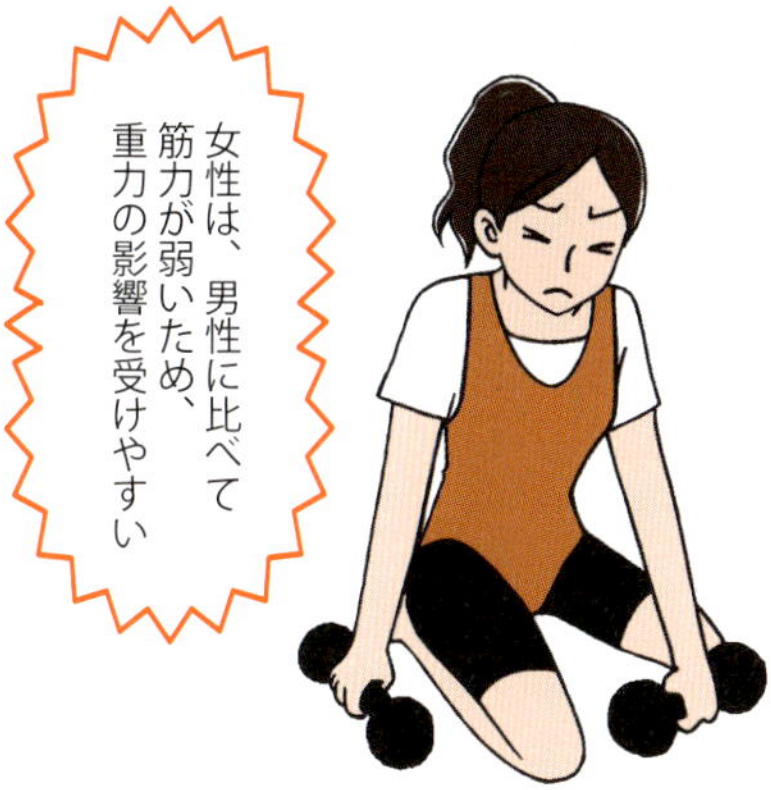

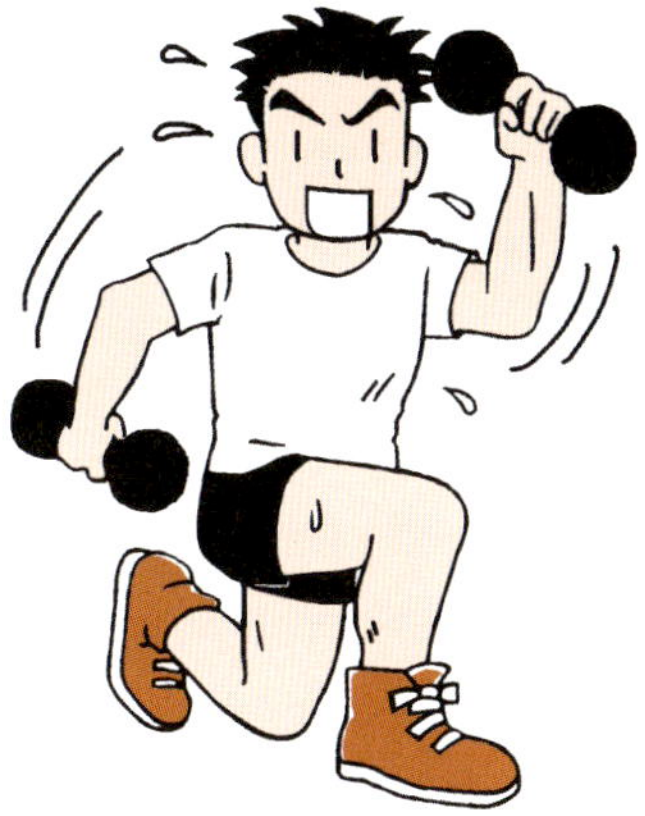

●男性は、筋力が強く、筋肉量も多い

●ヒールが原因ではなかったんだ……

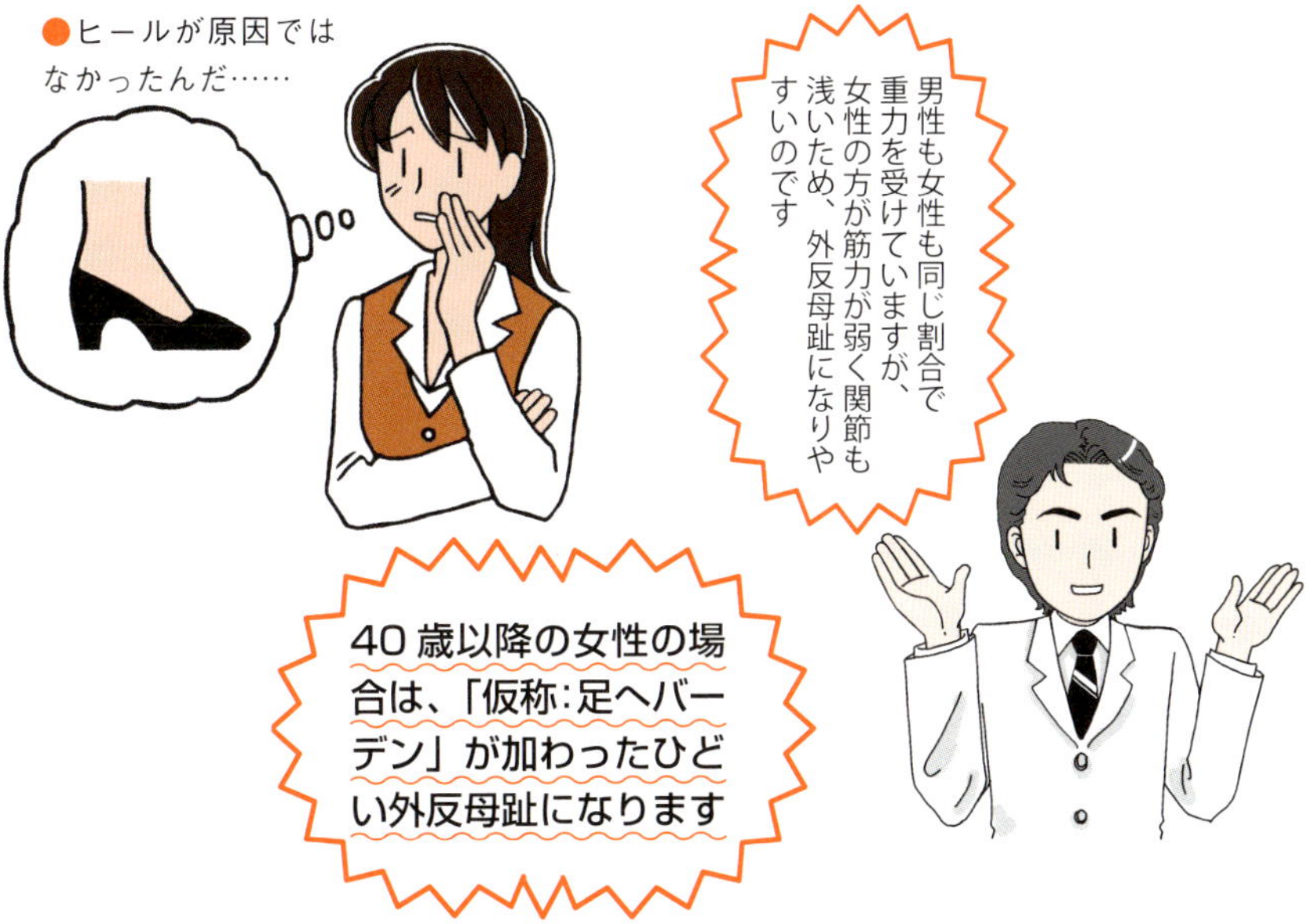

16 どうして起こる？体のゆがみ（ずれ）に伴う痛みや不調

外反母趾や浮き指、扁平足があると、どうして足裏が不安定になり、体までゆがんでしまうのでしょうか。まず、外反母趾になるメカニズムをテコの原理で説明しましょう。

親指の踏ん張る力が弱いと、歩く時、親指が小指側に押されて曲がります。これがテコの原理で「力点」となります。この時、親指の付け根が「支点」となって開き、外くるぶし付近が「作用点」となり、力が逃げて外反母趾になります。

次に、外反母趾が足裏を不安定にするメカニズムを説明します。

外反母趾になると、重心がかかとへ片寄ってしまいます。この重心のかかとへの片寄りは左右平等ではなく、左右で片寄り方が異なるので、足裏が不安定になるのです。

さらに、足裏の不安定が体にゆがみ（ずれ）を起こすメカニズムを説明しましょう。

①足裏が不安定だと、これを本能的に補おうとするため、ひざや股関節、腰、背中、首にゆがみ（ずれ）が起こります。

足裏の不安定が骨に変形を起こすメカニズムを説明しましょう。

②歩行時、重心がかかとへ片寄っているので、かかとからの過剰な衝撃波やねじれ波という介達外力（かかとからの間接的な力）が発生します。

最後に、足裏の不安定が、原因のはっきりしない痛みや自律神経失調、うつ状態などの未病を起こすメカニズムを説明します。

③日常生活やスポーツの中で、ゆがみ（ずれ）の大きいところに、かかとからの介達外力が反復され、限界を超えた時、原因のはっきりしない痛みや自律神経失調などの未病が起きているのです。

体の不調を起こすメカニズム

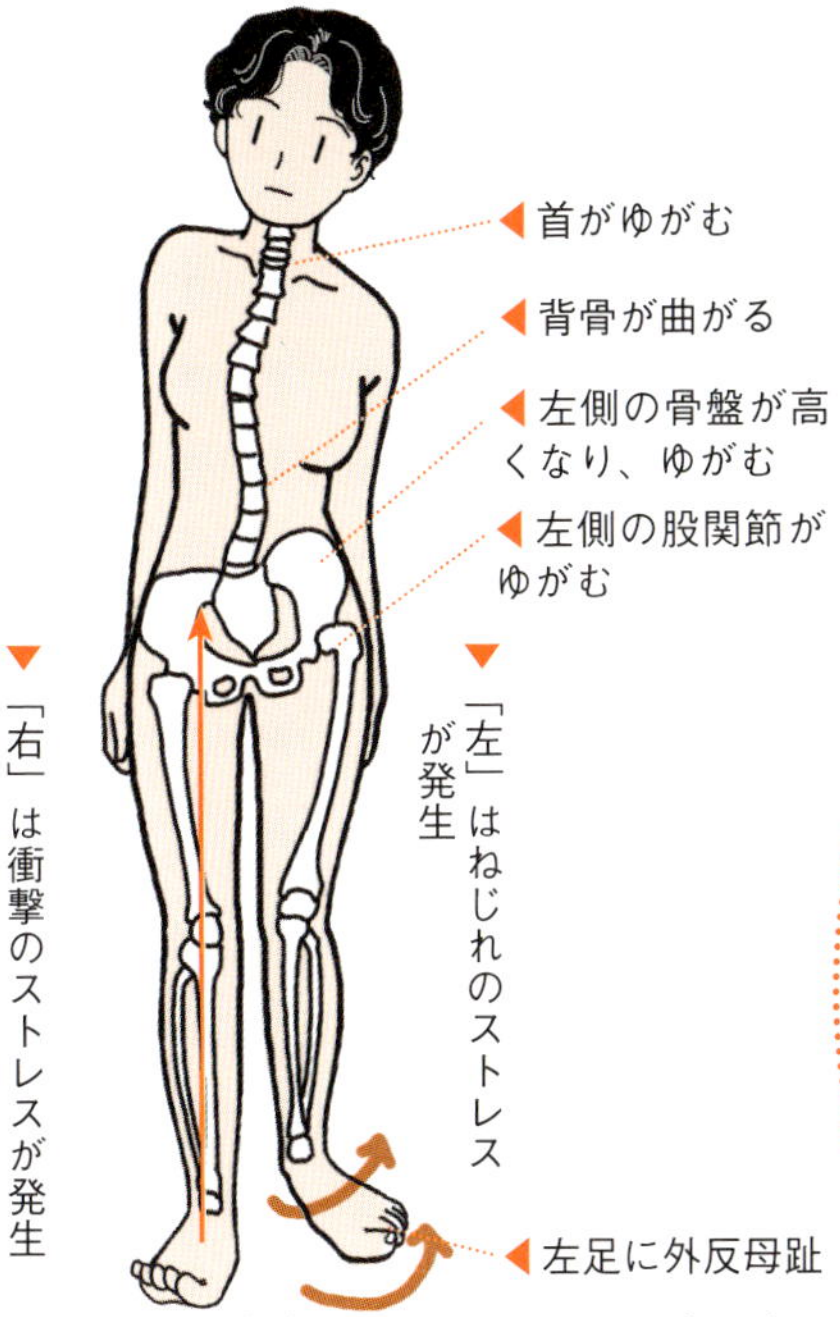

▲足裏が不安定になることで、かかとからの過剰な衝撃とねじれが、体の上部に繰り返される

外反母趾のメカニズム

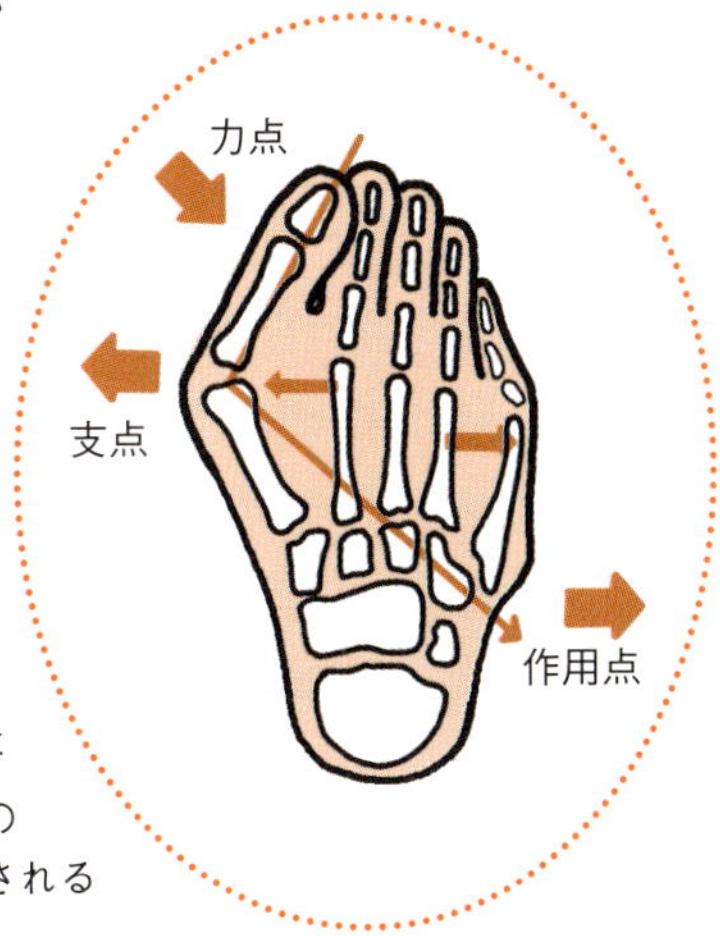

足裏が不安定になるメカニズム

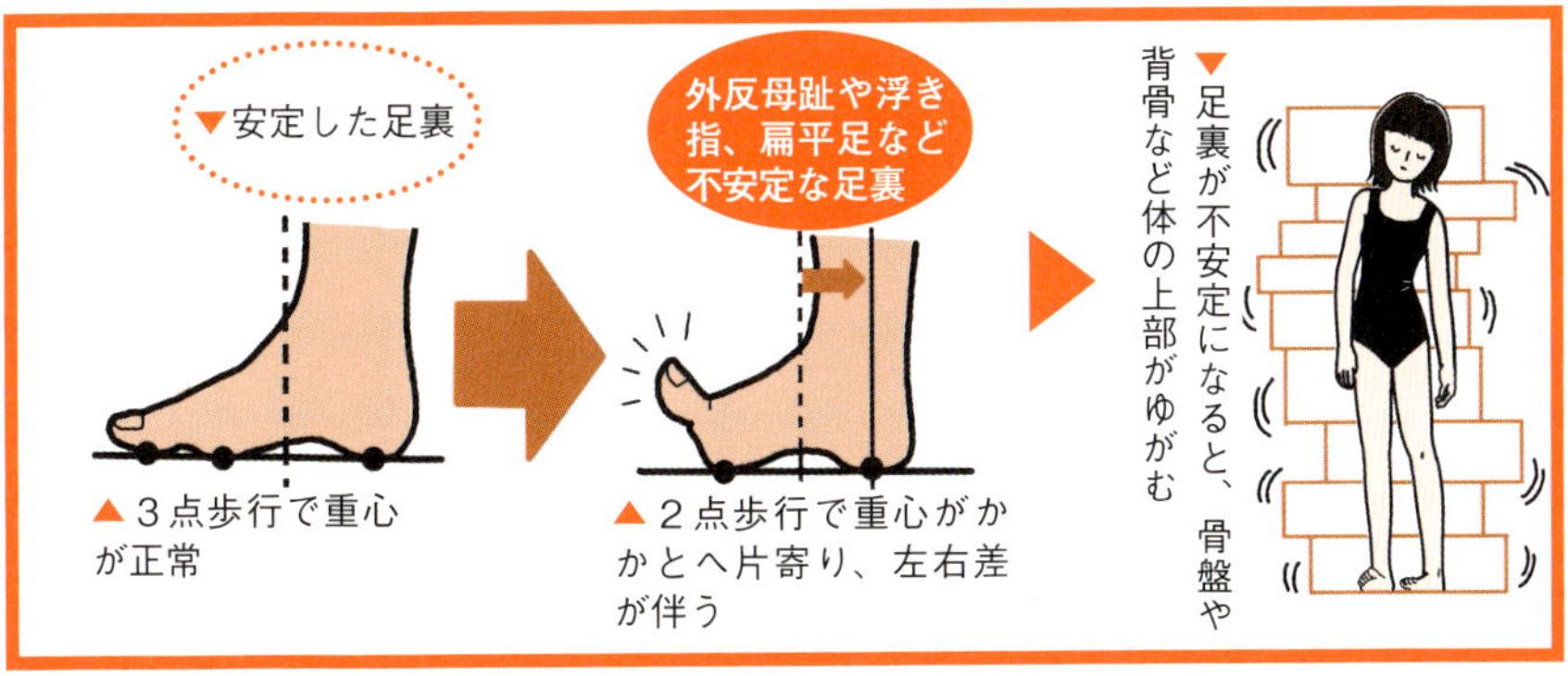

17 ヒールではなかった！外反母趾の第一原因

「ヒールやパンプスなど先の細い靴が外反母趾の第一の原因」ではないのです。なぜなら、先の細い靴を一度も履いたことのない小中学生にも外反母趾が激増しているからです。確かにヒールやパンプスは外反母趾を起こしやすいのですが、一番の原因ではないのです。

一番目の原因は、足裏の刺激不足による「足底《そくてい》反射障害《はんしゃしょうがい》」です。子どもの頃から靴で足を覆い、裸足で凸凹道を歩くことがなくなったため、刺激不足から足底筋群や足裏のセンサー（メカノレセプター）が発達しないのです。足指が踏ん張れず、親指の付け根で歩くので中足関節がゆるんで、親指が曲がる靭帯性外反母趾になりやすいのです。

二番目の原因は、靴が脱げないように防ぐ歩行「ロック歩行」です。ゆるい靴、ヒモのない靴、ヒールやパンプスは、それだけ脱げやすくなります。無意識のうちに足指を上げたり、指を縮めて脱げないように足指でロックして歩いてしまうのです。この歩き方は、親指の付け根を地面に過度に打ち付けるので、親指の付け根の骨が出っ張る仮骨性外反母趾になりやすいのです。

三番目の原因が、先の細いヒールやパンプスです。すでに弱っている足指が、先の細いヒールやパンプスに合わされ変形していくのです。

先の細いヒールやパンプスは、左右から足指が圧迫されることに加え、上下の運動、つまり踏ん張り力が制限されるので、ますます足指の力が衰え、指の付け根で歩き、靭帯性や仮骨性の外反母趾になってしまうのです。

繰り返して説明しているように、40歳以降の女性では手のヘバーデン結節が足に転移したひどい外反母趾「仮称：足ヘバーデン」が多く見られます。

●第１の原因…足裏の刺激不足「足底反射障害《そくていはんしゃしょうがい》」

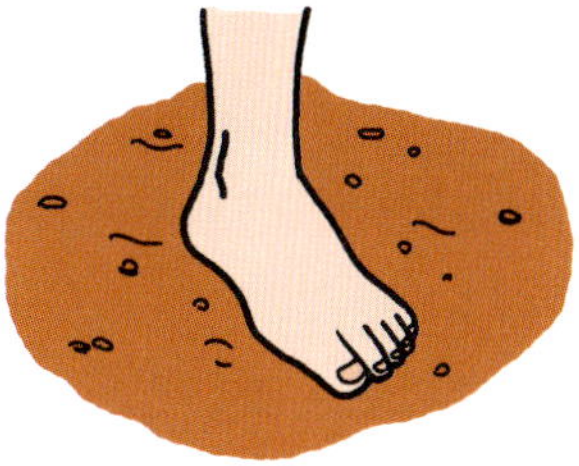

◀足裏の刺激不足により、“踏ん張る”という足底反射が起こらない。足裏のセンサー（メカノレセプター）も発達不足になる

●第２の原因…靴が脱げないようにする「ロック歩行」

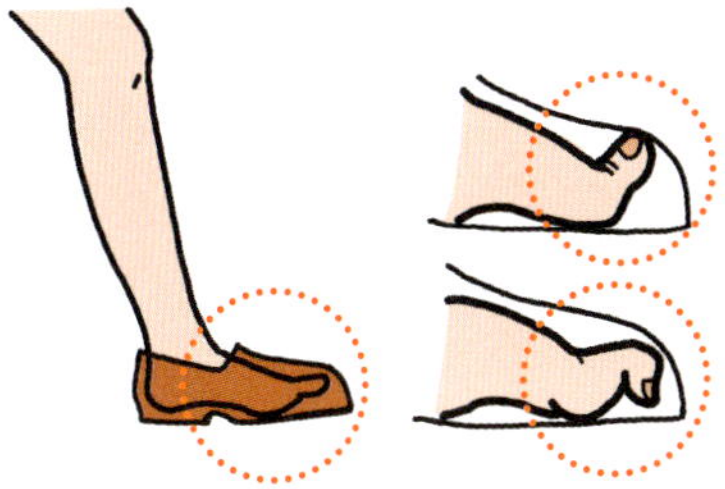

◀ゆるい靴・ひものない靴・ヒール・パンプスなど脱げやすい靴が、ロック歩行をさせる

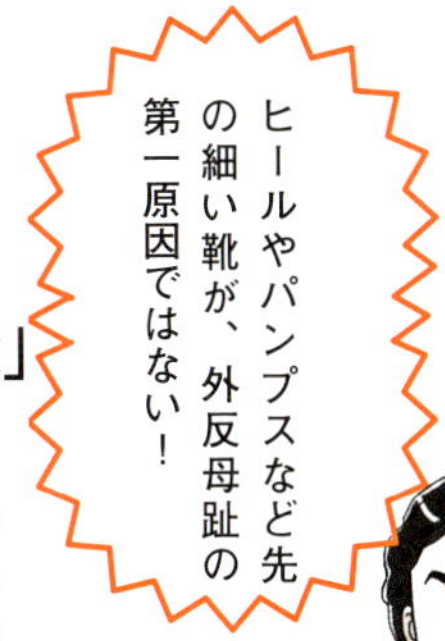

●第３の原因…「先の細い靴」

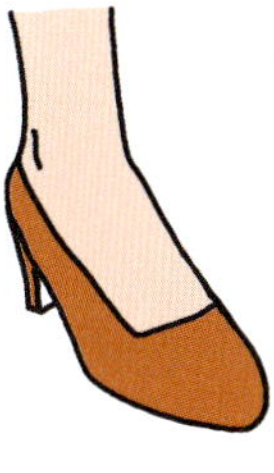

◀すでに、踏ん張れないで弱っている足指が、ヒールやパンプスなど先の細い靴の形状に合わされる

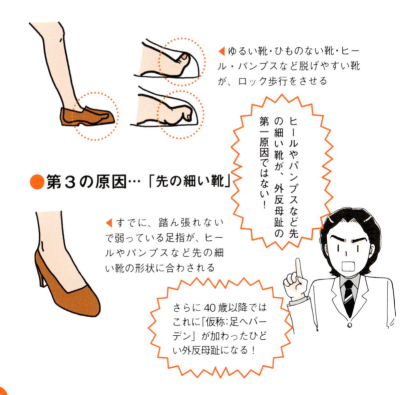

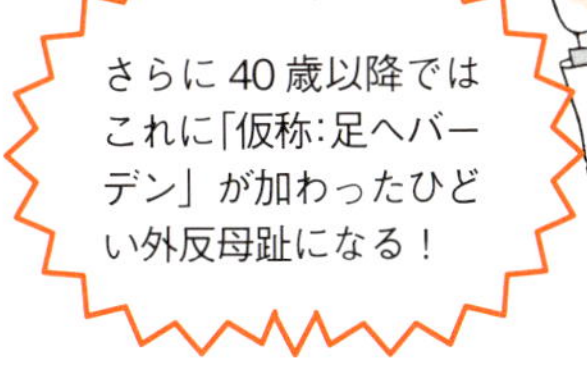

18

もう手遅れか！30度以上のひどい外反母趾

30度以上に変形した外反母趾は、手遅れの状態にあります。ただし、30度以上変形していても、痛みは、保存的療法のカサハラ式足裏バランステーピング法（P74参照）などで痛みは消えます。中には、その日から痛みが消える人も多くいます。しかし30度以上変形した親指は、完全に元通りの形に戻すことはできません。個人差はありますが、約30％位までの改善の目安です。40年前から続けてきた経験から判断しても、残念ながら、このくらいの結果なのです。

しかし、落ち込むことはありません。なぜなら、**足裏のバランスを整えて足指の力を取り戻すと、変形の進行防止と同時に、これ以上に体への悪影響を防げるというメリットが大きいからです。**

当然、患者さんの中には一年以上徹底的な努力を続け、まれに100％近く回復させる人もいますが、約30％位回復させるだけでも見た目がよくなり、何よりも親指の機能が戻るので、足指を使い踏ん張って、自然と正しい歩行ができるようになります。踏ん張れると体も安定するので、それに伴い健康を取り戻したり、予防につながるのです。つまり、手遅れ状態とは、約30％位までしか回復しないという意味の他に、すでに原因のはっきりしないひざ、股関節、腰、首の痛みや頭痛、肩こり、めまい、不整脈、胃腸障害などを始め、さまざまな自律神経失調状態やうつ状態が、五つ以上起こっている状態のことを言っているのです。**足の変形を約30％位回復させ、足裏のバランスが整ってくると、それに比例して全身のバランスも整い、姿勢がよくなると同時に、痛みや不調などの未病も改善してくるのです。ここに大きな価値があるのです。**

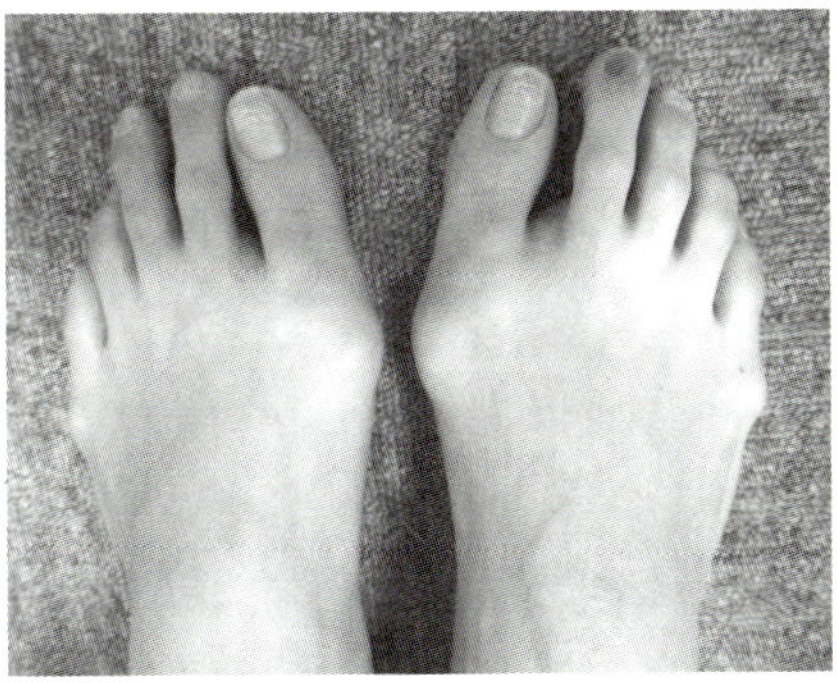

【20代　女性】
30度以上のひどい外反母趾と小指の付け根が出っ張る内反小指。腰痛・肩こり・首こり・めまいがあり、いつも不調との訴え。

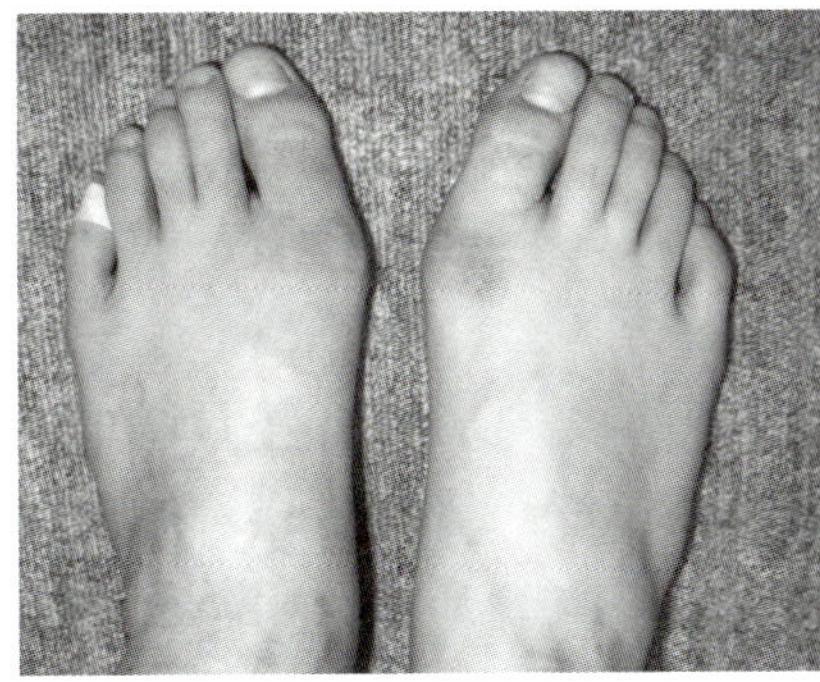

【中学1年生　男子】
30度以上のひどい外反母趾。猫背で腰痛・肩こりが伴う。胃腸が弱く、下痢を繰り返すとの訴え。

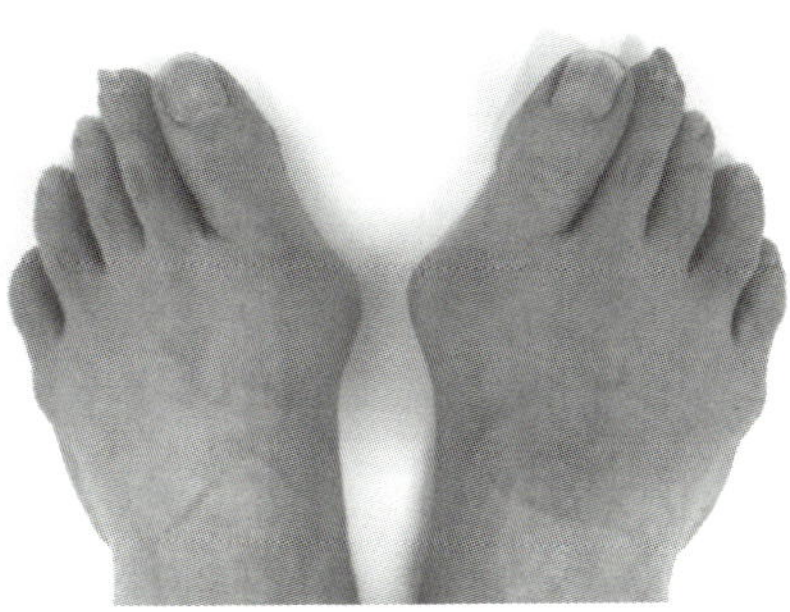

【70代　女性】
30度以上のひどい外反母趾「仮称：足へバーデン」。病院で腰椎分離症と診断されている。ひざ痛、首の痛みなど原因もなく複数の関節が同時に痛んでいる。また、手のへバーデン結節がある。

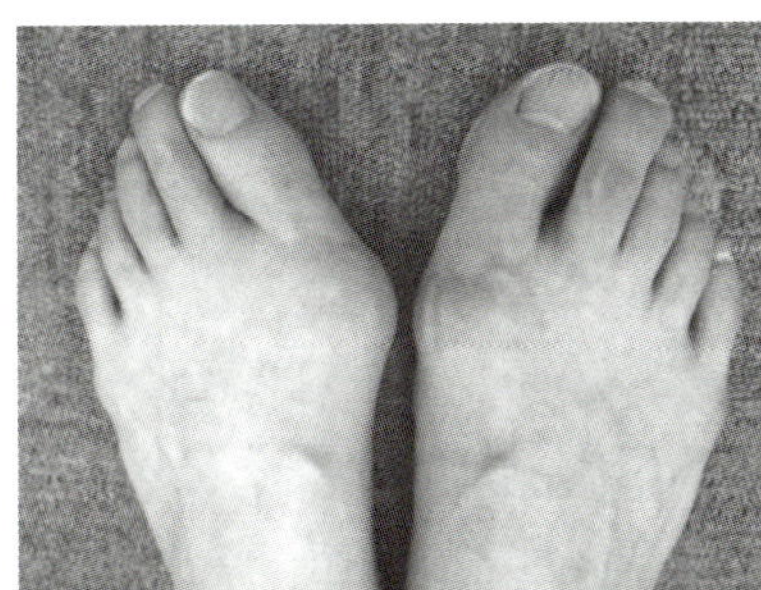

【40代　女性】
30度以上のひどい外反母趾「仮称：足へバーデン」。腰椎椎間板ヘルニア、ストレートネックとすでに病院で診断されている。肩こり、首こり、めまい、耳鳴りがある他、足関節やひざ・股関節・首の痛みや複数の関節に慢性痛が同時に起こっている。手のへバーデン結節とCM関節の出っ張りがある。

19

異常があるかも？あなたの足をチェックしてみよう

【足の異常のチェック項目】

▼3つ以上、あてはまれば要注意

1 外反母趾・内反小指がある
2 小指の爪が圧迫され、時々痛んだり小さくなっている
3 足の形やサイズに左右差がある
4 浮き指（指上げ足）がある（足指が地面に接地しない、踏んばれない）
5 足裏にタコができている
6 足指の背や指先、また指間にタコができている
7 扁平足またはハイアーチ傾向（アーチが高い）の足である
8 足に時々痛みが出る
9 歩く時、左足先が外方向へ必要以上に流れるように感じる
10 足首を回すと音がして、ゆるみを感じる
11 足関節に慢性的な痛みがある
12 片方の足だけが、特につまづきやすい傾向にある
13 足裏が外側を向く外反足や、逆に内側を向く内反足がある
14 特に靴のかかとや外側、内側が減る
15 歩き方に迷うことがある
16 40歳以降で手にヘバーデン結節やＣＭ関節症がある
17 「仮称：足ヘバーデン」で足の親指の爪が外側にねじれている
18 足全体が著しく変形している
19 どんな靴を履いても足に合わない、痛い
20 靴の上から変形や骨の出っ張りがわかる

▼内反小指

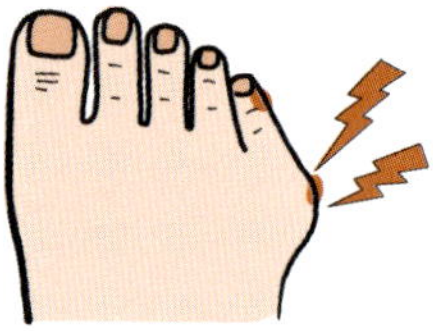

▼指の背や足裏のタコ

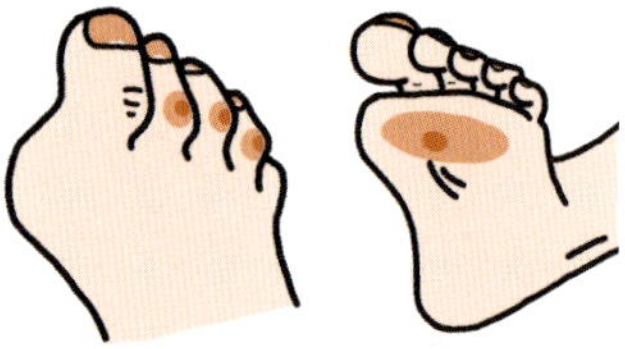

▼ハイアーチ

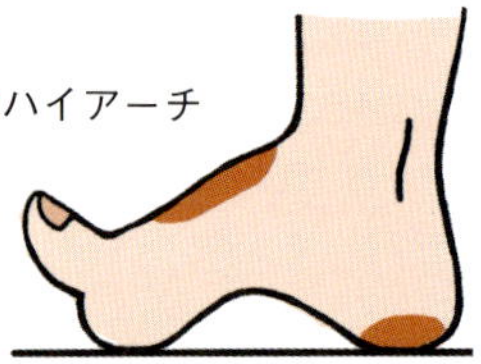

第2章

足の痛みの本当の原因がわかってよかった！

1 第二指付け根の痛み（第二中足骨骨頭痛）

◉症状◉

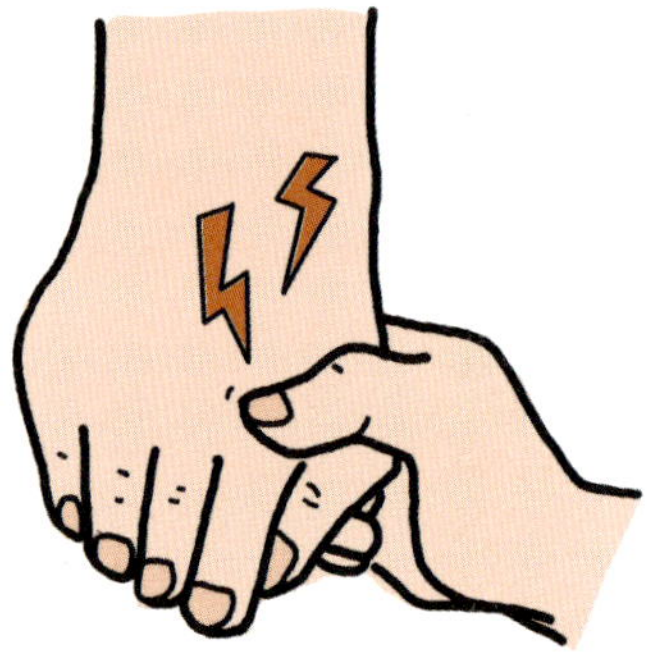

▲第二指の付け根を上下から強くつまむと激痛がある。思春期の女子では「フライバーグ病」や「第二ケーラー病」と呼ばれている

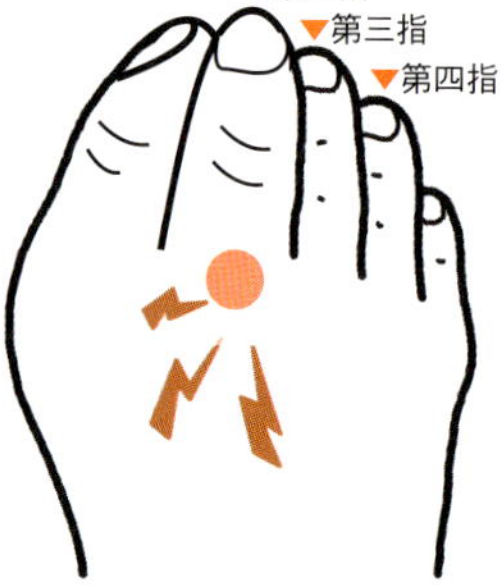

▲第二指の付け根が痛む
40歳以降の女性では「仮称：足へバーデン」の場合がほとんどなので、「仮称：第二中足骨頭へバーデン」と呼んでいる

足の痛みの一つとして、第二指付け根の痛みを訴える人が多くいます。最初は、チクチクした軽い痛みから始まり、放っておくと、歩く度にズキズキとした痛みが起こります。

こじらせると、**第二指付け根の部分が熱っぽく腫れが出て、歩く度に激痛が走るようになります。40歳以降の女性の多くは、「仮称：足へバーデン」による外反母趾で、第二指が親指の上に乗ったひどい変形や脱臼を伴っている場合もあります。**

自分で確認する方法として、第二指の付け根を上下から強くつまんでみると、激痛が走るのですぐにわかります。すでに、疲労骨折を起こしている場合は、その部分の骨が太くなっています。

中には、第二指付け根の足裏部分にタコができていたり、皮膚が厚くなっていたりする場合もあります。

◉原　因◉

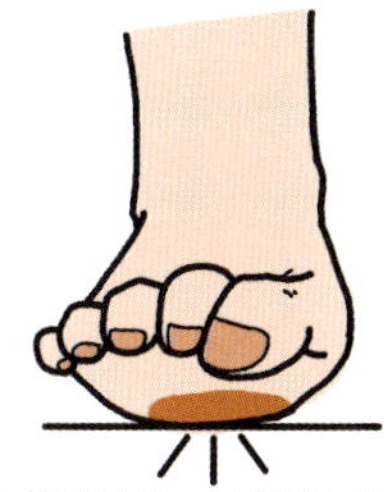

▲指が浮いて縮こまり、指の付け根を打ち付ける

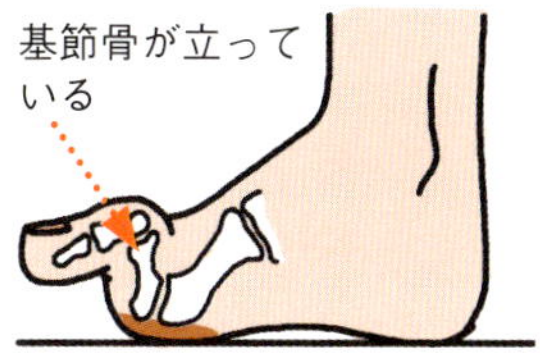

▲ここをうちつけてしまう

一般的には思春期の女子に多く「フライバーグ病」や「第二ケラー病」と言われていますが、これとは別に40歳以降の女性で「仮称：足へバーデン」が原因になっている場合を「仮称：第二中足骨頭へバーデン」と呼んでいます。

第二指の基節骨が立った状態で地面を打ち付けて歩くために、過剰な衝撃が繰り返され、第二中足骨骨頭部の骨が破壊されたように変形し、変形した骨が周りの神経を刺激して痛みを引き起こすのです。

また「仮称：第二中足骨頭へバーデン」は脱臼・骨折を伴う場合があります。

◉自分でできる治療法◉

●カサハラ式足裏バランステーピング法（P74参照）を四～六ヵ月程行います。固定をすることにより、「過剰仮骨の吸収と付加骨の添加」という自然治癒力が発揮され、変形が改善されて治癒につながります。痛みが伴う場合は、できるだけ早い時期に固定をし、患部の負担度より上回る安静度を保つことが大切です。

●テーピングができない場合は、専用テーピング靴下と室内では専用の外反内反サポーター、靴を履く時は包帯と専用テーピング靴下との併用法（P86参照）を行います。

●履物は、免震インソールでクッション性を極力高めることが必要です。

◉注意点とアドバイス◉

通常、X線像には現れず、悪化させた場合のみ、疲労骨折としてX線像に異常が現れます。

ほとんどの場合、手のへバーデン結節が足に転移したことが隠れた本当の原因になっています。

2

第四指付け根の痛み（モートン病）

◉症 状◉

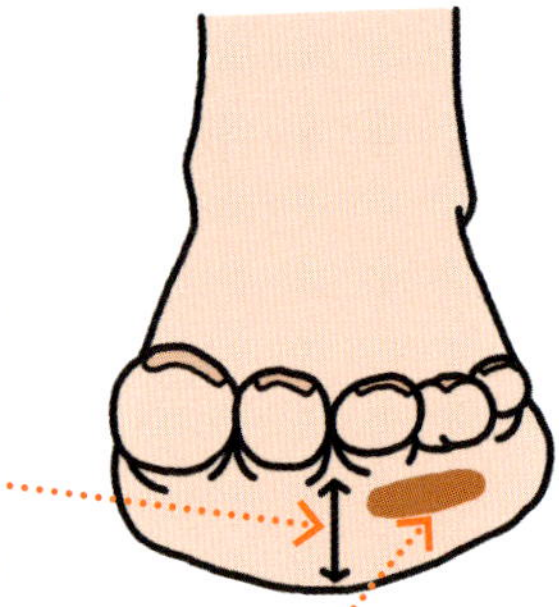

▶トゲが刺さっているようなチクチクする痛みや違和感もあり、人によってほてりや灼熱感もある
▼指が上がって、クッション作用を果たしていない。そのため指の付け根が分厚く、幅が広い

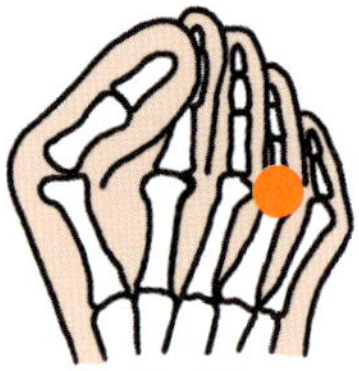

【モートン病の3つのパターン】
①神経腫が原因となるもの
②中足骨骨頭部の変形が原因となるもの
③「仮称：足へバーデン」が原因となるもの

主に第四指の付け根に起きた痛みの症状を「モートン病」または、「中足骨骨頭痛」と呼びます。中年以上の女性に多く見られ、**第四指のつけ根部分に、トゲでも刺さっているような「チクチク」「ピリピリ」した痛みや灼熱感やほてり感などの違和感がある人もいます。**痛みがひどい場合は、疲労骨折を起こしている場合が多いので注意が必要です。モートン病には、三つのパターンが見られます。①の「神経腫が原因」になっている場合はかなり少なく、中足関節を手で左右から強く挟むと、痛みや指先のしびれ感があります。モートン病の多くは、②の「中足骨骨頭部の変形が原因」となる場合と、③の**「仮称：足へバーデンが原因」となる場合があり、第四指の付け根を上下から手で強くつまむと、一点に激痛があるのが特徴です。**

原　因

この部分の骨がくだけ、周りの神経を刺激して痛む

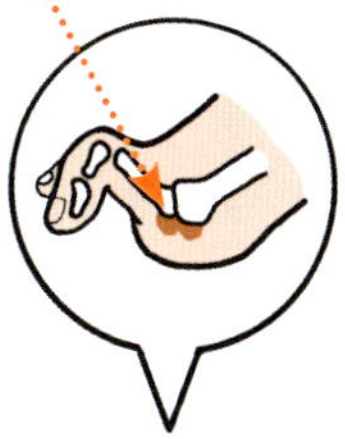

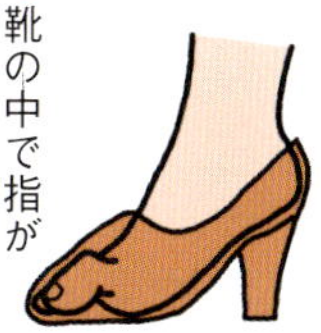

▼靴の中で指が縮こまっている

モートン病として多い②と③の原因としては、外反母趾や浮き指、扁平足により、指の付け根にある中足関節がゆるんで逆アーチ（舟底形）となり、指が浮いて第四指の付け根を過剰に打ち付けて歩いてしまうことがあげられます。

一日に何万回と繰り返し打ちつけるので、第四中足骨骨頭部の骨が変形してトゲのようになり、周りの神経を圧迫して痛みが起こるのです。

特に、中高年に多い「仮称：足へバーデン」が原因となっている場合、「仮称：へバモートン」と呼び、一般的なモートン病と区別しています。

自分でできる治療法

●初期の場合、カサハラ式足裏バランステーピング法（P74参照）を四～六ヵ月位行うと、炎症がとまると共に痛みも消えてきます。こじらせた場合は一年位を要することがあります。ポイントは、中足関節の固定保持によって足裏の横アーチを再生させることです。ひどい痛みの場合は、テーピングの上から、足首の包帯固定を加えると痛みが早く取れます（P82参照）。

●テーピングができない場合は、「包帯と専用テーピング靴下」とのカンタン併用法を行います。

●履物は、専用の免震インソールでクッション性を極力高めることが必要です。

注意点とアドバイス

モートン病に似た症状は「仮称：足へバーデン」や関節リウマチでも起こります。初期や中期では通常X線像には異常が現れません。本来のモートン病と区別することが重要です。

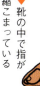

3 小指の付け根の痛み（内反小指）

●症状●

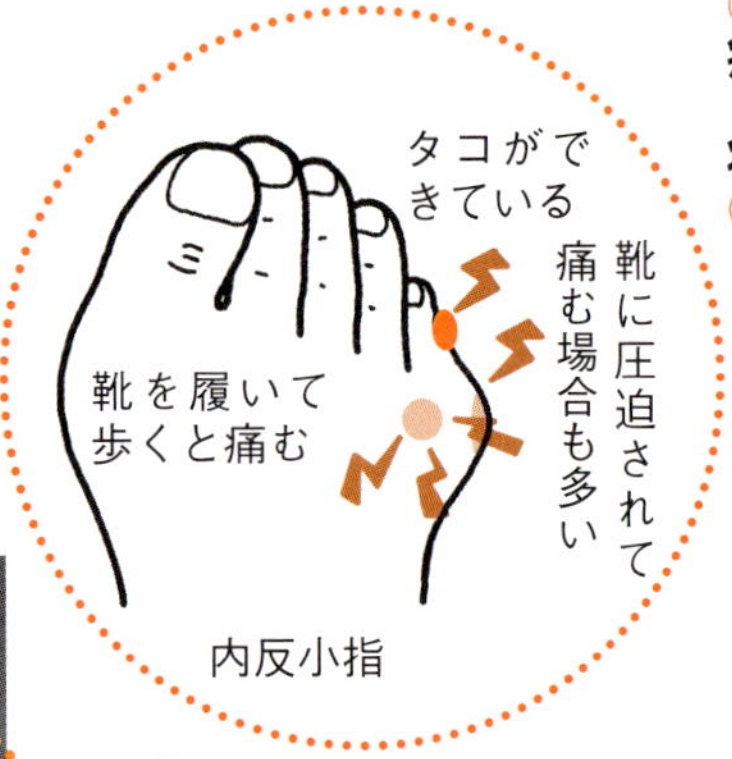

タコができている
靴に圧迫されて痛む場合も多い
靴を履いて歩くと痛む
内反小指

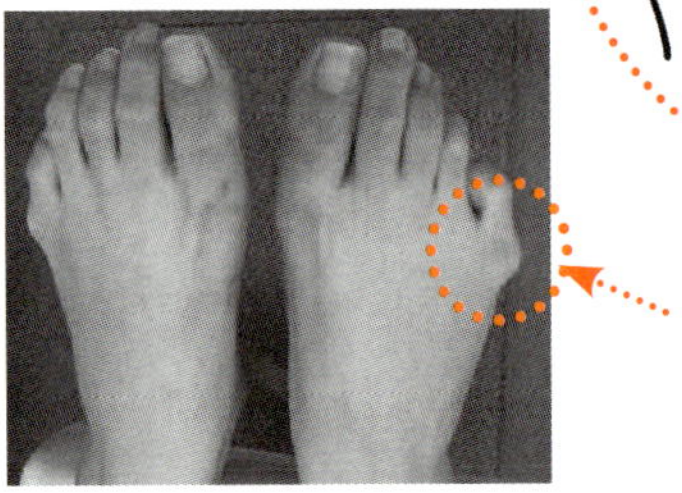

タコができたり骨が出っ張る

▲内反小指

小指の付け根が歩く度に痛んだり、小指の外側や小指の付け根の裏側にもタコができたり、皮膚が分厚くなったりします。また、先細の靴に小指が圧迫され続け、赤く腫れて痛みを伴っている場合も多く見られます。

これは、「内反小指《ないはんしょうし》」と呼ばれるもので、外反母趾と逆に、小指が親指側に曲がっていたり、小指の付け根の骨が出っ張っていたりする状態です。「仮称：足へバーデン」があると、ひどい外反母趾と内反小指の両方が表れる場合が多く見られます。内反小指があると、体がぶれやすく、特に足裏の不安定を背中と首で補いやすくなるために、背中の張りと共に胃腸障害や便秘に悩まされます。また、肩こり・首こりなどの不調も引き起こすので、早めの対応が必要です。

◉原　因◉

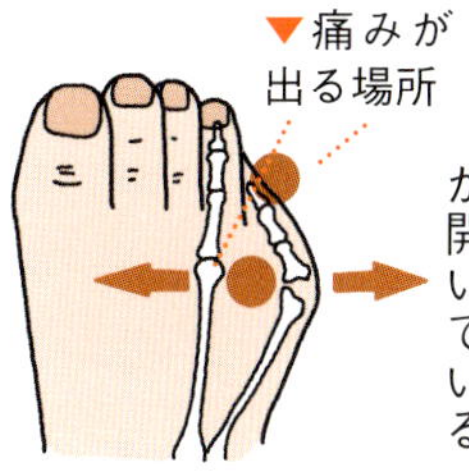
▼第五中足骨

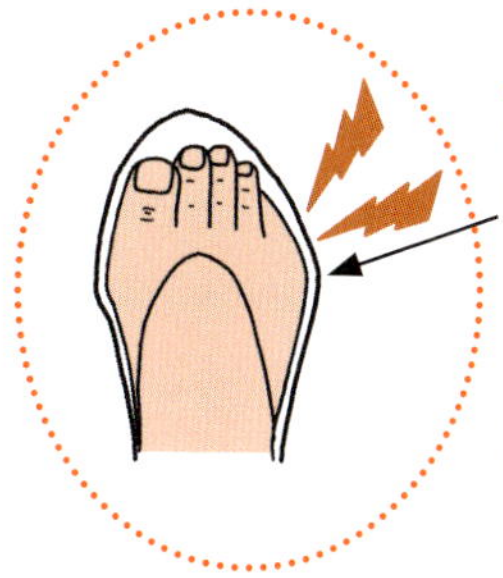
▼靴に当たって痛い

　足指に踏ん張る力がなく、小指側の横中足靭帯がゆるんでしまうと、第五中足骨が外側に開いてしまう形となり、逆に小指は内側に曲がるため、小指がより踏ん張れなくなり、小指の付け根に体重が集中して痛みが起こります。さらに、ヒール・パンプスなど先の細い靴を履き続けることにより、小指がより圧迫されて痛みが起こります。圧迫されると、ますます内反小指が進行し、小指が外側にねじれたり、倒れたりして爪が小さくなります。また、爪が第四指の付け根に当たり、この部分にタコができて痛くなる場合があります。

◉自分でできる治療法◉

●自分で確認する方法として、小指の付け根や第四指と小指の付け根の間を指で上下から強くつまんで痛みの程度を確認します。**カサハラ式足裏バランステーピング法（P74参照）**で、中足関節の保持が大切です。

●テーピングができない場合は、室内では専用の靴下や外反内反ダブルサポーター（P84参照）などを用いて簡単に自分で行えます。靴を履く時は、「包帯と専用テーピング靴下との併用法」（P86参照）で中足関節を保持することも必要です。包帯固定をすれば、通常痛みは一～二ヵ月位で取れていきます。

◉注意点とアドバイス◉

小指の外側や小指の付け根にタコができている場合は、削ってからテーピング等で足裏のバランスを整えます。指が踏ん張れてくると、半年位で消えていきます。小指に痛みがある場合には、先細の靴は一時的に避けるようにします。

4 第一・第二中足骨間の痛み

◉症 状◉

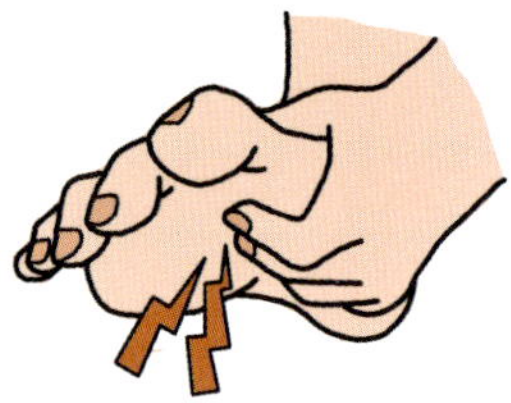

▲歩き始めにビリビリ痛む（足底部の痛み）

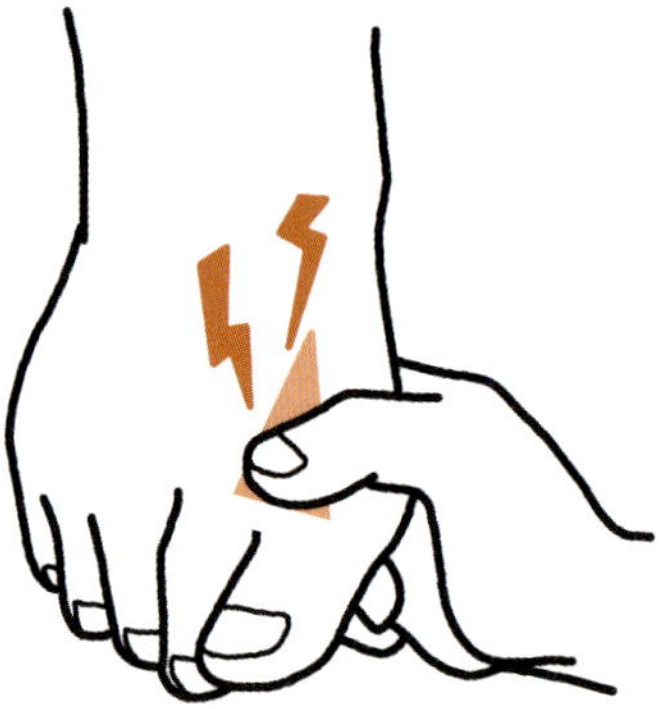

▲足背部の痛み

歩き始めやスポーツのし始めに、第一・二中足骨間にピリピリとした痛みがあり、慣れてくると楽になるといった症状です。**痛みは、足背部だけでなく、足底部にも多く現れます。中には足の裏だけが痛い、しびれると訴える人もいます**。外反母趾で中足関節がゆるんでいる人は要注意です。自分で確認する方法として、第一・二中足骨間部を上下から強めに指でつまんでみると、足の甲と裏の両方に同じような痛みがあるのが特徴です。

▼この付近の甲と足裏側に痛みやしびれがある

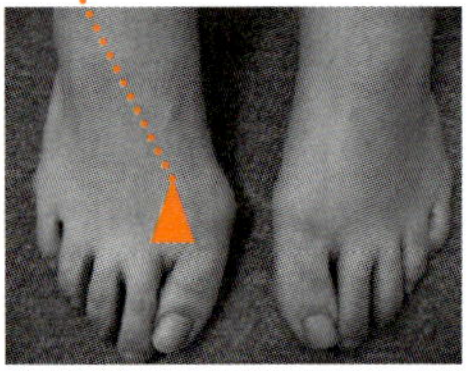

▲外反母趾で中足関節のゆるみが大きい人は要注意

●原因●

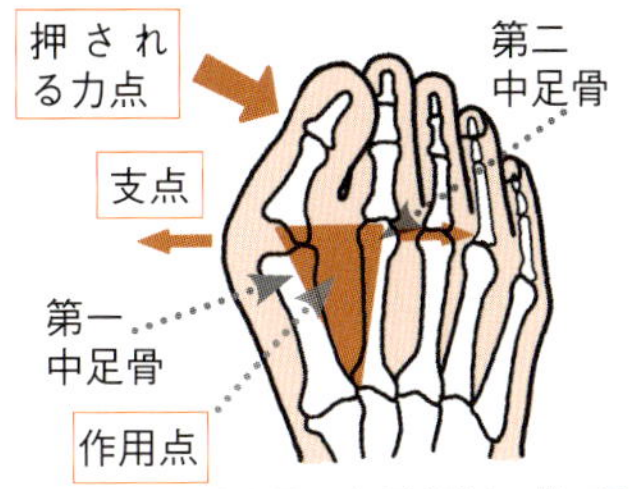
押される力点
第二中足骨
支点
第一中足骨
作用点
▲テコの原理で中足関節が無理矢理開かれるため痛みが出る

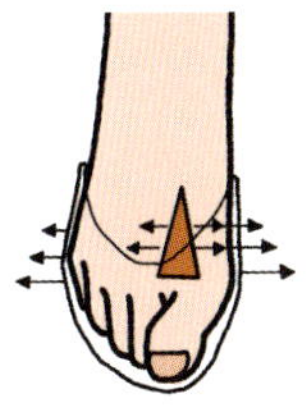
▲ヒールとパンプスで第一、第二中足骨間に体重が集中

外反母趾で足指の踏ん張る力が特に弱い人が、ヒールやパンプスを履くと、第一・二中足骨間に体重が集中し、中足靱帯が無理やり引っ張られ、開かされるかたちとなり、痛みが起きるのです。

若い人で、つま先を激しく使うスポーツの後に多く見られ、中高年ではまれに買い物やハイキングなどで、長時間歩いた後や履きなれない靴や底の固い靴を履いた後に見られます。

●自分でできる治療法●

●この場合は、ゆるんだ中足関節の固定保持が必要です。

伸びない綿包帯で甲部分を巻く**カサハラ式足裏バランステーピング法（P74参照）**を行います。通常三～四週間位が目安となります。痛みの発生メカニズムを理解し、一定期間固定保持して痛みを取ることが大切です。

●テーピングができない場合は、簡単にできる「包帯と専用テーピング靴下の併用法」（P86参照）を行います。履物は、指先が自由に動くだけの余裕のあるものを選び、専用の免震インソールでクッション性を高めることも大切です。

●注意点とアドバイス●

あくまでも筋の問題であり、X線像にはまったく異常は現れません。

必ず、第一・二中足骨間部を甲と足裏から指で強くつまんで、痛みにより損傷の程度を確認します。外反母趾や浮き指があり、急に運動を始めた思春期の男女に見られます。これを「仮称：カサハラしびれ痛」と呼んでいます。

5 足の甲の出っ張りと痛み

◉症　状◉

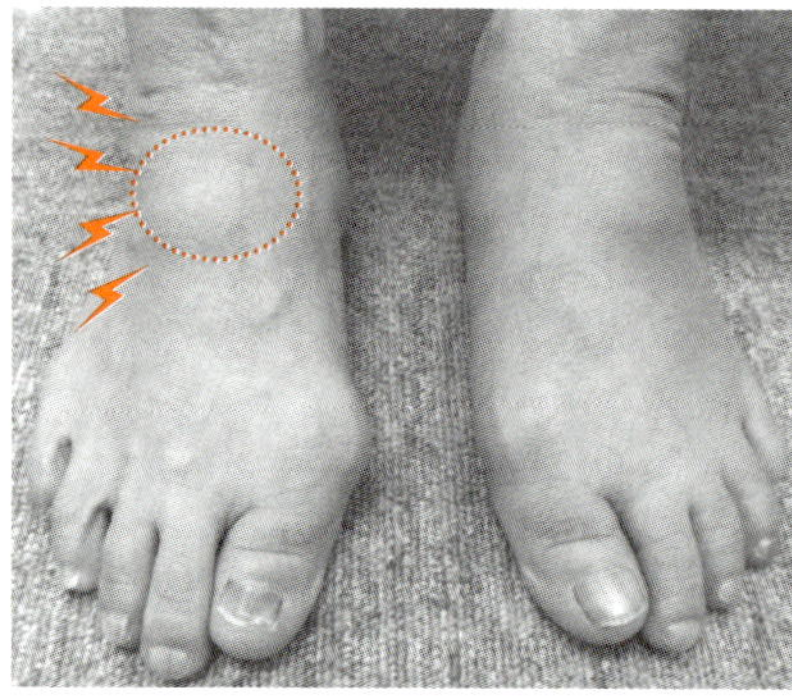

▲「仮称：足へバーデン」による甲の痛み。これを「仮称:甲へバーデン」と呼んでいる

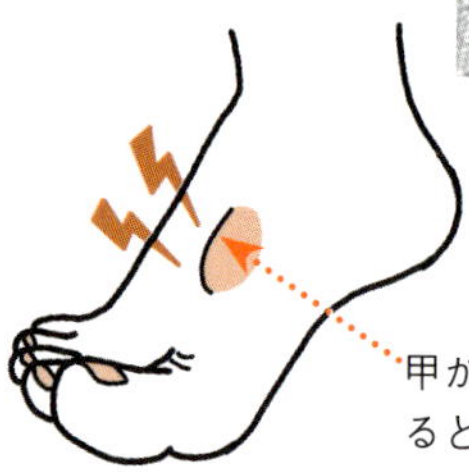

甲が高くなっていて、体重が乗ると、ズキズキした痛みがある。また強く押すと激痛がする

一般的には、中高年で太めの女性に発生することが多く、また、体重の負担が集中する右足に多く見られます。甲の骨が知らないうちに高くなり、歩く度にズキズキしたり、あるいは甲に触れるだけでも痛みを感じることがあります。

急性の場合は、激痛で足が着けないこともあります。

こうした足の症状を起こす人は、へバーデン結節が足に転移し、甲高になっている場合がほとんどで、これを「仮称：甲へバーデン」と呼び、一般的な甲の痛みと区別しています。

また、親指が反っていたり、浮き指で親指の力が不足している人にも集中して起こります。浮き指で親指が浮いた分だけ、重心がかかとに片寄るので、足裏の免震機能が著しく低下し、衝撃を強く受けてしまうのです。

原因

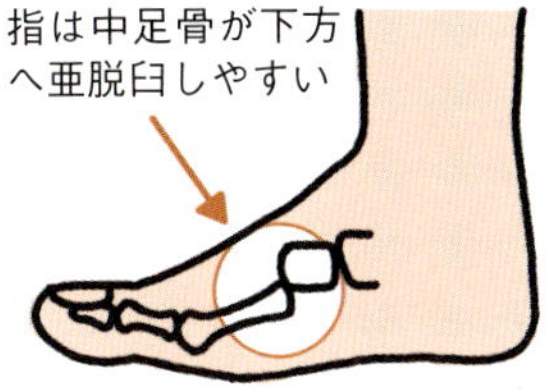

▼外反母趾や浮き指は中足骨が下方へ亜脱臼しやすい

▼指が浮き、甲に負担が集中

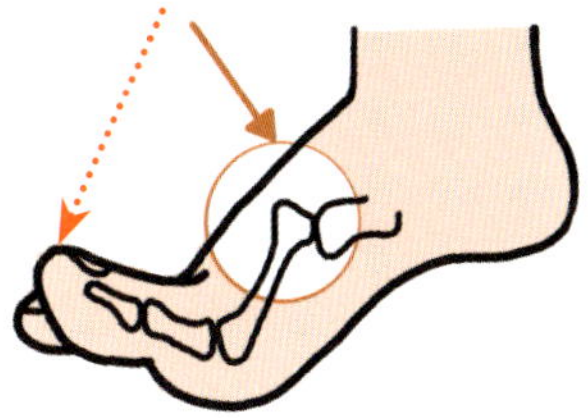

▲ハイアーチは中足骨が上方へ亜脱臼しやすい

外反母趾や浮き指、ハイアーチ（足の甲とアーチが高すぎる）などは、足指が踏ん張れないので、重心がかかとに片寄り、体重が甲の一部分に集中してしまいます。歩く度に地面からの過剰な衝撃が繰り返されるために、過剰仮骨が形成され、甲の骨が高く出っ張ってしまうのです。

外反母趾や浮き指の場合は、リスフラン関節を境にして、中足骨は下方に亜脱臼を、ハイアーチの場合は、中足骨が上方に亜脱臼を起こしている場合が多くあります。

自分でできる治療法

●「グーパーリハビリ運動」（P88参照）で親指の付け根を深く握ってグルグル回すと、中足関節が亜脱臼している場合はポキッという整復音が聞こえ、ずれが戻ると共にスーッと楽になることもあります。

●**カサハラ式足裏バランステーピング法（P74参照）**で足裏のバランスを整え、足指が踏ん張れるようにします。初期や軽い症状の場合は、二〜三週間位が目安です。

なお、体重オーバーの人や症状をこじらせてしまった場合は、六〜八ヵ月位を要します。その場合は、テーピングだけでは負荷重を軽減できないため、テーピングの上から「足関節の包帯固定法」（P82参照）を行います。根気よく包帯固定を行うことが必要です。

●テーピングができない場合は、「包帯と専用靴下との併用法」（P86参照）で対応します。足関節の包帯を巻く場合は、専用靴下を履く前に行います。

6 足の裏の分厚いタコ（中足骨胼胝腫《ちゅうそくこつべんちしゅ》）

症状と原因

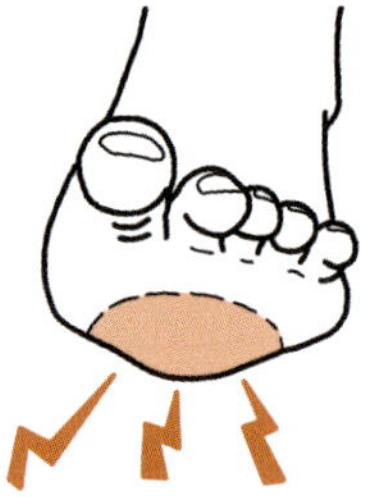
▲指の付け根のタコ

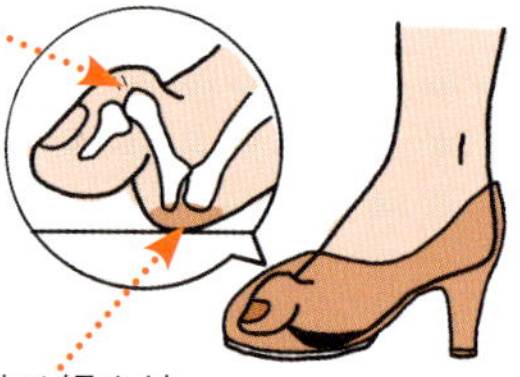

▲靴の中で、指先はZ字になっている

足裏の指の付け根にできる分厚いタコは、「中《ちゅう》足骨胼胝腫《そくこつべんちしゅ》」とも呼ばれ、角質層が厚くなり過ぎて、歩くとタコが異物となり痛みを感じます。タコの一部が角質層より深い皮下に到達した場合、真ん中に芯ができるのが「魚の目」です。外反母趾や浮き指、扁平足があり、靴の中で指先がZ字型になっているのが特徴で、足指が縮こまって浮いているので、**指の付け根となる中足骨骨頭部を地面に打ちつけ過ぎてしまうのです。そのため骨を守ろうとする防御反応で、角質層が厚くなるのです。**指の背にもタコができている場合が多くあり、ヒールやパンプスを履く人に多く見られます。

自分でできる治療法

タコを削った上で、**カサハラ式足裏バランステーピング法（P74参照）**を行い、足裏のバランスを整えます。タコは細胞が記憶しているので、削ってもまたできますが、繰り返しテーピングで足裏のバランスを整えておくと、半年〜一年位で次第にできなくなります。タコは再発させないことが大切です。なお、「仮称：足へバーデン」がある場合は、「仮称：ヘバタコ」と名付け、一般的なタコと区別しています。また、すべてのタコには専用の免震インソールが効果的です。

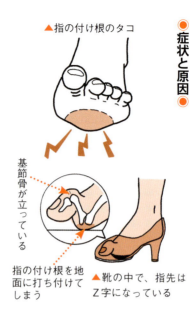

7 巻き爪

●症状と原因●

▼巻き爪・陥入爪

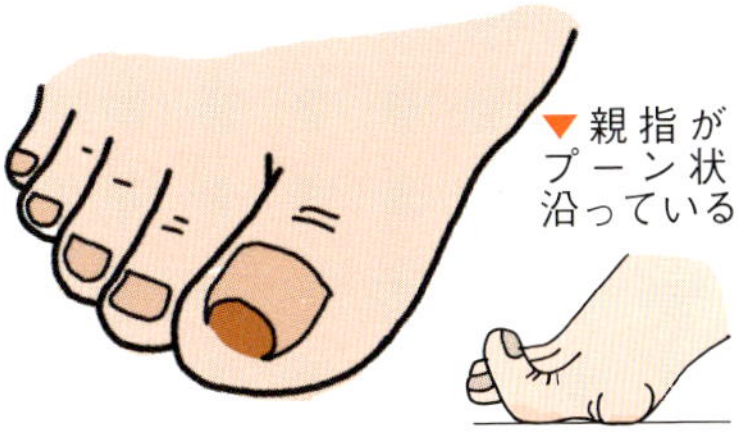

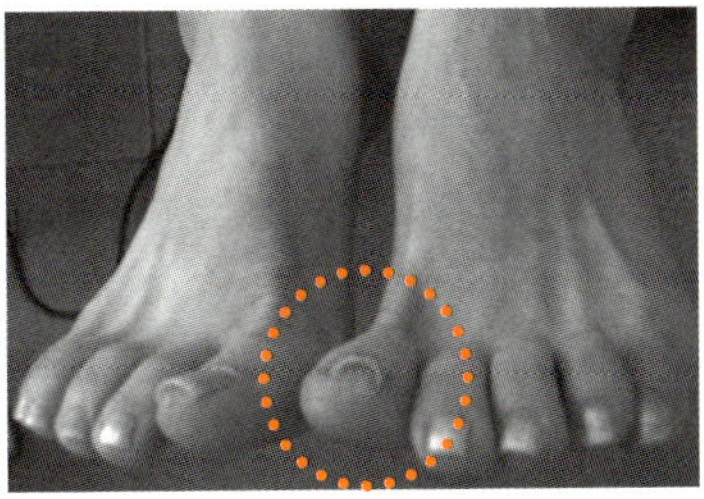

「巻き爪」、または「陥入爪」と呼ばれ、爪が親指の肉にくい込んで痛くなります。ひどくなると、赤く腫れて化膿を伴い、痛くて歩けなくなります。

巻き爪になる原因は、浮き指で長年、親指を浮かせて歩いているためです。爪に重力の負担がかからないと、爪が退化して丸く萎縮してしまいます。指先は筋肉が落ちて肉がブヨブヨし、萎縮した爪が一層食い込んできます。親指がスプーン状に反っている人に多く見られます。また「仮称：足へバーデン」で親指が浮いている人に多いです。

●自分でできる治療法●

軽い場合は、**カサハラ式足裏バランステーピング法（P74参照）**で足裏のバランスを整えて、親指をしっかり使い踏ん張って歩けるようにします。テーピングができない場合は、専用のテーピング靴下で対応します。また、親指の可動域を広げて踏ん張れるようにするために、「グーパーリハビリ運動」（P88参照）を毎日行います。**なお、巻き爪がひどい場合は、ひょうそうになることもあるので、早めに専門医の治療を受けてください。**

8 土踏まずのかかとに近い部分の痛み（足底筋膜炎《そくていきんまくえん》）

症 状

土踏まずのかかとに近いところが、歩き始めや歩いている時にピリピリと痛む状態です。スポーツを急に始めたり、固い靴を長時間履いた後も起こることがあります。

その箇所を指で強く押すと激痛があるので、すぐにわかります。

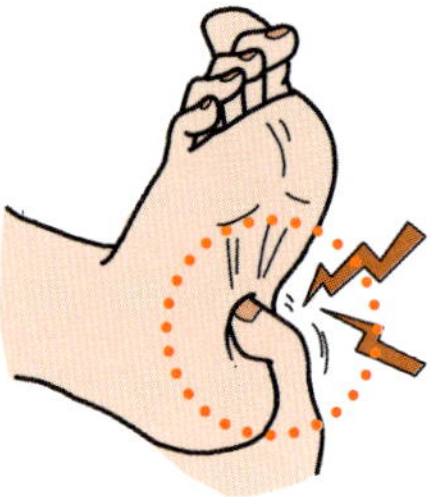

▶ハイアーチで指上げ歩きをする人は要注意！

▲指で強く押すと激痛がある

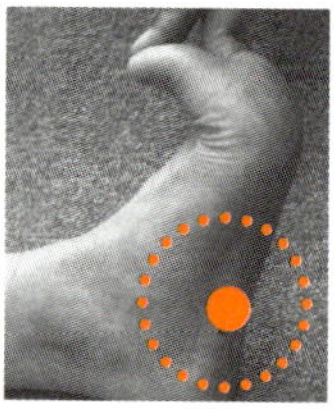

▲痛みが出る位置

原 因

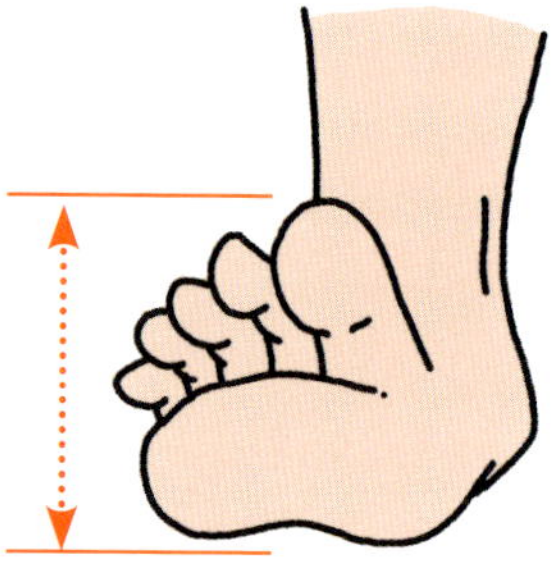

・浮き指で足指が上がっている
・指の付け根の幅も広い
・40 歳以降の女性では「仮称：足ヘバーデン」の人に多くみられる

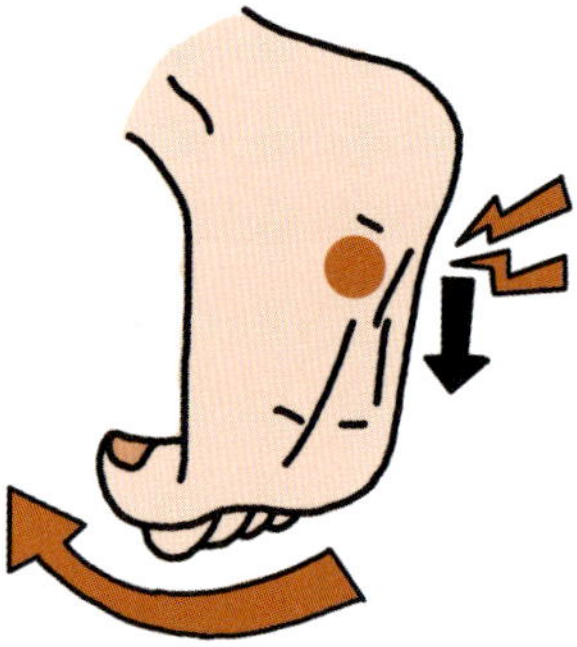

▲足指が反りすぎると足底筋群の一部が過度に引っ張られ、その付着部に炎症が起こる

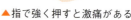

このような痛みを起こすのは、ほとんど浮き指の人で足指に踏ん張る力がなく、無意識のうちに指全体を上げて歩いています。足指全体が大きく上に反ってしまうため、足底の筋が余計に引っ張られる形となり、その付着部に炎症が起きてしまうのです。**40歳以降の女性では「仮称：足へバーデン」と共に、土踏まずの位置が高いハイアーチや逆に扁平足の人に多く見られます。特に、ハイアーチで、指全体を上げて歩いていると、足底の筋群の付着部が何倍もの力で引っ張られ、一種の剥離骨折の状態となり、炎症を起こすのです。**

◉自分でできる治療法◉

長年指を上げて歩く悪い癖があるのに加え、歩行時に体重が常に加わるために、中途半端な治療ではなかなか治りません。

まず、**カサハラ式足裏テーピング法**（Ｐ74参照）で足裏のバランスを整えます。その上から、足首にサラシ包帯（Ｐ82参照）を幅広く巻き、この状態を四～六カ月間続けます。負担度（破壊力）より安静度（回復力）が上回る固定を行うことで、すべての痛みは90％以上改善することを頭に入れておいてください。

なお、テーピングができない場合は、先に足首のサラシ包帯を巻いてから、専用テーピング靴下を履きます。

また、サラシ包帯ができない場合は、テーピング靴下を履いてから専用の足首サポーターでしっかりサポートすることも可能です。長期間要するので根気よく続けることがポイントです。

Ｘ線写真には異常がでませんので、痛みのある箇所がどこなのかを、手で強く押して確認してください。

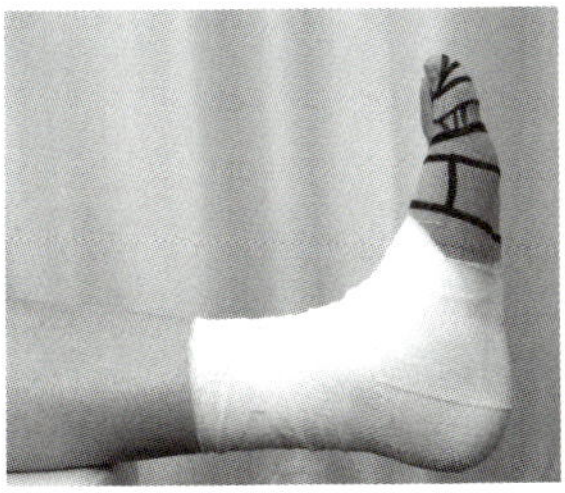

▲「テーピングと足首サラシ」カサハラ式足裏テーピング法に加えて、足首（足関節）を背屈位（直角に曲げた状態）で固定し、重力の負担を軽減する

9 かかとの痛み（踵骨骨底棘《しょうこつこつていきょく》）

◉症状◉

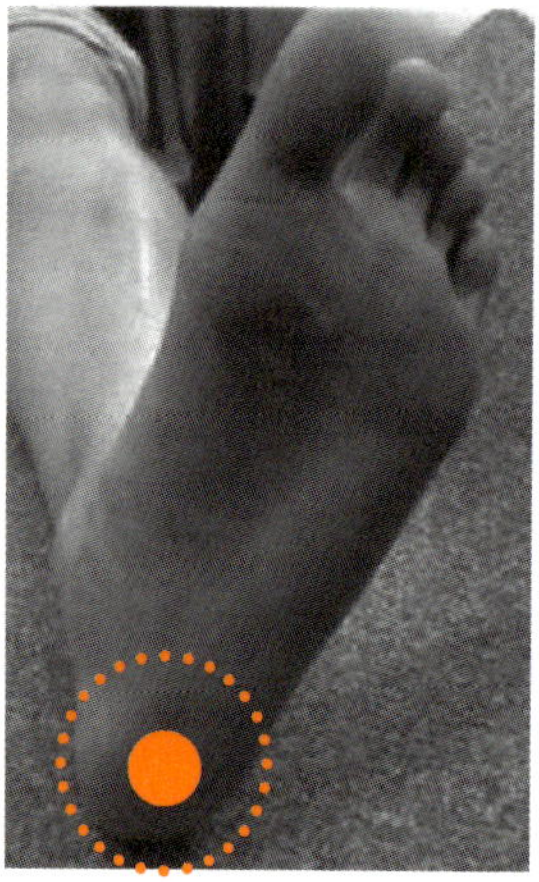

▲痛みの出る箇所

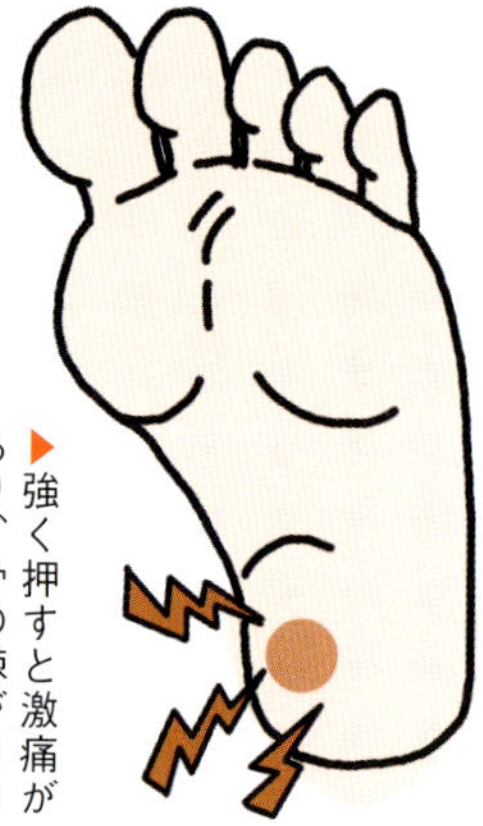

▶強く押すと激痛があり、骨の棘がささるように感じられる

▲指を浮かせて歩く人は要注意

朝の歩き始めに、かかとの底にチクチクした痛みやズキンとした痛みが走り、少しすると和らぐという状態です。こじらせてひどくなると、歩く度に激痛があり、かかとを着いて歩けなくなってしまいます。

またこじらせた場合は、患部を指で強く押すと激痛が走ると共に、過剰に出てしまった骨のトゲ（骨棘《こつきょく》）が突起として感じられることがあります。足裏のどの部分に痛みがあるかによって、症状が異なるため、手でしっかり押して確認することが大切です。

かかとをつき過ぎて歩く人や40歳以降の女性で「仮称:足へバーデン」の人に多く起こります。また、安全靴などの硬い靴を履いている男性や、入院などで足裏が退化している後に、急に歩いても起こる場合があります。

◉原因◉

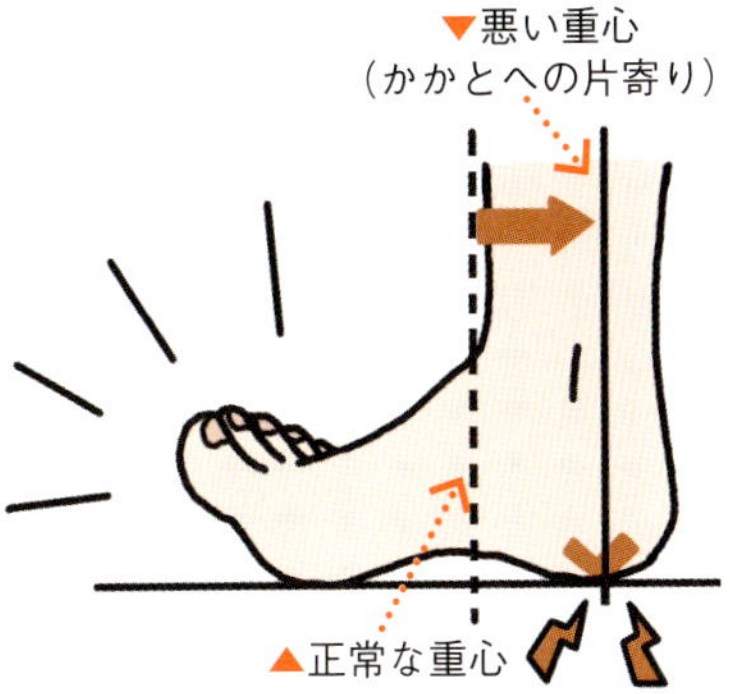

▲浮き指で重心がかかとに片寄り、かかとをつきすぎた結果、かかとにトゲ状の骨ができ、炎症をおこす

原因は、浮き指や「仮称：足へバーデン」などで足指が踏ん張れていないため重心がかかとに片寄り、かかとを突き過ぎて歩いてしまうからです。

かかとから着地する悪い歩き方をすると、全体重の負担をかかとでまともに受けるので、地面からの過剰な衝撃が歩く度に繰り返され、長年の繰り返しにより、かかとに「骨棘《こつきょく》」というトゲ状の骨ができ炎症を起こします。つまり原因は、足指の力の衰えと、40歳以降の女性では「仮称：足へバーデン」にあるということです。

◉自分でできる治療法◉

カサハラ式足裏テーピング法（P74参照）で足裏のバランスを整えて、足指を踏ん張って歩けるように促します。さらに、体重がかかとにかかる負担を軽減させるために、足首に包帯を巻きます（P82参照）。負担度（破壊力）より安静度（回復力）が上回る固定を一定期間行うと、**「過剰仮骨の吸収と付加骨の添加」**という自然治癒力が発揮され、変形が取れて回復に向かいます。

程度によりますが、通常は半年から一年位の固定が必要です。こじらせて状態がひどい場合は、一年から一年半位の固定が必要になります。

ひどい場合は、外科的手術で取り除くこともあります。こじらせるほど、時間を要するので早めの対応が大切です。

また、初期の段階ではX線写真に異常がでないので、患部を手で押して痛みと骨のトゲを確認することで判断します。

靴の中には専用の免震インソールでクッション性を高めて、かかとへの過剰な衝撃を防ぎます。

10 舟状骨《しゅうじょうこつ》の出っ張りと痛み

◉症状◉

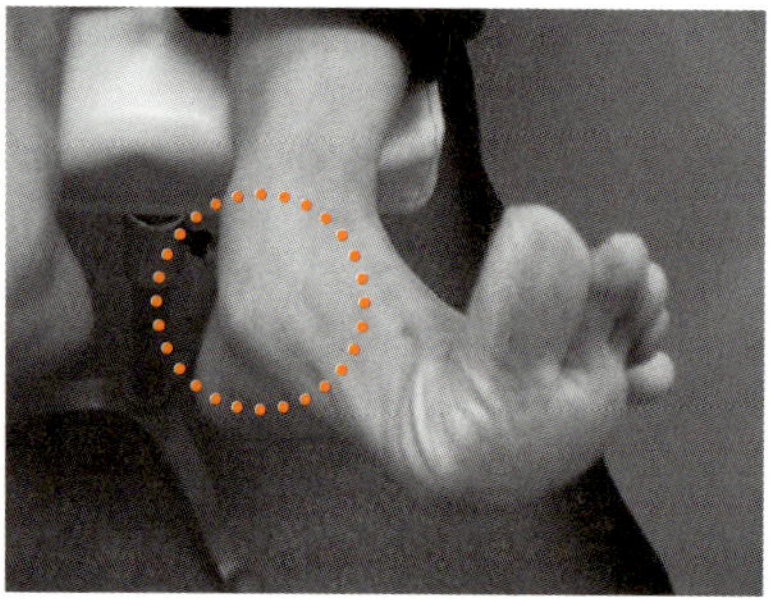

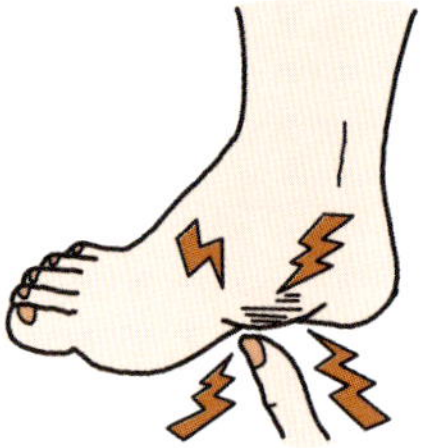

▲この部分の骨が出っ張り、靴にあたり痛む

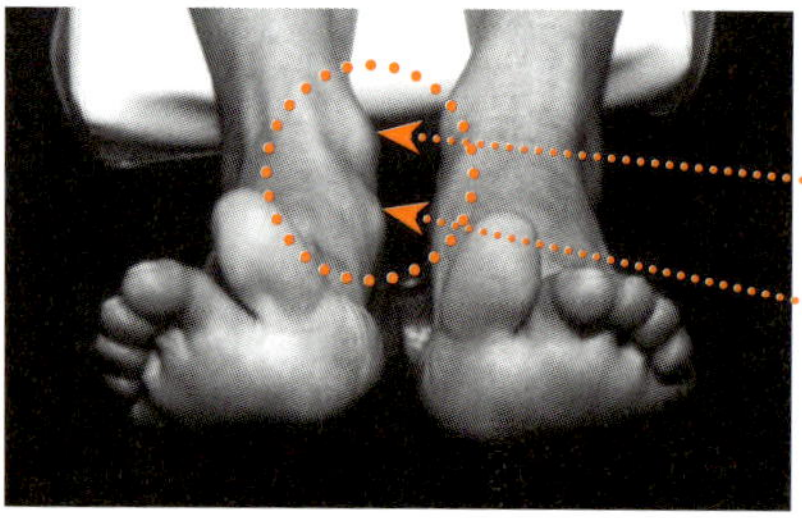

◀内くるぶし

◀この部分の骨「舟状骨」が、内くるぶしよりも出っ張ってしまう

内くるぶしの下側の出っ張った骨は、「舟状《しゅうじょう》骨《こつ》」と呼ばれています。

通常は、骨の出っ張りが内くるぶしよりも低いのですが、指が浮いてかかとを多く打ちつけて歩いていると、この骨が異常発達し、内くるぶしよりも高く出っ張ってしまいます。これは、スポーツを盛んに行う成長期の子どもに多く見られ、「第一ケーラー病」ともいわれています。

運動した後、舟状骨にズキズキとした痛みを感じるようになり、骨の出っ張りの下部を、指で下から上へ押し上げると激痛が走ります。

また、成人してからも、この出っ張った骨が靴に当たり、痛みを訴える人も見られます。

長年時間をかけて出っ張った場合は、痛みを感じることはありません。しかし、出っ張りに左右差があると、腰痛や肩こりの原因になります。

◉原　因◉

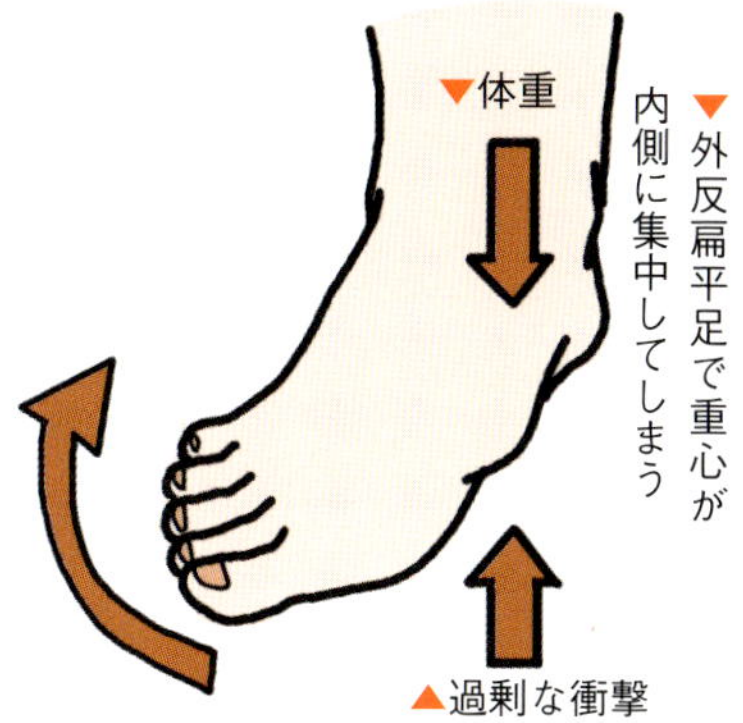

▲指が浮いていると、外反足や外反扁平足になりやすく、内側の舟状骨に重心が集中してしまう

外反母趾や浮き指（指上げ足）で指が踏ん張れていないと、足先が必要以上に外方向へ流れる「ねじれ歩行」となり、重心が舟状骨に集中して加わり続けるために、仮骨形成が起こり、舟状骨が出っ張ります。

特に、40歳以降の女性で「外反足」傾向にある人は、足関節に「へバーデン結節」が転移し、炎症を起こして足関節全体が腫れてしまいます。

◉**自分でできる治療法**◉

カサハラ式足裏テーピング法（P74参照）で足裏のバランスを整えて、指を踏ん張って真っすぐ蹴って歩けるように促します。

さらに、足首に包帯を巻き、足首のねじれを防ぐと共に、舟状骨に加わる体重の負担を軽減して、自然治癒力を発揮させます（P82参照）。

状態にもよりますが、目安は二ヵ月位です。こじらせている場合は、三～四ヵ月位の継続が必要です。

「グーパーリハビリ運動」（P88参照）を行い、足指の運動可動域を広げ、踏ん張れるように促します。

また、専用の免震インソールで、地面からの過剰な衝撃とねじれを防ぐことも大切です。

◉**注意点とアドバイス**◉

X線写真で異常が確認できるのは、進行した場合です。中途半端な処置では長引くので、足関節の固定を中心とした治療が必要です。

11 足首の慢性的な痛み

◎症　状◎

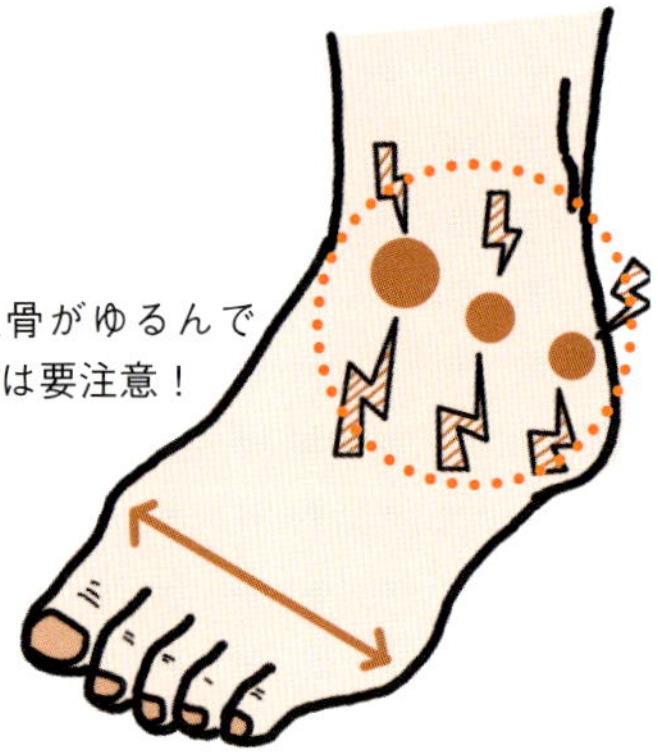
▼くるぶしの外側が痛み、足首を回すとボキボキ音がする
▼中足骨がゆるんでいる人は要注意！
▲長く歩いたり疲れたりしてくると、足首が痛み、ねんざしやすい

「少し長く歩いただけで足首が痛い、だるい」「疲れてくると足首に痛みが出る」「足首を回すとゴキゴキ音がする」「つまづきやすい」「スポーツをしただけで原因もないのに足首が痛い」などと訴える人がいますが、これは慢性捻挫と呼ばれ、足関節を支える靭帯がゆるみ過ぎている状態です。足首がゆるんでいると、わずかなことで捻挫もしやすいのです。

◎原　因◎

足関節は、正しく機能していれば、何千歩、何万歩歩いても耐えられる構造になっています。しかし、外反母趾や浮き指、扁平足があると、指が踏ん張れていないために、足先が外方向へ流れて、足首が必要以上にねじれてしまうのです。

このねじれた状態に体重が加わり、歩行時の反復により次第に足関節を締めている靭帯が伸びて、足首がゆるんでしまうのです。そのため、日頃から足首に疲労が蓄積されていて、わずかな時間の歩行やスポーツなどで負担が増すと痛みが起こるのです。

外反母趾や浮き指、扁平足で、指の背や足指

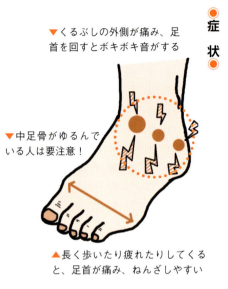

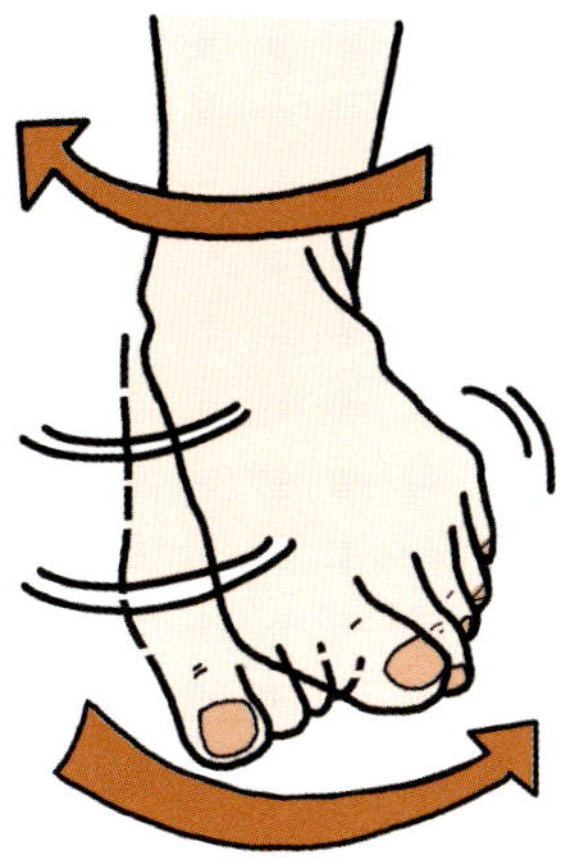

▲外反母趾や浮き指があると、歩行時足先が外方向に流れ、足首がねじれる

の付け根にタコができている人は、「ねじれ歩行」になるので要注意です。平らなところでつまづきやすいのも、足首がゆるんでいる証拠です。

　また、足首がゆるむと、「ねじれ歩行」により、体がゆがみやすくなります。特に、女性は足裏の不安定を首で補うために、肩こり・首こりをはじめ、自律神経失調状態やうつ状態、パニック症などさまざまな体の不調など未病につながってしまうので、早めの対応が必要です。

●自分でできる治療法●

　カサハラ式足裏バランステーピング法（Ｐ74参照）で足裏のバランスを整え、さらに足首に包帯を巻いて（Ｐ82参照）、足首のねじれを止めます。三ヵ月位の継続が必要です。

　テーピングが難しい場合は、専用テーピング靴下で対応します。また、足首のゆるみの軽い人は、足首包帯の代わりに、専用の足首サポーターで簡単に対応することも可能です。

　こじらせている場合は、五～六ヵ月位の固定が必要です。しっかりと固定をしないと治りが遅いので注意してください。

●注意点とアドバイス●

40歳以降の女性では、「仮称：足へバーデン」により、まれに足根骨に骨棘《こつきょく》（トゲ状の骨）ができる場合があり、正座も困難になります。その場合は、一年位の時間を要します。

**　いずれにしても、早めの対応が大切です。**

12 外くるぶしのふくらみ（足関節脂肪腫《そくかんせつしぼうしゅ》）

症状

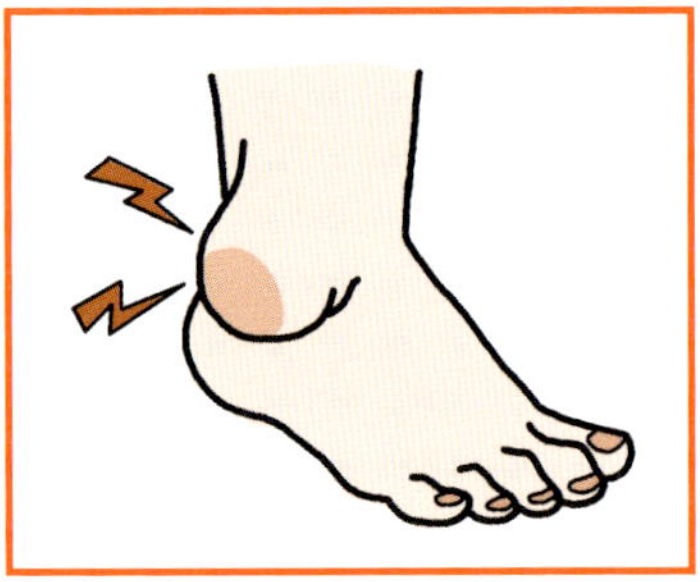

▲ゴルフボールの半分くらいの大きさにふくらみ、痛みを伴うこともある

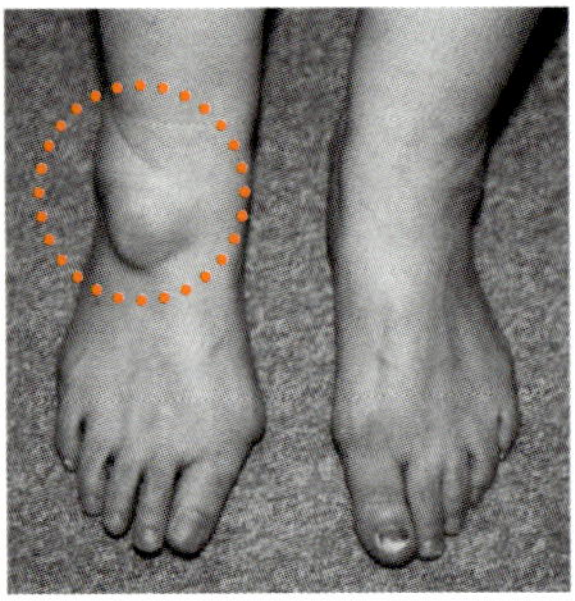

▲「仮称：足へバーデン」と足関節脂肪腫

外くるぶしの下方付近に、ゴルフボールの半分位の大きさのふくらみができるのを、「足関節脂肪腫」と言います。ひどい場合は、その二倍位の大きさになります。**できはじめに痛みが伴う場合があり、慢性的になると、痛みを感じない場合がほとんどです。**

歩き過ぎたり、疲れたりしてくると、外くるぶし付近が腫れ、少し安静にしていると腫れがひいてくるのが特徴です。

主に、「仮称：足へバーデン」に加え、体重を支える右足がねじれる人に多く見られます。

原因

外反母趾や浮き指、扁平足があると、足首の慢性捻挫と同様に、足指が踏ん張れないために真っ直ぐ蹴って歩くことができず、足先が外方向へ流

▼外反母趾の人は要注意

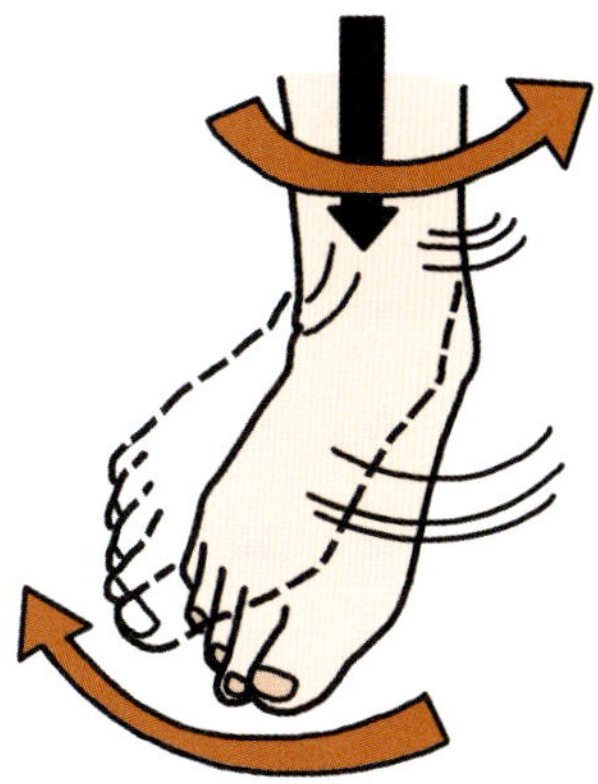

▲ねじれた足首に体重が加わり、負担が倍増する

れる「ねじれ歩行」となります。足首部分で雑巾絞りのようにねじれた状態です。

さらに、ねじれたところに体重が加わると負担が増すので、防御反応で潤滑機能のある〝グリス〟を出して滑らかにすることで関節への負担を防ごうとするのです。つまり、日々の生活の中で足首にねじれの負担が繰り返されて、滑液が溜まったものなのです。

◎自分でできる治療法◎

カサハラ式足裏テーピング法（P74参照）で、足裏のバランスを整えて、指を踏ん張って真っ直ぐ蹴って歩けるように促します。テーピングが難しい場合は、専用のテーピング靴下で対応することも可能です。

軽い場合は、テーピングやテーピング靴下などで足裏のバランスを整えることを、三ヵ月位を目安で行います。

こじらせている場合は、足首への包帯固定（P82参照）が必要です。程度により、二～六ヵ月位が目安です。

また、指を踏ん張って歩けるように、「グーパーリハビリ運動」（P88参照）を行い、親指の運動可動域を広げることも必要です。

◎注意点とアドバイス◎

原因を知ることで、自分で防御することができます。

また、病院で滑液を抜いた後、そのままにしておくと、またすぐに滑液がたまってしまうので、足首への包帯固定が必要です。そうすることで、再発を防ぐことができます。

13 アキレス腱の痛み

●症　状●

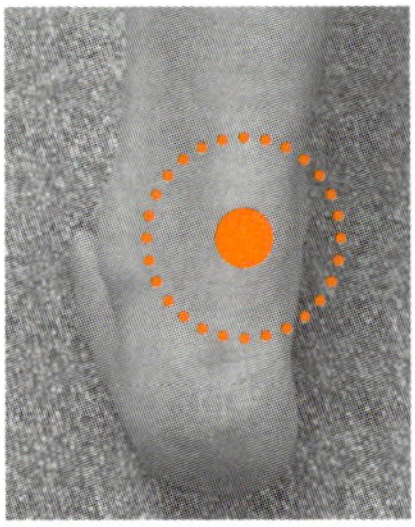

▲①アキレス腱炎

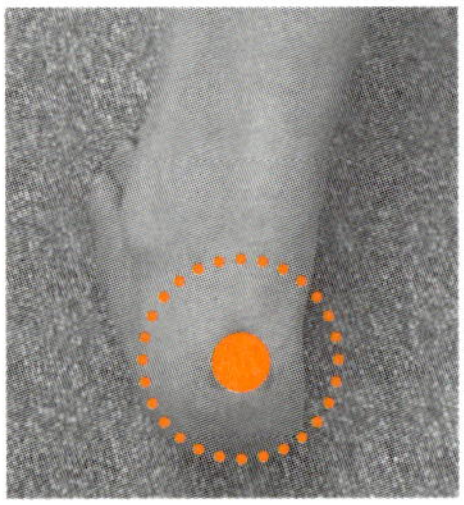

▲②アキレス腱周囲炎

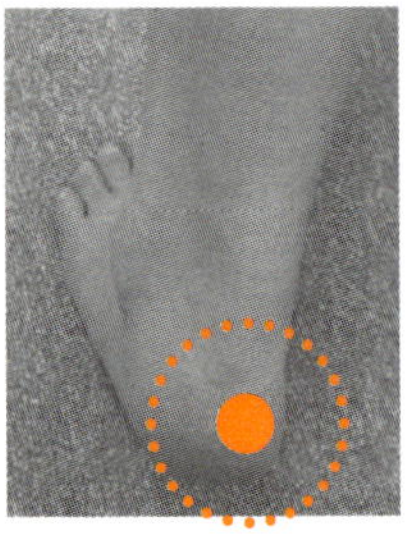

▲③アキレス腱髄液包炎

アキレス腱の痛みは、次の三つの種類に分けられます。

①**アキレス腱炎**…スポーツや急な長時間歩行の後、アキレス腱の中間付近の一部が腫れて痛みが伴います。足関節を背屈させると痛みが増すのが特徴です。

②**アキレス腱周囲炎**…下腿三頭筋（ふくらはぎの筋肉）が常に緊張していて、慢性的にアキレス腱を引っ張ってしまうため、その付着部が炎症を起こし、かかとの痛みや骨が隆起する変形（ハグルント変形）が起こります。

③**アキレス腱滑液包炎《かつえきほうえん》**…②の症状と共に、かかとが靴と擦れて、アキレス腱の付着部の周囲の滑液包（アキレス腱踵骨後部滑液包やアキレス腱皮下滑液包）に炎症を起こし痛みが出ます。

◉原　因◉

▼浮き指によるかかとの着きすぎは、腰椎の変形を起こし、座骨神経が圧迫されて、緊張と共に引っ張られて、アキレス腱に痛みが起きる

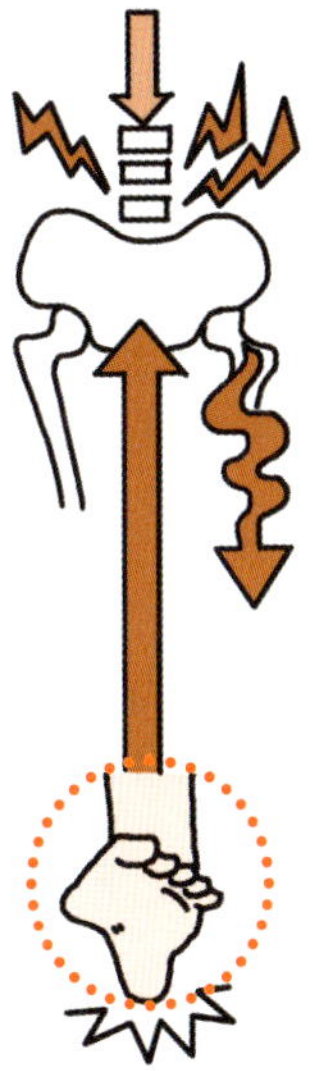

①浮き指があると、指を上げてかかとを多く着いて歩くので、その状態でスポーツをしたり、長時間歩行すると、アキレス腱を緊張させ、過度のストレスがかかる

②浮き指状態での歩行は足底筋群が緊張して、下腿三頭筋が慢性的な疲労状態となる

③浮き指状態での歩行に加え、窮屈な靴を履き、アキレス腱付着部周囲の滑液包に炎症が起きる

　アキレス腱炎とアキレス腱周囲炎は、腰椎が圧迫されて変形した骨棘《こつきょく》が、坐骨神経を圧迫するために起こり、その割合は約80％にも及びます。指が浮いているため、かかとへの過剰な衝撃が腰に繰り返され、軽いヘルニアを起こしているのです。アキレス腱断裂の約80％は、腰椎の異常によるものです。**40歳以降の女性では、「ヘバーデン結節」が隠れた原因になっていることが多いです。**

◉自分でできる治療法◉

●**カサハラ式足裏テーピング法（P74参照）**で、ゆるんだ中足関節をしっかり補強し、足裏のバランスを整えて指を踏ん張って歩けるように促します。テーピングが難しい場合は、「包帯と靴下との併用法」（P88参照）で対応します。

●さらに、足関節に包帯を巻き（P82参照）、負担度より安静度が上回る固定を三カ月位行います。なお、症状がひどい場合は、約六カ月間の固定が必要です。

●履物は、ひも靴やスニーカーなどに専用の免震インソールを入れて、地面からの過剰な衝撃とねじれの負担を軽減させます。

14 こんな痛みがあると大変！あなたの痛みはどこですか？

【外反母趾】

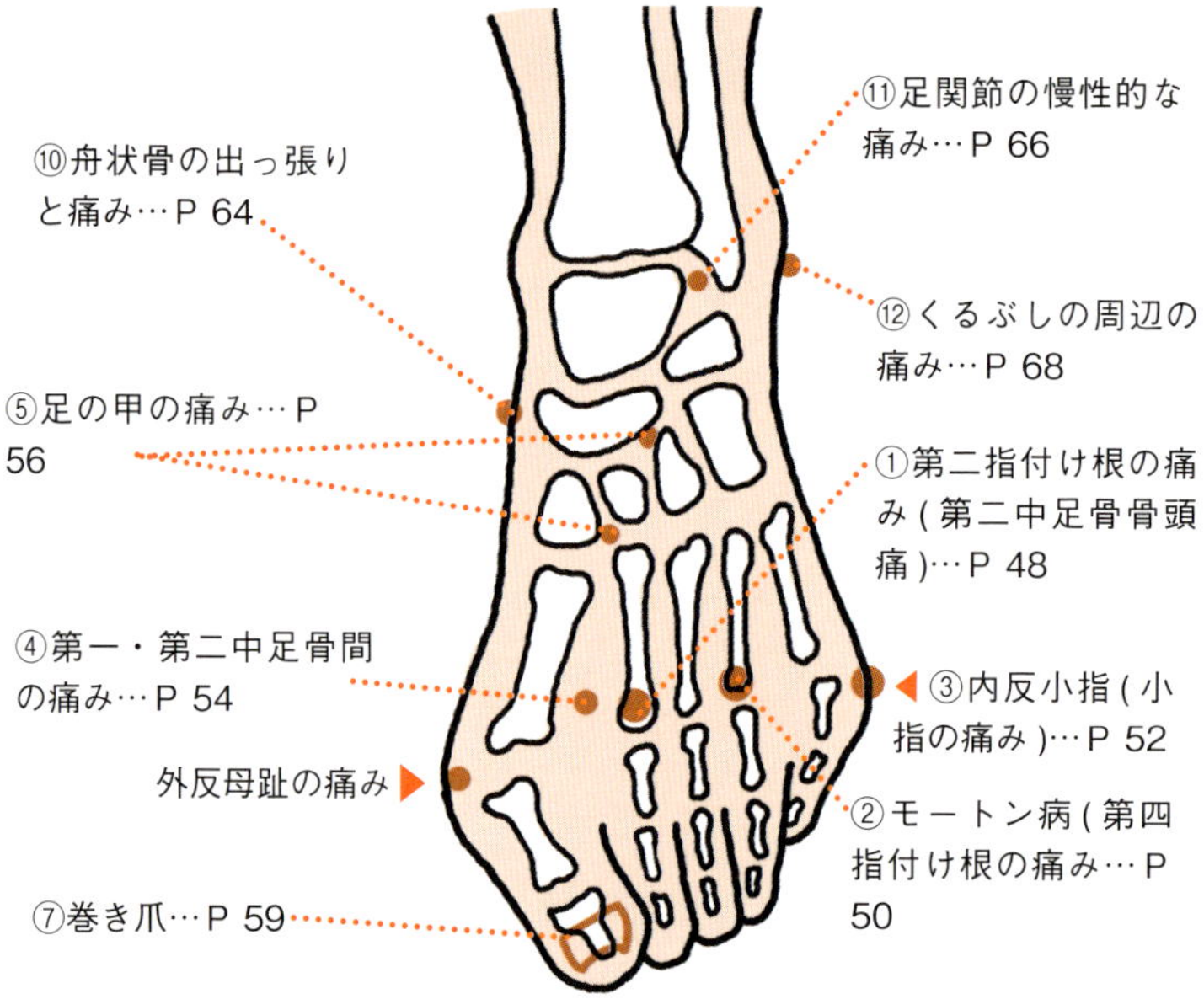
⑪足関節の慢性的な痛み…P 66
⑩舟状骨の出っ張りと痛み…P 64
⑫くるぶしの周辺の痛み…P 68
⑤足の甲の痛み…P 56
①第二指付け根の痛み(第二中足骨骨頭痛)…P 48
④第一・第二中足骨間の痛み…P 54
③内反小指(小指の痛み)…P 52
外反母趾の痛み
②モートン病(第四指付け根の痛み…P 50
⑦巻き爪…P 59

【浮き指(指上げ足)】

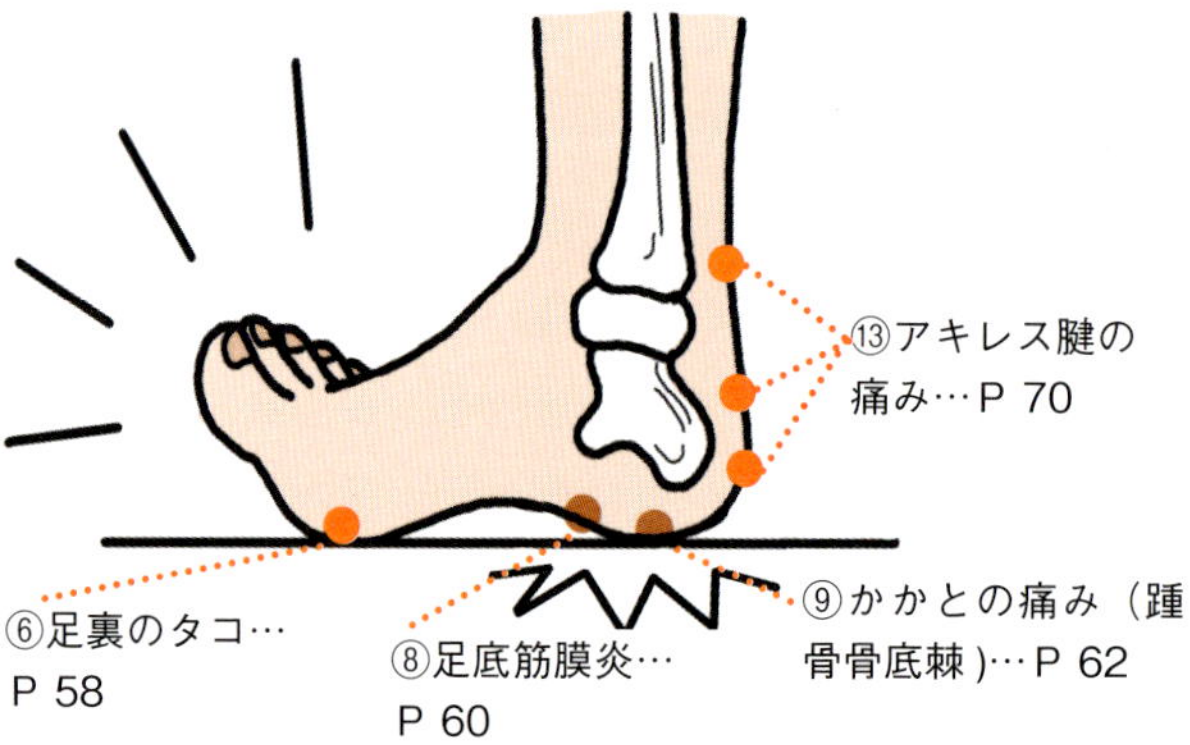
⑬アキレス腱の痛み…P 70
⑥足裏のタコ…P 58
⑧足底筋膜炎…P 60
⑨かかとの痛み（踵骨骨底棘)…P 62

痛くなるには必ず原因がある
本当の原因を知ることが重要

第3章

外反母趾の治し方「保存的療法」

1 カサハラ式足裏バランステーピング法

【カサハラ式足裏バランステーピング法の原理】

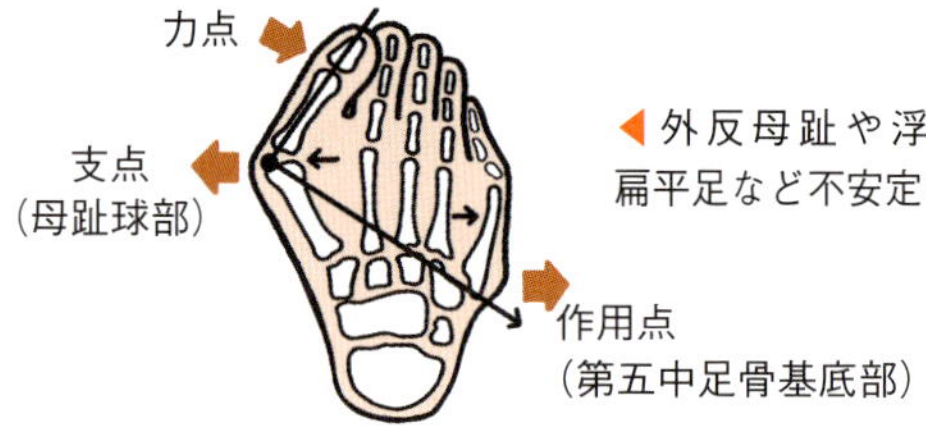

◀外反母趾や浮き指、扁平足など不安定な足裏

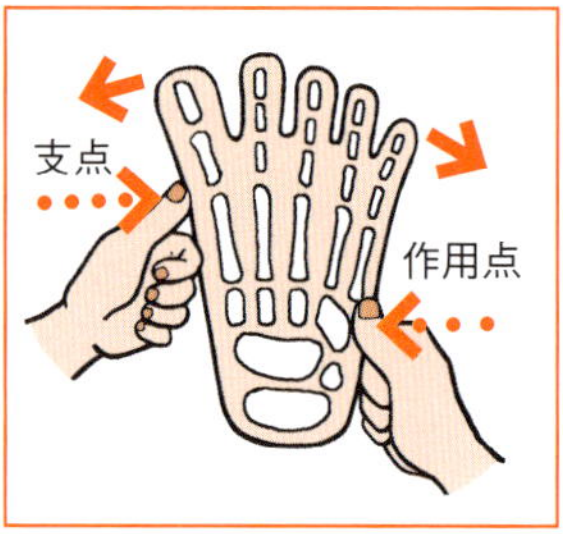

▲支点と作用点を押してバランスを整える

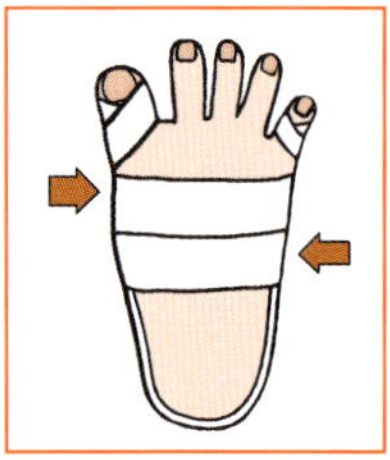

▲テーピングで整った足

足裏のバランスを整えるカサハラ式テーピング法は、外反母趾や浮き指、扁平足、「仮称：足ヘバーデン」の改善に共通の方法です。

足裏の不安定をテコの原理で説明すると、親指が小指側に押されて曲がる力が「力点」となり、親指の付け根「母趾球部」が「支点」となって開き、中足関節「横アーチ」がゆるみます。さらに、蹴りだす時、第五中足骨基底部や外くるぶし周辺が作用点となって、縦アーチがゆるみ足裏が不安定になります。改善の方法は、力点を、テーピングで整え解除し、上の図のように「支点」と「作用点」を押圧して足裏のバランスを整え、横アーチと縦アーチを再生させます。長年の癖はすぐによくならないため、若い人で半年、中高年で約一年が目安です。テーピングの他、専用靴下やサポーターとの併用がベストです。

【テーピング後】　【テーピング前】

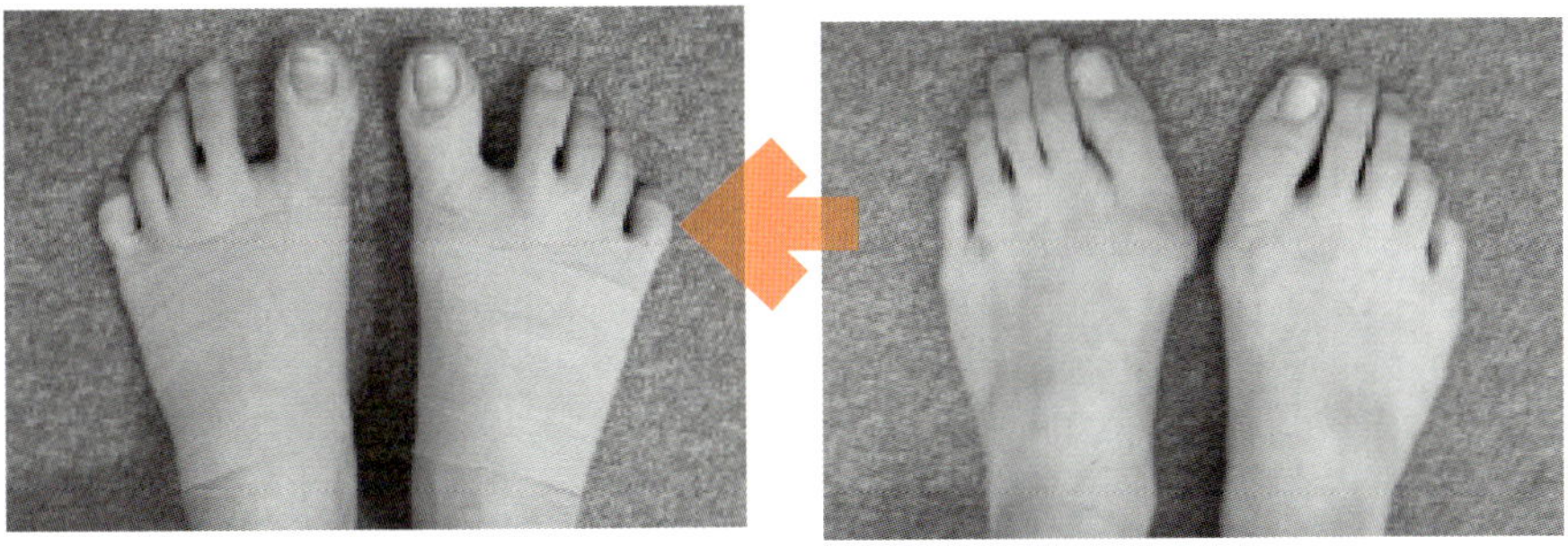

▲13歳女子　左右に外反母趾・浮き指→顔面の左右差

【テーピング後】　【テーピング前】

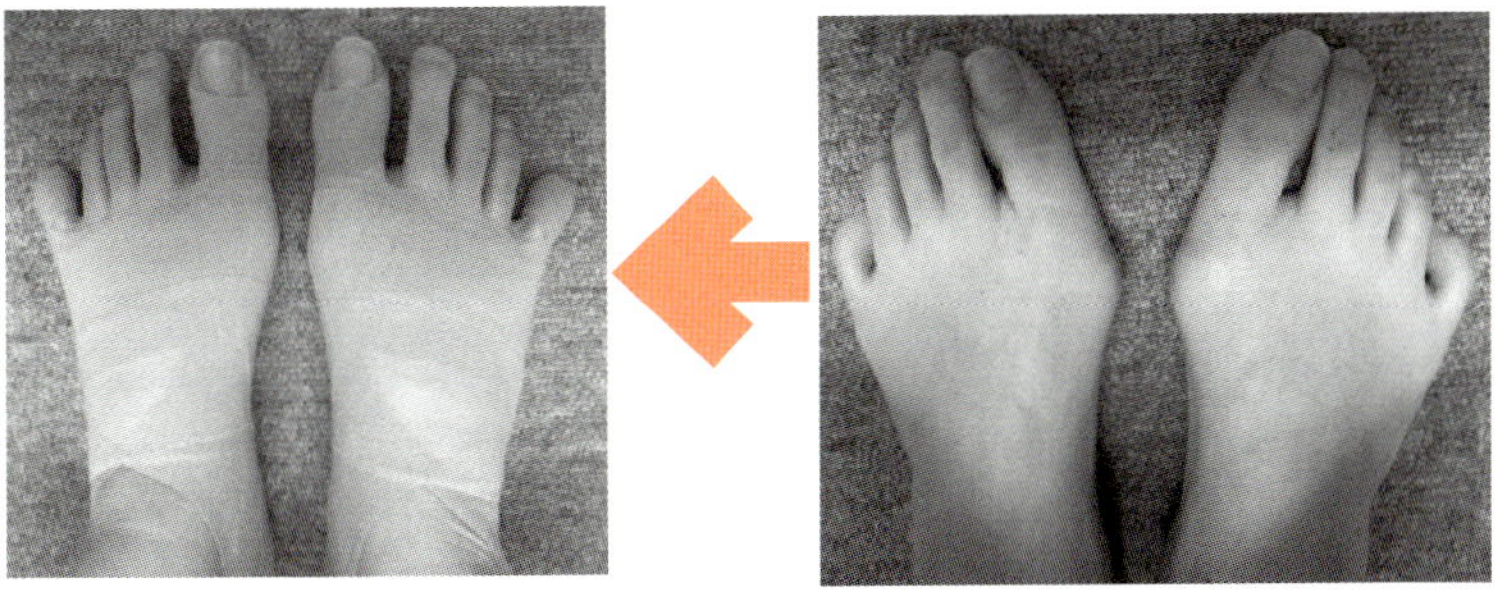

▲26歳女性　左右に外反母趾→首こり・肩こり・頭痛

【テーピング後】　【テーピング前】

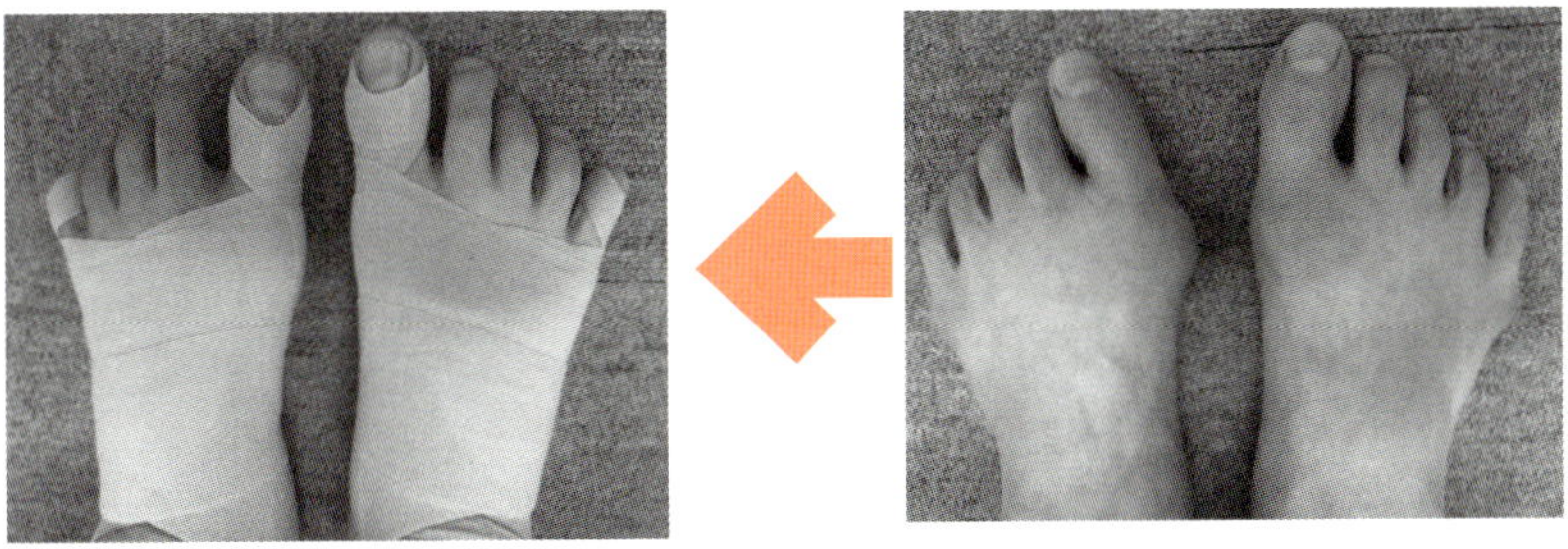

▲58歳女性　左右にひどい外反母趾（仮称:足ヘバーデン）→ひざ痛、股関節痛、腰痛、頭痛、肩こり、めまい

まず、テープを型紙に合わせてカットしたものを用意してください。型紙は女性サイズを標準としています。26センチを超える足には、すべて2センチ位長くします。

【用意するもの】

・5センチ幅の伸縮性のあるテーピング用テープ…薬局やスポーツ用品店などで市販されています。できるだけ薄く伸縮性があり、かぶれにくい素材を選びます。

・約5センチ幅の伸びない綿素材の包帯…伸びない綿素材の包帯を選んでください。

【テープのつくり方】

①かかとテープ・⑤基本アーチテープ1・⑥包帯ズレ防止テープ・⑦基本アーチテープ2

23センチの長さにカットします。片足につき四枚用意し、かかとテープ一枚と基本アーチテープ1、2のそれぞれ一枚と、包帯ズレ防止テープ一枚、合計四枚用意します。

②親指テープ

15センチの長さにカットし、片隅3センチを残し、図のように二本の切り込みを均等に入れます。

③小指テープ（一回で二枚分（両足）とれます）

9センチの長さにカットし、一辺を2センチ、もう一辺を3センチの台形型を二枚作ります。2センチの辺から幅を均等に二等分する切り込みを入れ、底辺側が2センチ残るようにカットします。

④足裏横テープ

20センチの長さで左図のように台形にします。

ここでは、テープの裏紙を一度にはがさず、貼る箇所から、少しずつはがしながら貼る方法を紹介します。テープが不要なところに、くっつかずに貼れます。テーピングは治療法の基本ですから、左図の各テープの型紙を、ボール紙などの厚めの用紙に同じ寸法で作成しておき、それに合わせてカットすると、時間がかからずに用意できます。カットするのが面倒な場合は、「専用のカット済みテープ」を利用する方法もあります。

【カサハラ式足裏バランステーピングのカット法】

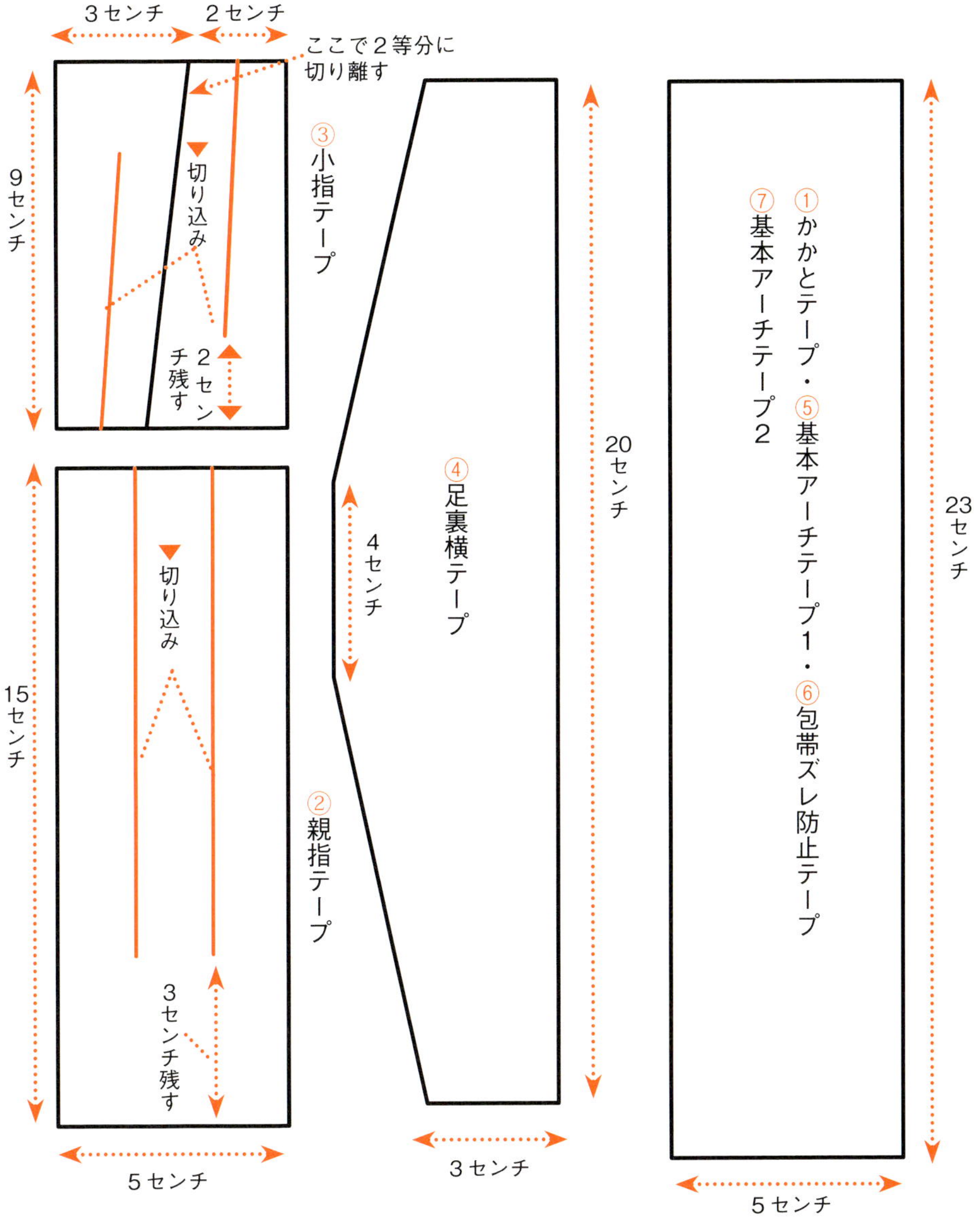

【カサハラ式足裏バランステーピング法】

①かかとテープ

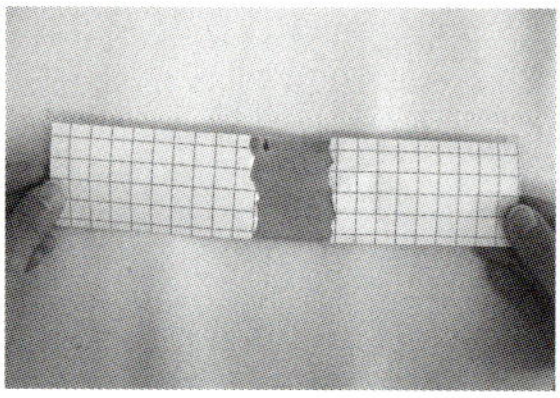

▲テープの中央の紙をちぎる。

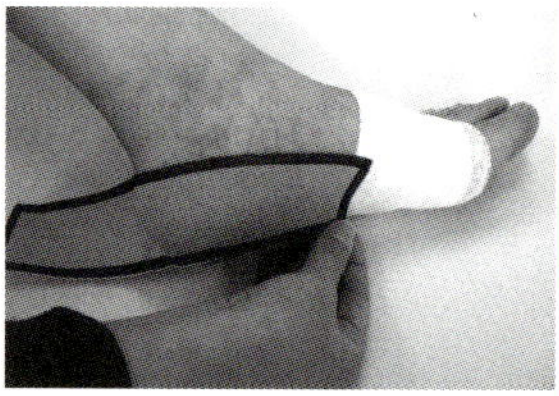

▲親指側を短めにして、かかとから足裏に向かって貼る。

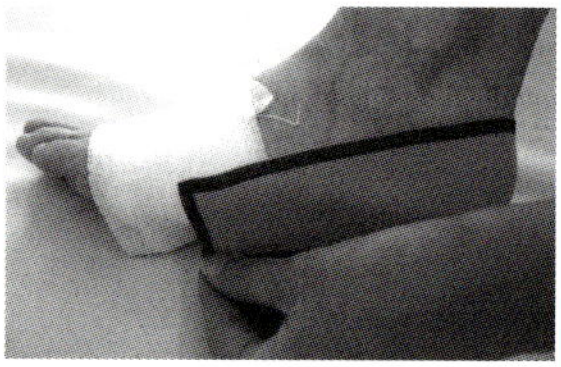

▲小指側を長めにして、かかとから足裏に向かって貼る。

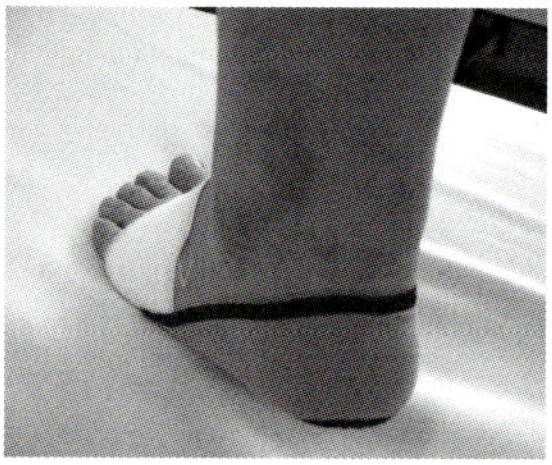

②親指テープ

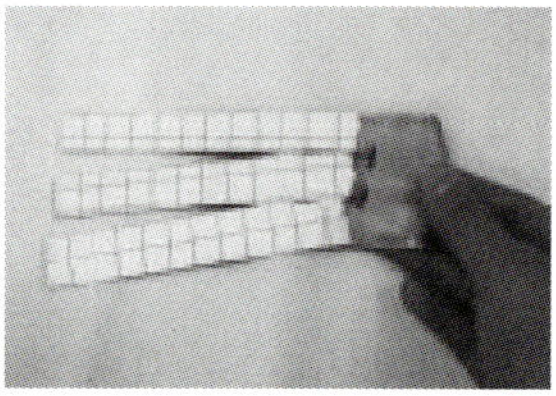

▲3本の切れ目から端の紙をちぎる。

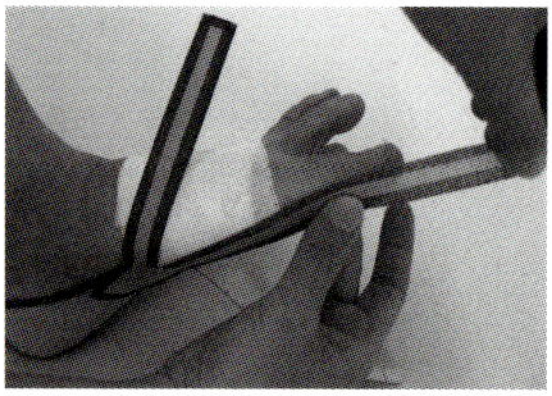

▲ややかかと寄りから貼り始め、真ん中のテープを貼り始めから第一関節までを引っ張り、親指の下を通して指先は引っ張らずに軽く巻く。爪にかからないようにする。

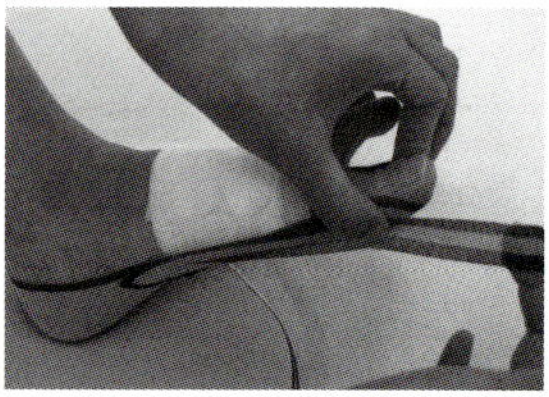

▲上のテープも同様に巻く。爪にかけない。

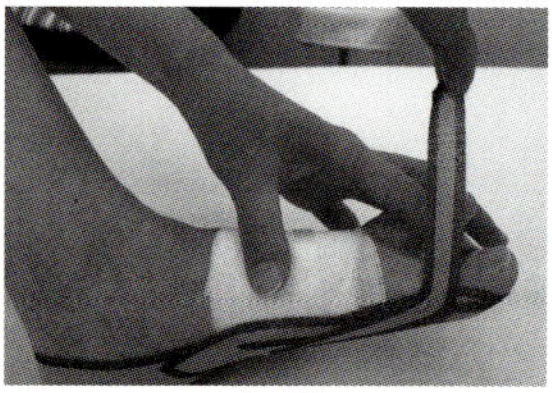

▲下のテープは貼りはじめから親指の付け根まで引っ張り、親指の上を通して指先は引っ張らずに軽く巻く。これとは別に補助テープとして短くしたテープを先に貼っておくと効果的です。

■包帯を巻く

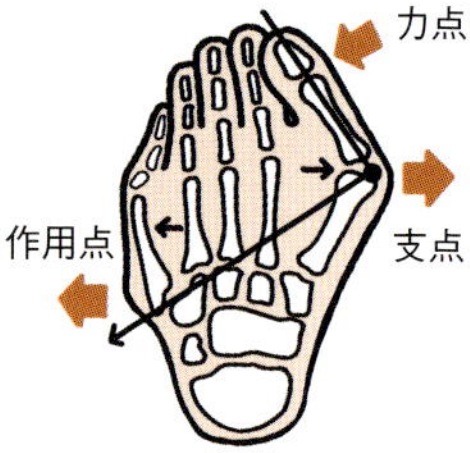

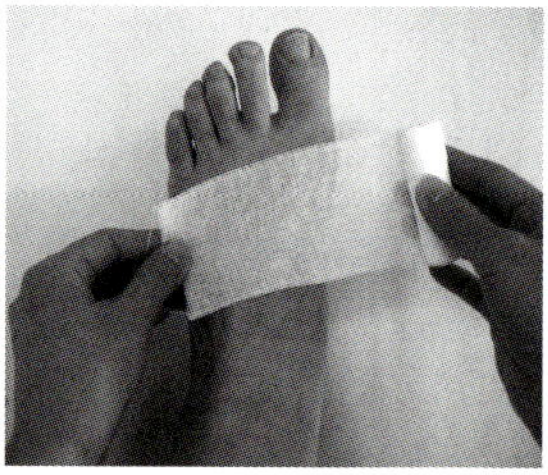

▲伸びない綿包帯を、母趾球部（支点）から第五中足骨基底部（作用点）まで覆い、ゆるめに5～6周巻く。

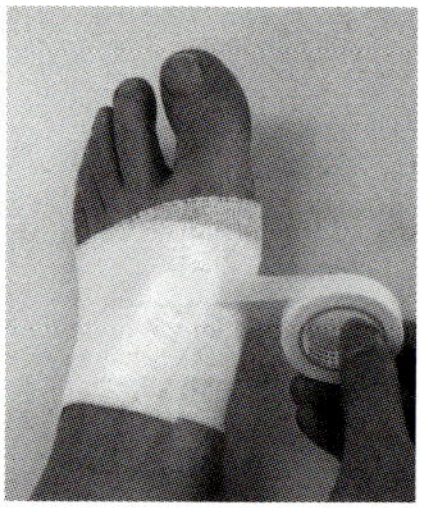

▲包帯の最後を紙テープで止める。

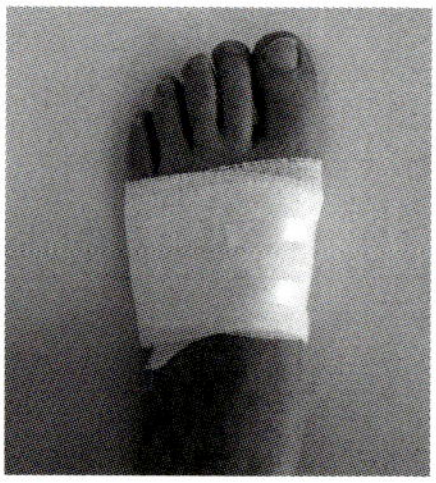

▲包帯バンデージの完成。

＊解説用に見やすくするために、テープの端に色をつけています

【カサハラ式足裏バランステーピング法】

④足裏横テープ

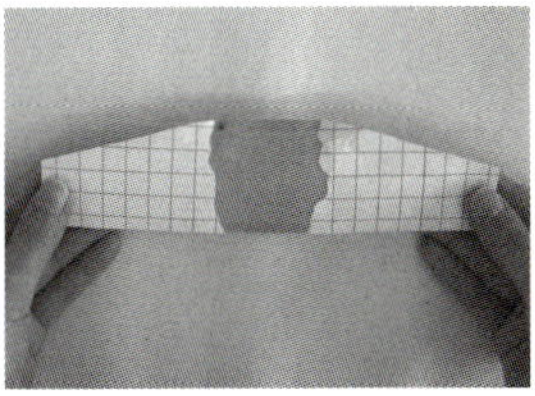

▲中央部分の裏紙をちぎる。

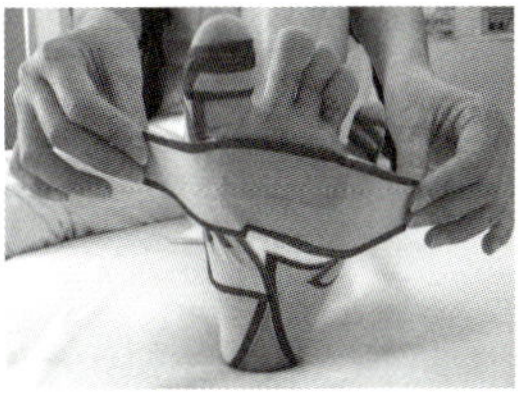

▲山型の上が、指の付け根にあたるように貼る。

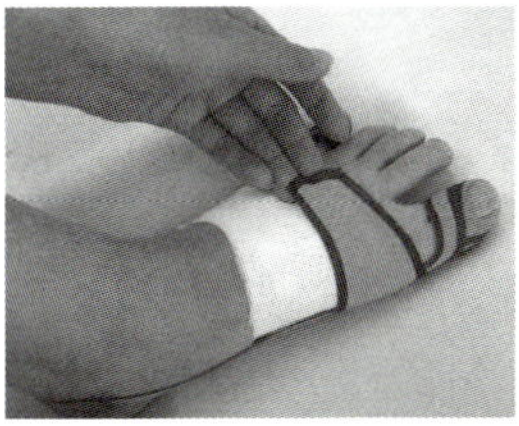

▲親指側のテープを、足裏だけ引っ張って貼り、甲側は軽く貼るだけ。

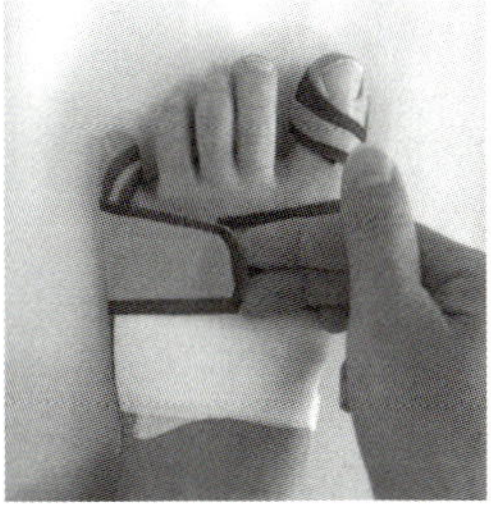

▲小指側のテープも同様に足裏だけ引っ張って、甲側は軽く貼るだけ。

■包帯カット

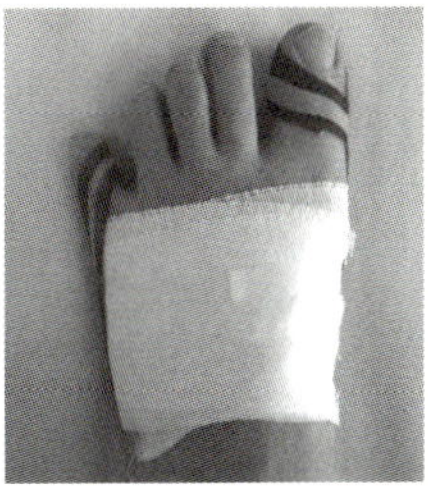

▲足の甲の部分と足裏に三日月形のカットを入れる

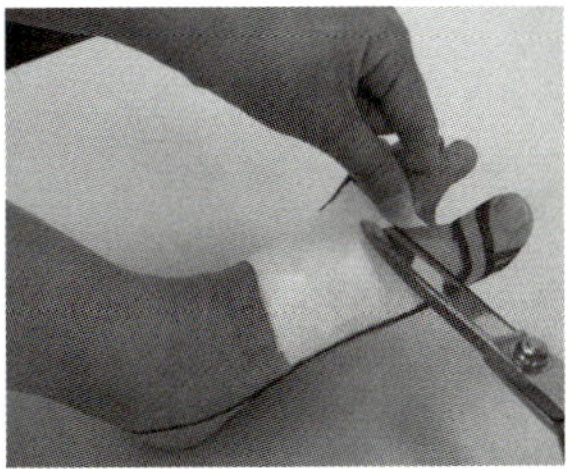

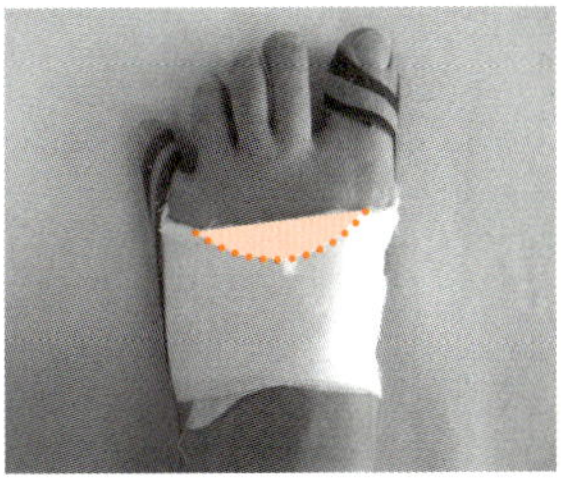

▲カット（ピンク部分）した状態。

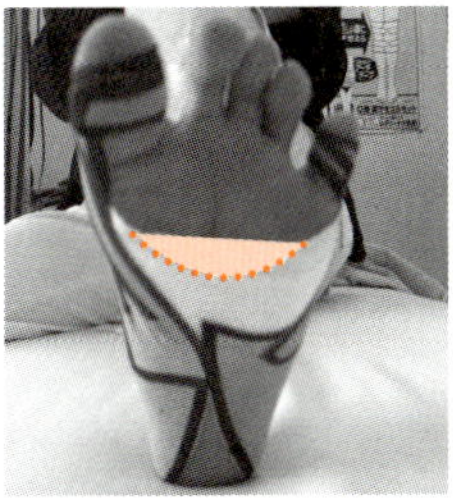

▲同様に足裏にも三日月形のカット（ピンク部分）を入れる。

③小指テープ

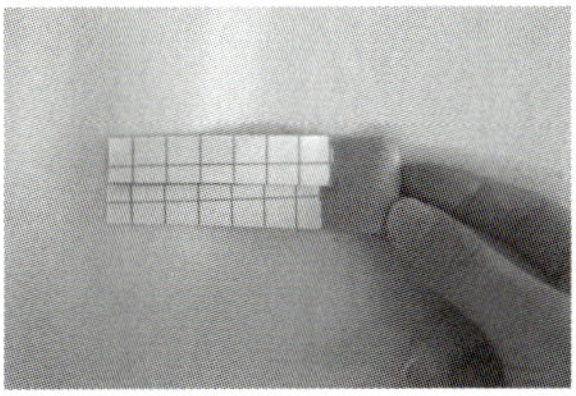

▲２本の切れ目から端の紙をちぎる

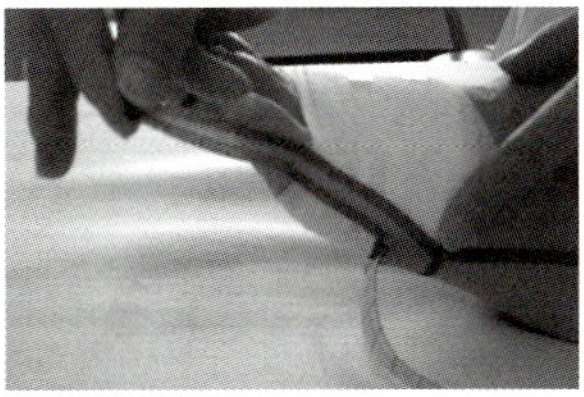

▲小指側の半分位の位置で、やや足裏から斜めに張り始める。

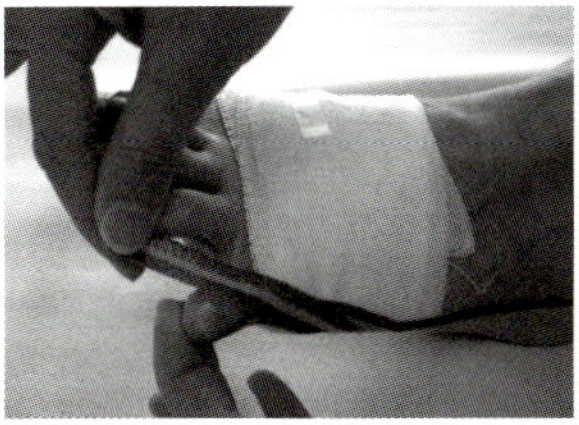

▲上のテープを小指の下から上に貼る。爪にかからないようにする。

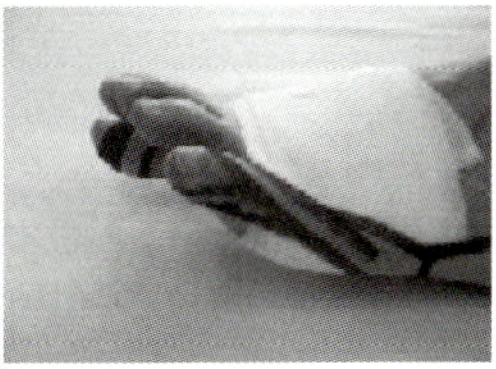

▲下のテープを、小指の上を通して爪にかからないように貼る。

【カサハラ式足裏バランステーピング法】

⑤基本アーチテープ1

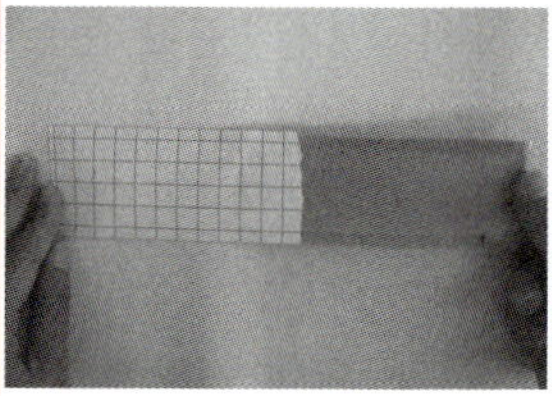

▲テープの裏紙を半分ちぎる。

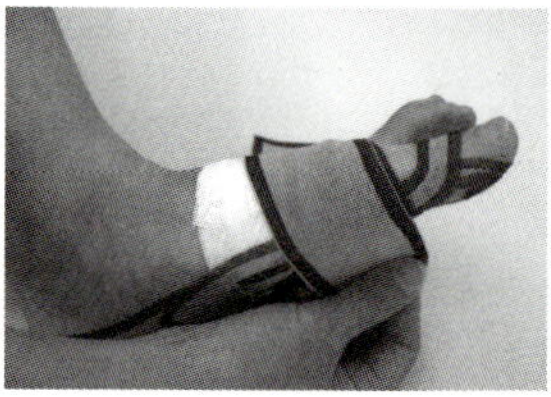

▲ちぎった部分を親指付け根にあて、足裏へ軽く引っ張って貼る。甲は引っ張らない。

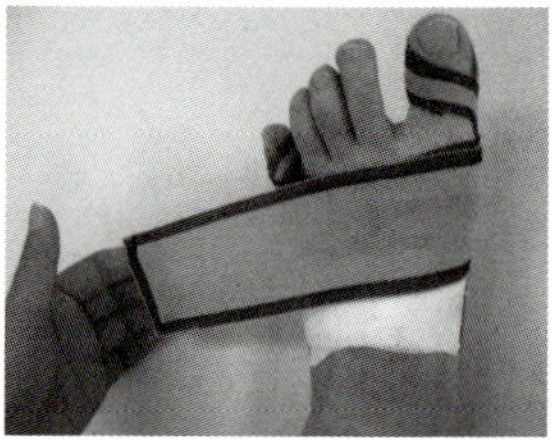

▲小指側も同様に、足裏を軽く引っ張り、甲は引っ張らず貼り合わせる。

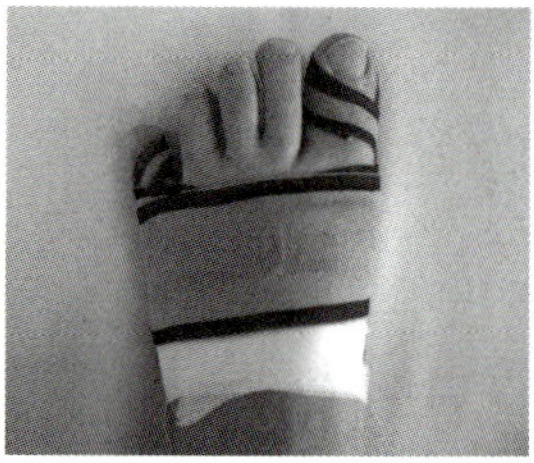

▲基本アーチテープ1の完成。

⑥包帯ズレ防止テープ

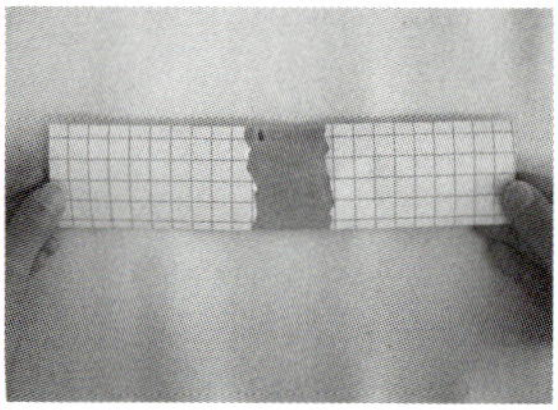

▲テープの中央部分の裏紙をちぎる

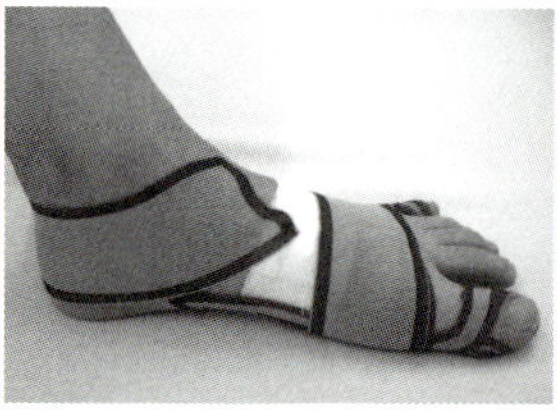

▲左右均等の長さで、かかとから甲へ少し重ねて軽く貼る（親指側）。

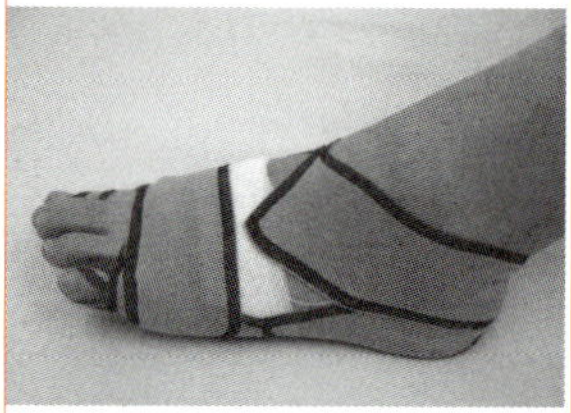

▲左右均等の長さで、かかとから甲へ少し重ねて軽く貼る（小指側）。

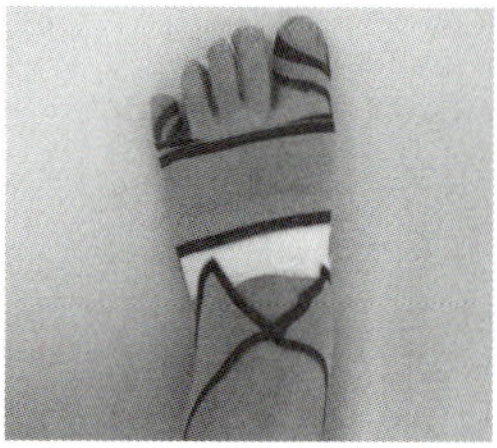

▲包帯ズレ防止テープの完成。

⑦基本アーチテープ2

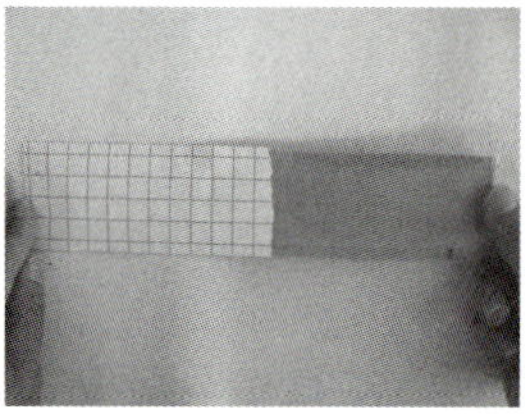

▲テープの裏紙を半分ちぎる。

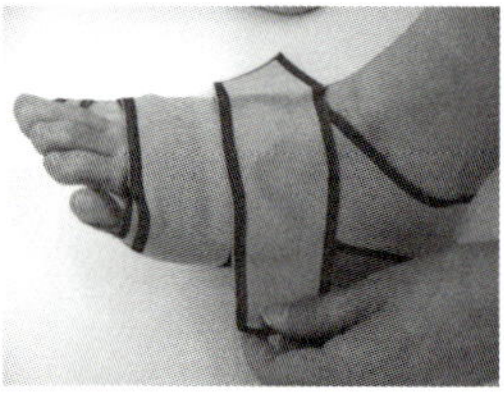

▲基本アーチテープ1に1／3程重ねて甲に貼り、小指側より貼り始め、足裏だけ軽く引っ張る。

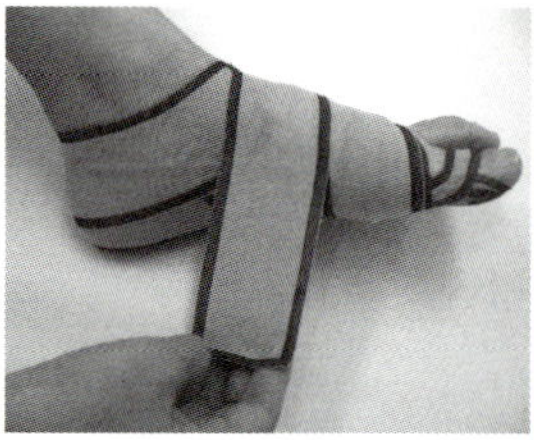

▲親指側も甲は引っ張らず、足裏だけ軽く引っ張る。

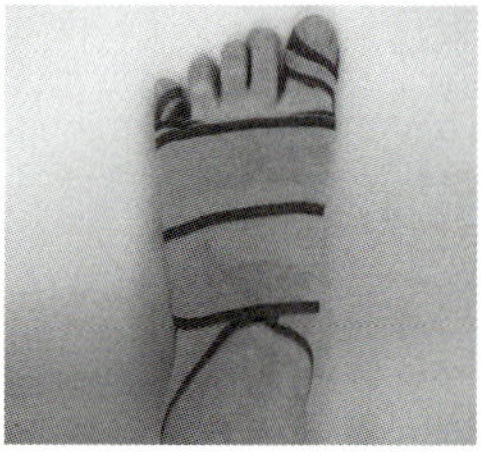

▲基本アーチテープ2の完成。

【テーピング後のケアと注意点】

①包帯を強く巻き過ぎた場合は、歩くと痛くなるので、その時はさらに包帯に切り込みを入れてゆるめてください。

②テープは個人差もありますが、通常２～３日を目安に貼り替えます。

③カサハラ式足裏バランステーピング法は、包帯を巻いているので、お風呂で濡らすことができません。ビニール袋などをかぶせて濡れないようにしてください。

④テープをはがす場合は、皮膚を傷めないようにゆっくりはがしてください。

⑤テープにかぶれやすい人は、装着期間を通常より短めにして、皮膚に異常（かゆみ・発疹など）が現れた場合は使用を中止して治ってから使用を再開してください。

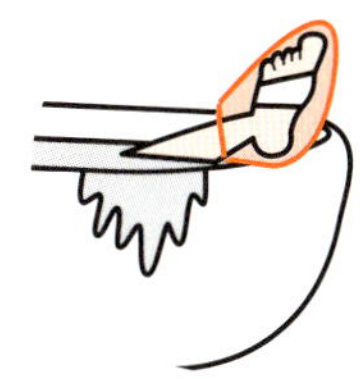

◀ビニール袋をかぶせ濡れないようにする

⑥水虫・アレルギー・皮膚疾患のある人は、テープピングは適さないので、専用靴下やサポーターで対応してください。

⑦テープをカットするのが面倒な場合には専用のカット済みテープを利用し、テープを巻くのが難しい場合やかぶれやすい場合には専用の三本指テーピング靴下の上から専用のサポーターをするのが簡単な方法です。

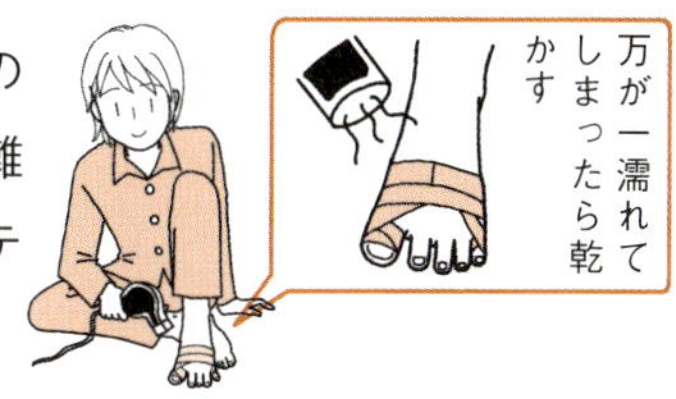

⑧「仮称：足バーデン」や関節リウマチの人で、足に炎症が起きている急性期の場合、夜間に痛みがでることがあります。その時は、親指テープの指先だけを外すとおさまります。またその場合は足関節の包帯固定をすることで足先への負担を軽減することができます。
(P82 参照)

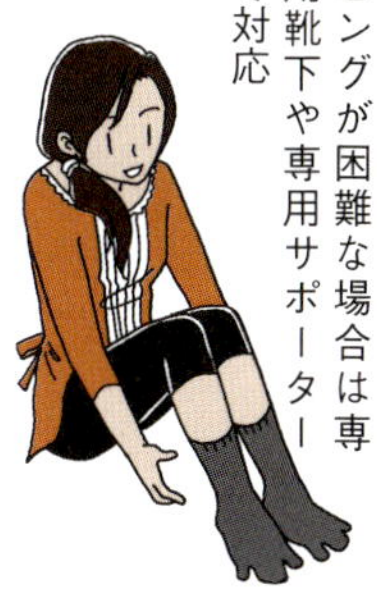

◀かぶれやすい人やテーピングが困難な場合は専用靴下や専用サポーターで対応

2 痛みがひどい場合は足首からの包帯固定

足を着くとズキーンとして、歩くのが怖いというようなひどい痛みがある場合は、**カサハラ式足裏バランステーピング法（P74参照）をした上で、足関節を三裂幅のサラシ包帯で巻き、その上から伸びない綿の四裂包帯を巻いて固定します。巻く時のポイントは、足首は90度（背屈位）に曲げて巻きます。**そうすれば、足首を伸ばした時、包帯がゆるむくらいの遊びがあるので楽に歩けます。逆に足首を伸ばした状態で固定すると、曲げた時に締まってきつくなるので注意してください。固定の量を増やすということは、それだけ患部の負担度より安静度を高めるということです。

【用意するもの】

・サラシ一反を三等分に裂いたものを五分の一量位
・約8センチ幅の伸びない綿包帯を二分の一量位
・綿《わた》、またはガーゼ（足首のすれ防止）

【サラシ包帯の作り方】

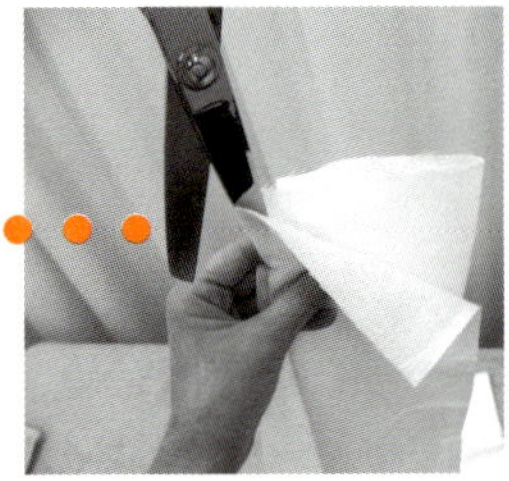

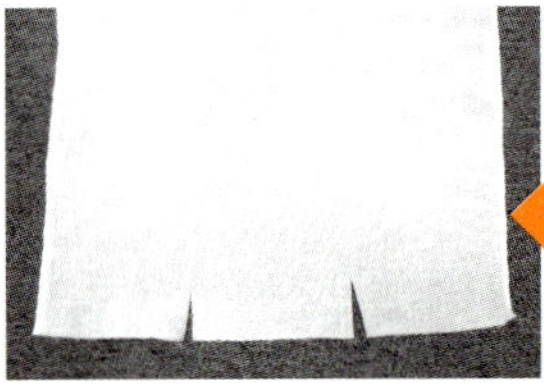

①サラシを三つ折にして、はさみで切れ目を入れる

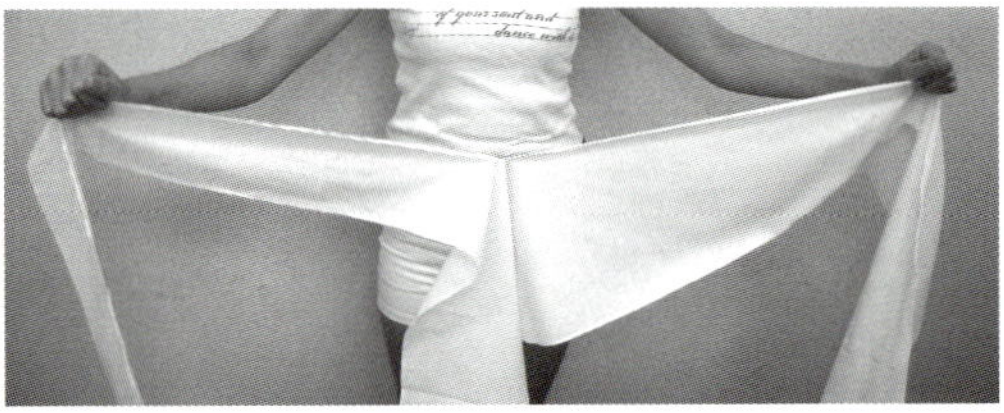

②両手で勢いよく裂いていく

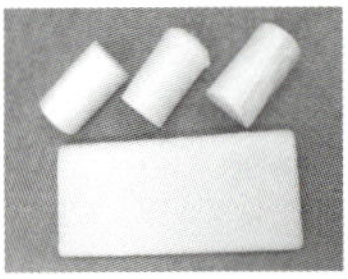

③三等分に裂いたサラシから三本のサラシ包帯ができ上がる

【痛みがひどい場合は足首からの包帯固定】

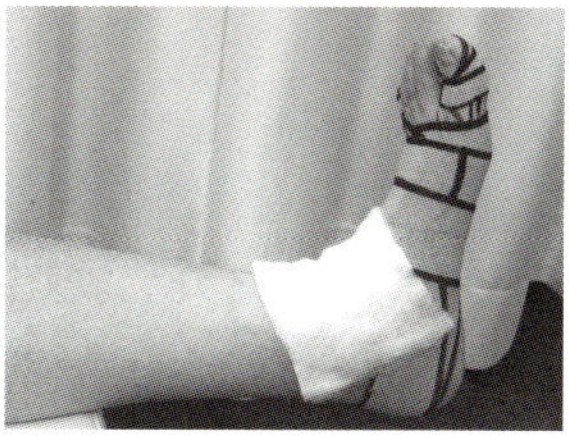

①足首の前部分のこすれ防止としてガーゼや綿花を当てる。

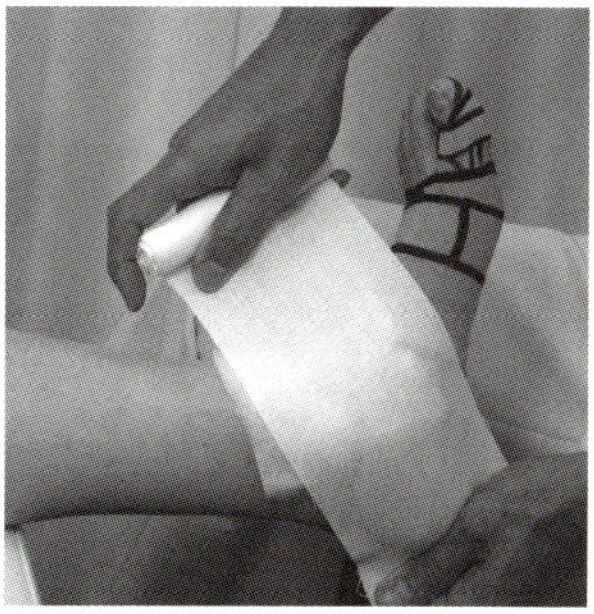

②足首を90度に背屈させて三裂幅のサラシ包帯を巻く（1／5量＝約2メートル）。

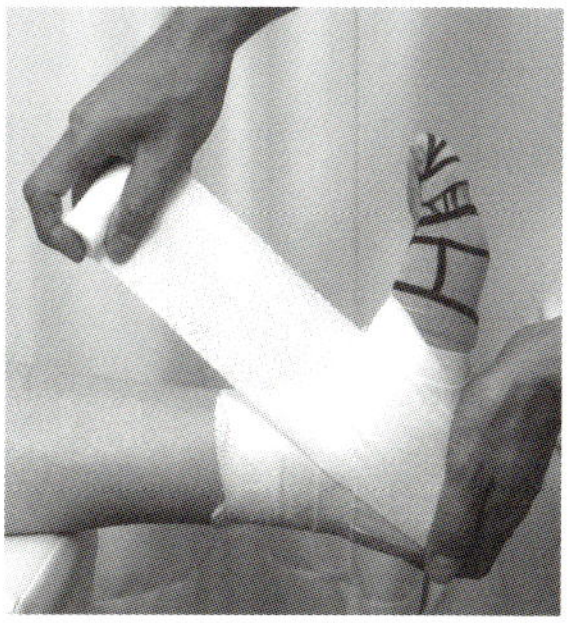

③三裂のサラシ包帯の上からさらに四裂幅の伸びない綿包帯を足首を90度に曲げて巻く。

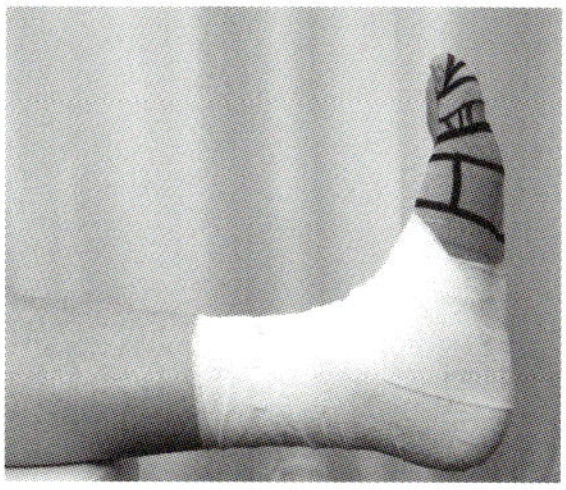

④完成。

【自分で簡単に行う場合は三本指テーピング靴下と足首包帯の代わりに専用サポーター（ヒールロック）との併用】

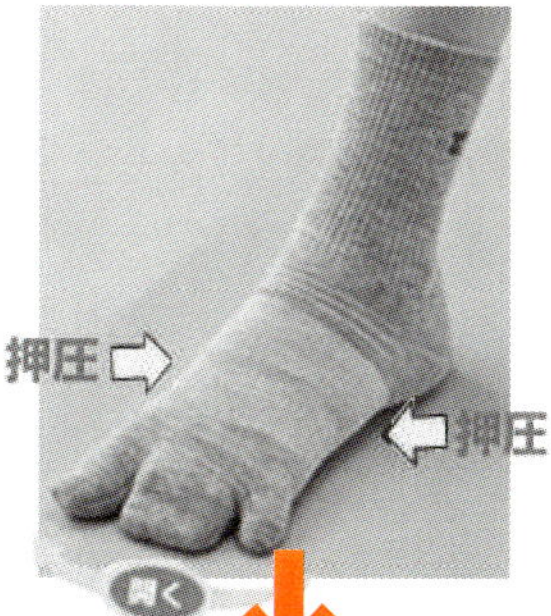

①三本指テーピング靴下を履く。

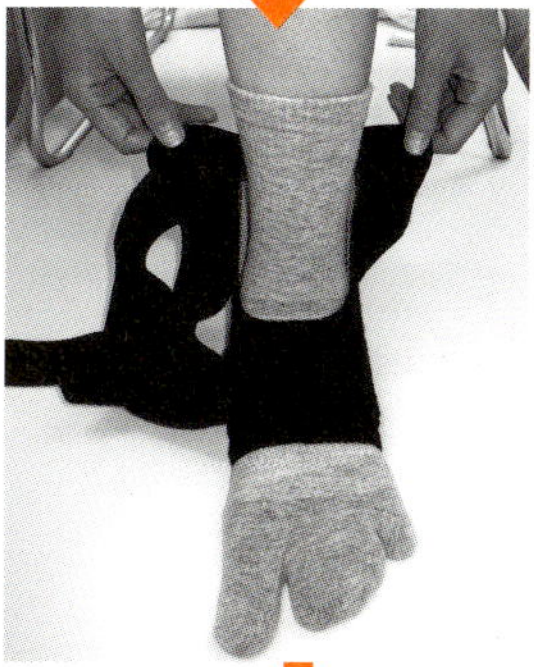

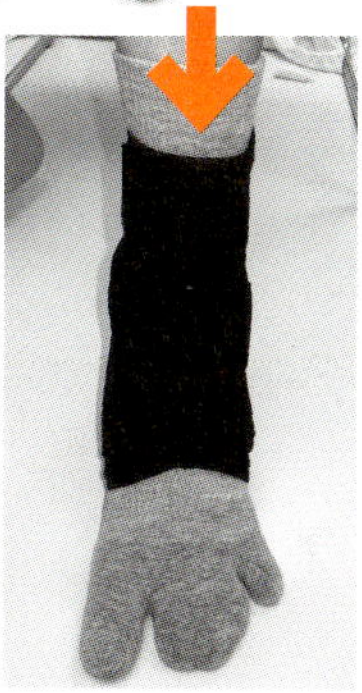

②その上から専用の足首サポーターを装着。

3 テーピングをはずした後は専用靴下とサポーターを使い分け

「テーピングが難しくてできない」「時間がない」「面倒だ」という人、あるいはテーピングを外した後の肌を休める時には、専用のテーピング靴下や専用サポーターを利用してみてください。

これまでの靴下の役割は、足を保護したり、足と靴との摩擦を防ぐといったものでした。

しかし、現代人に足裏の異常が激増して、なかなか有効な治療器具や予防装具が見あたらない中で、靴下の役割も大きく変わりました。

機能付きの専用靴下を使用して、自分で簡単に改善したり、予防したりすることを最優先にして、健康に役立てることが必要です。

テーピングの機能が編み込まれているので、外反母趾や浮き指、扁平足など足裏のバランスを整え、予防することが可能です。

多忙でテーピングする時間が取れない時に、代替品として利用できます。

テーピング靴下で足裏のバランスを整えると、足指を使って踏ん張れるので、かかとに片寄っていた重心が正常な位置に戻り、その左右差もなくなると体が安定し、姿勢もよくなってくるのです。

テーピング靴下には二本のテーピングが編みこまれており、ゆるんだ足裏のアーチ「中足関節」と「リスフラン関節」を押圧して足裏のバランスを整えます。

また、指が三本に分けられているのは、親指と小指を分けると、残りの三本が自然と前に出て踏ん張れるという体の構造に合わせているのです。これは、テーピングの原理と同じです。

もう一つの専用のサポーターは、テーピング靴下の上から履くことで、カサハラ式足裏バランステーピング法に近付ける効果を引き出します。

【靴を履く時は専用靴下やストッキングも併用可】

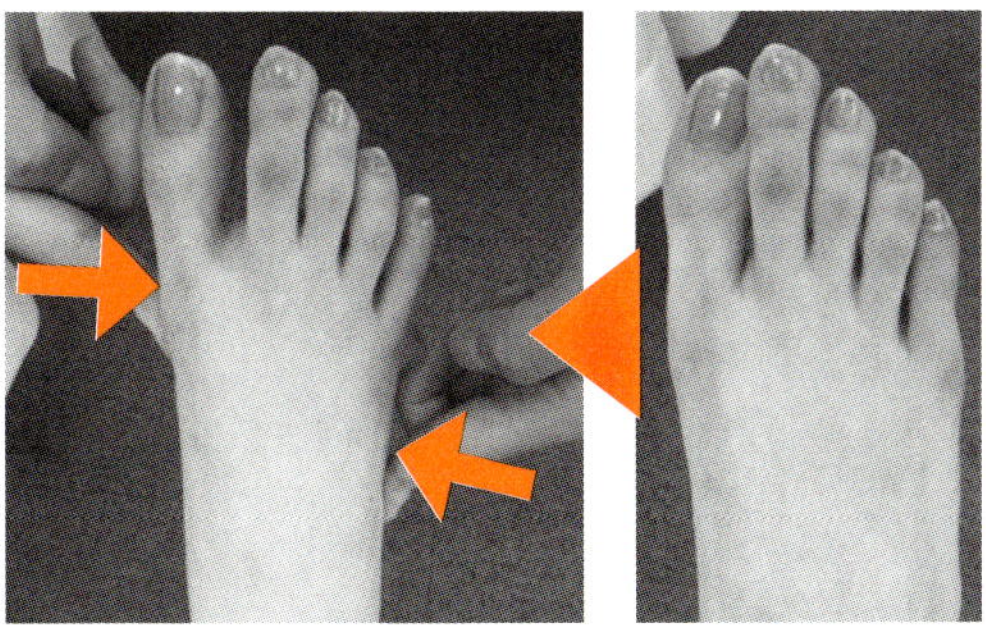

▲中足関節とリスフラン関節を押すと、指が開く原理

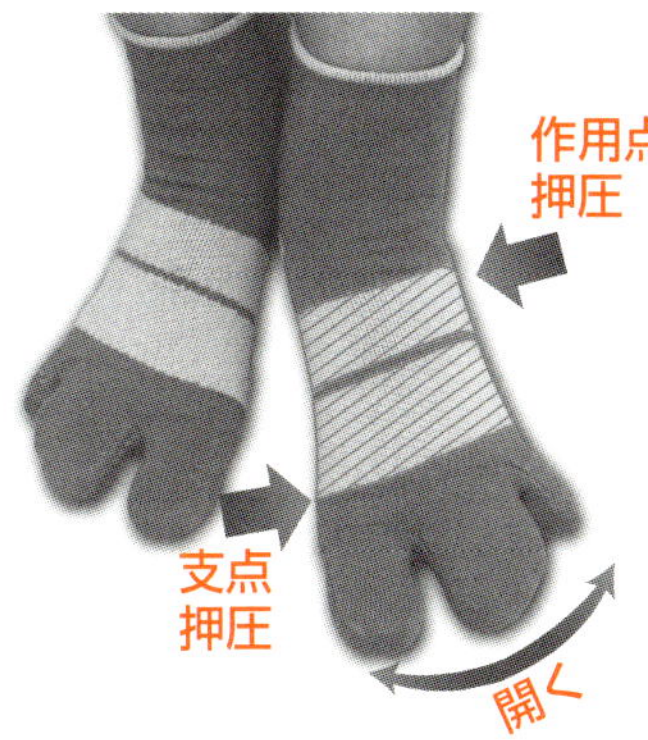

▲親指と小指を分けると、残りの3本の指が前に出て開き踏ん張れる原理

【室内では専用靴下とサポーターとの併用】

▼指間パットタイプとテーピング靴下との併用法

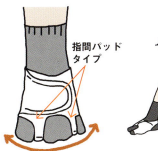

▼筒型タイプとテーピング靴下との併用法

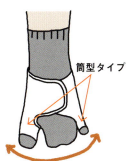

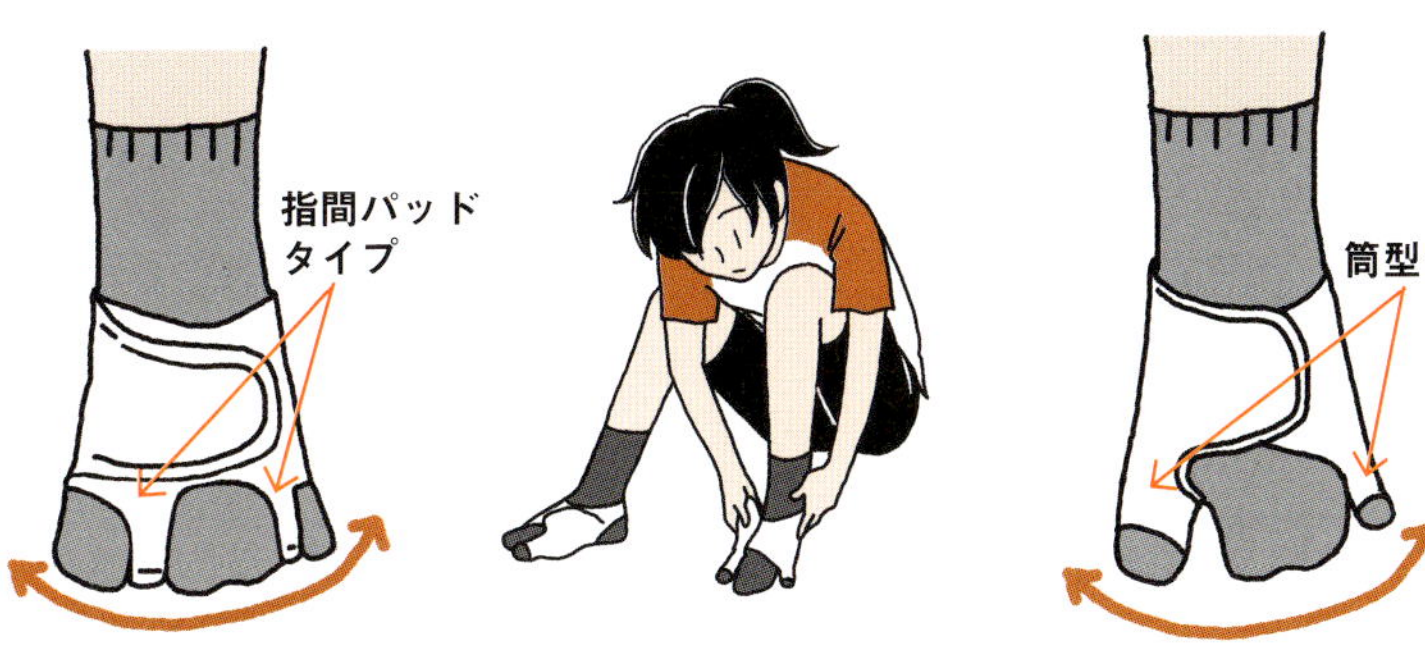

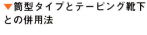

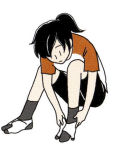

・親指と小指の間にはさむ指間パッドタイプ。
・指の重なりがない場合。
・子どもの外反母趾や内反小指などにも役立ちます。

・どんな足にも合わせやすいタイプ。
・指が重なるようなひどい外反母趾（仮称：足へバーデン）がある人も、簡単に自分で対策できます。

4 カンタンにできる！包帯と靴下の併用法

前の項（P74参照）で、**カサハラ式足裏バランステーピング法**を紹介しましたが、「難しくてできないが専用靴下だけでは痛い、心配」という場合や「子どもの足をしっかり矯正したいがテーピングは続かない」「スポーツ時に足をしっかりと補強したい」などといった場合に対応できるカンタンで固定力のある方法を紹介します。

専用のテーピング靴下を履く前に、甲全体に伸びない五裂の綿包帯を巻き、その包帯がずれないように基本アーチテープを二枚貼り、その上から専用の三本指テーピング靴下を履きます。特に痛い方の足に有効です。伸びない綿包帯で、ゆるんでいる中足関節とリスフラン関節を固定保持することで、足の痛みを防ぐ方法です。必ず、伸びない綿包帯を使用してください。カサハラ式足裏バランステーピング法に近い効果が得られます。

【痛みがある場合の包帯と装具を併用する方法】

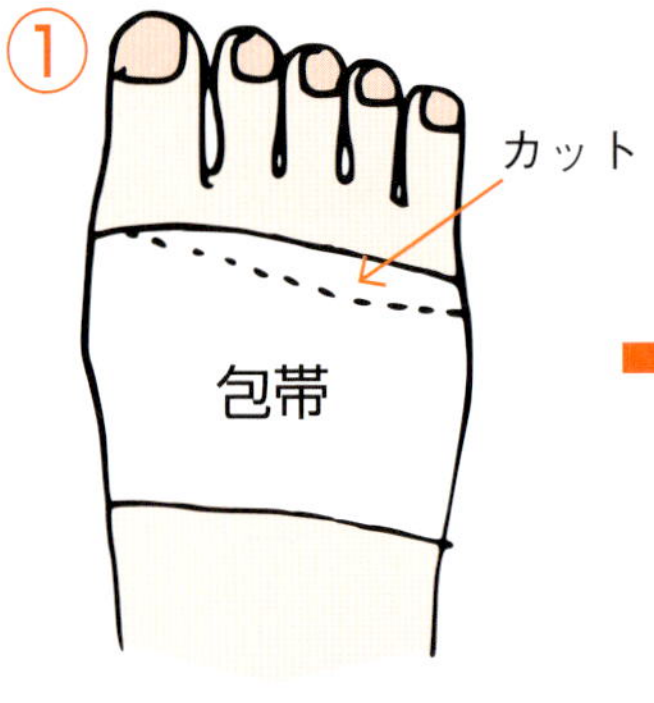

【用意するもの】
・約6cm幅の伸びない綿包帯
・基本アーチテープ２枚（片足につき）

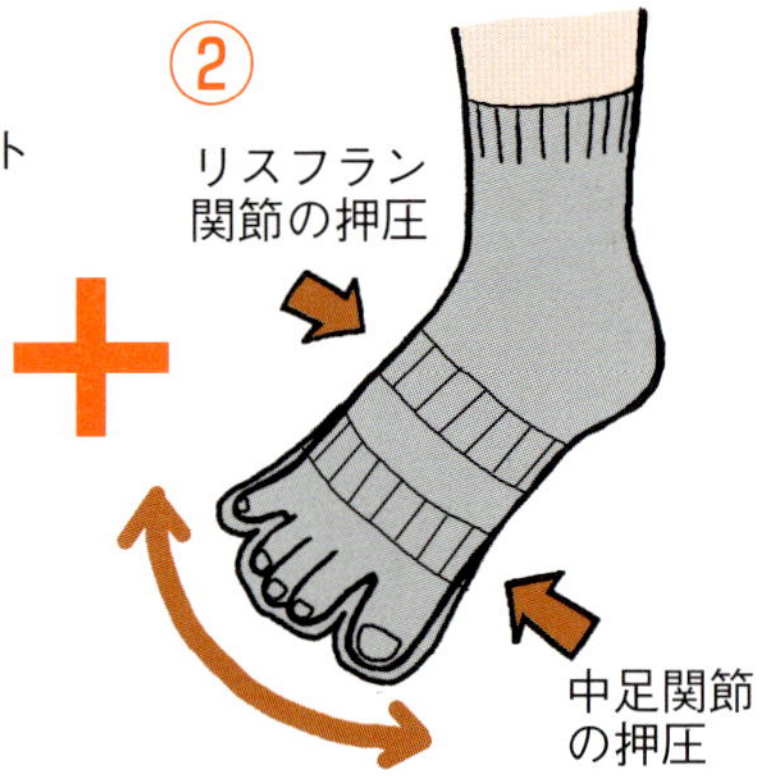

▲テーピング靴下で整った足

①伸びない5裂幅の綿包帯を甲に5周位軽く巻き、紙バンで留める。(包帯はきつく巻かないこと) 次に、甲部分と足裏部分を三日月型にカット。体重が乗った時に力が逃げるようにする。

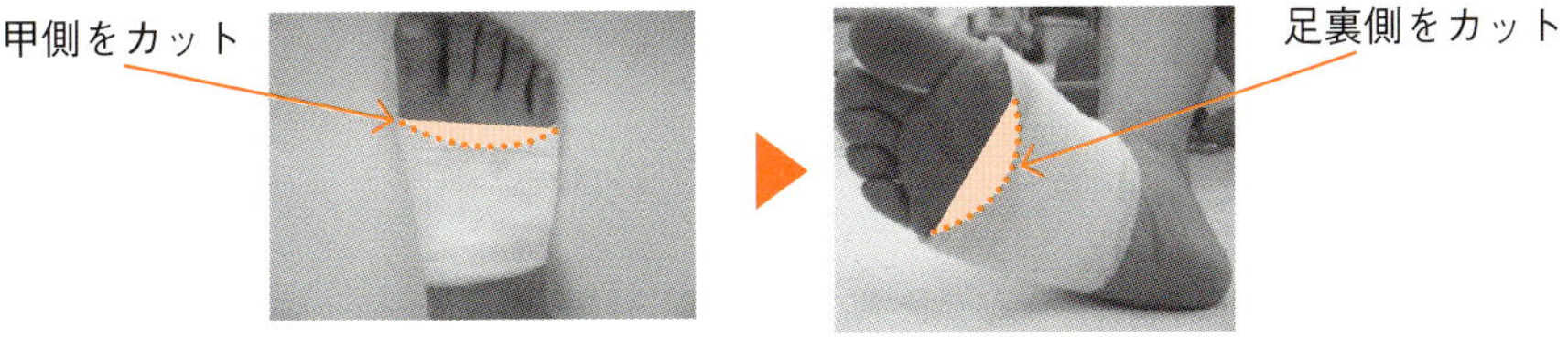

②包帯がずれないように、指先側を、基本アーチテープで包帯と肌を半分ずつ留める。テープは引っ張らないで貼るだけ。

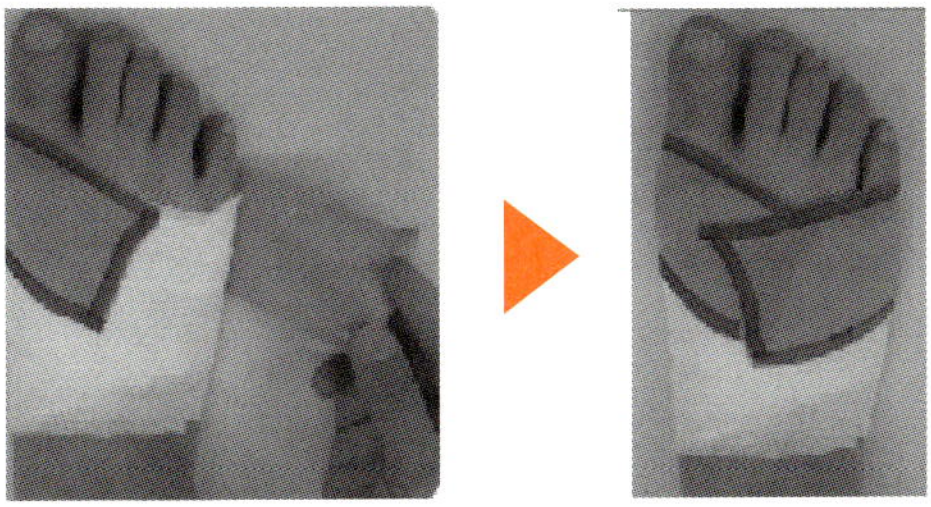

③同様に、足首側を、基本アーチテープで包帯と肌を半分ずつ留める。テープは引っ張らないで貼るだけ。

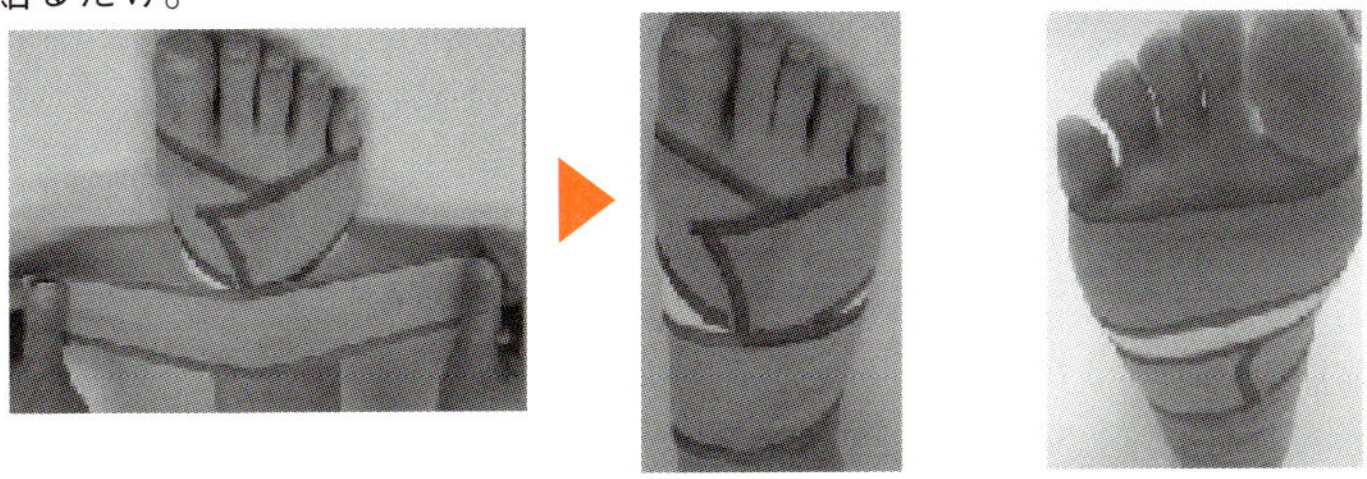

④最後に専用の3本指テーピング靴下を履いて完成

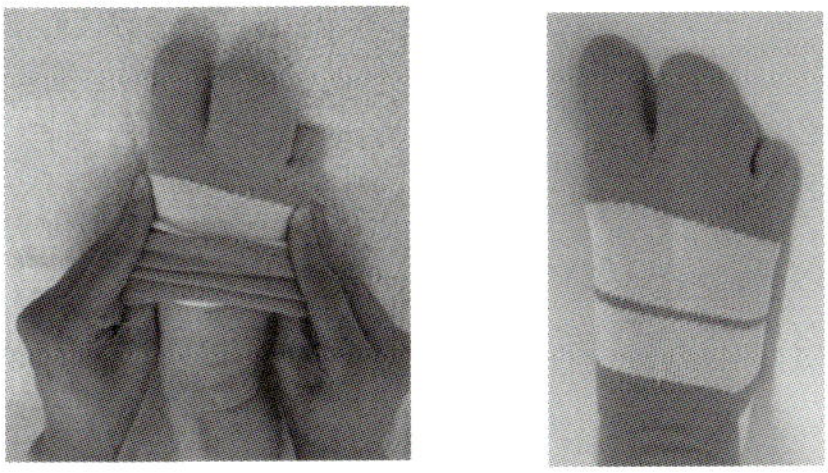

5 「グーパーリハビリ運動」で踏ん張り力をつける

カサハラ式「グーパーリハビリ運動」は、外反母趾や浮き指・扁平足など不安定な足裏の改善に効果があり、子どもから大人まで有効なストレッチ方法です。通常、多くの人はグーパー運動というと指先だけで行うことを連想されると思いますが、実はそれでは本当の効果は引き出せません。足指の自力だけで行うグーパー運動は、指先しか動かせていないのです。タオルギャザーも同様です。踏ん張るためには、**指先ではなく、指の付け根からしっかり曲がらないと踏ん張る力がつかないのです。**例えば、手の場合も重い物を持つ時や体を支える時など、指先ではなく、指の付け根から深く握ることでしっかりとつかむ力がでます。

足も同様で、指の付け根から曲げて踏ん張らないと、全体重を支えて歩くためのクッション作用（免震機能）が働かないのです。

グーパーリハビリ運動は、親指を中心に行います。体を支える一番大きな力は親指にあるので、その親指の運動可動域を広げることで、他の指も連動してきます。手を使って、足の親指の付け根から内側に深く曲げるのが「グー」、親指をグルグル回すのが「パー」の運動です。指が踏ん張れていない人は、グーの運動だけでも痛がります。**翌日に痛みが残らない程度に、徐々に慣らしてください。**毎日、片足五分位ずつ行うのが目安です。

テーピングを行う前に、お風呂の中で行うと効果的です。動きが悪い人は、お風呂の中で行うと効果的です。

テーピングを行う前に、グーパーリハビリ運動を行って、足指の運動可動域を広げておくと、より効果的です。また、専用テーピング靴下を履きながら行うのも、足指の運動可動域を広げるのに最適です。**なお、足に痛みがある場合は行わないで、痛みが取れてからにしてください。**

【カサハラ式グーパーリハビリ運動】

●グーパーリハビリ運動は、親指の運動可動域を広げて、足指に力が入り、踏ん張って歩けるようにすることが目的です。
●最初、動きが悪い場合は「グー」の運動から行い、慣れてきたら「パー」の運動を行います。
●毎日、片足5分ずつ位2回行うのが目安です。（夜はお風呂で、昼はテーピング靴下を履きながら行うのも効果的）
●足に痛みがある時は行わず、痛みが取れてから始めてください。

【左足の場合】

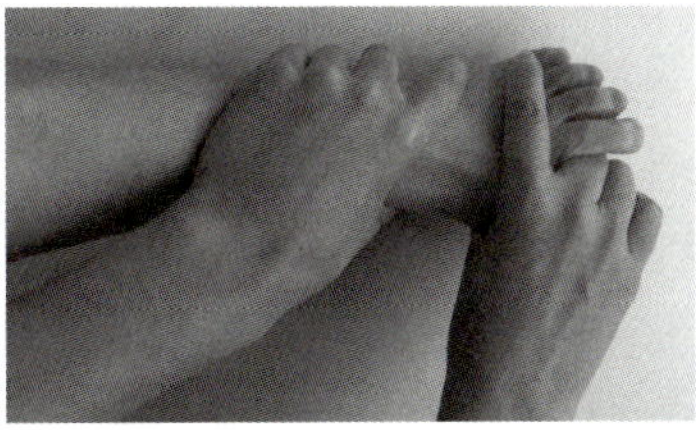

①右手の人差し指を伸ばし、親指と残りの3本で、足の親指を握る

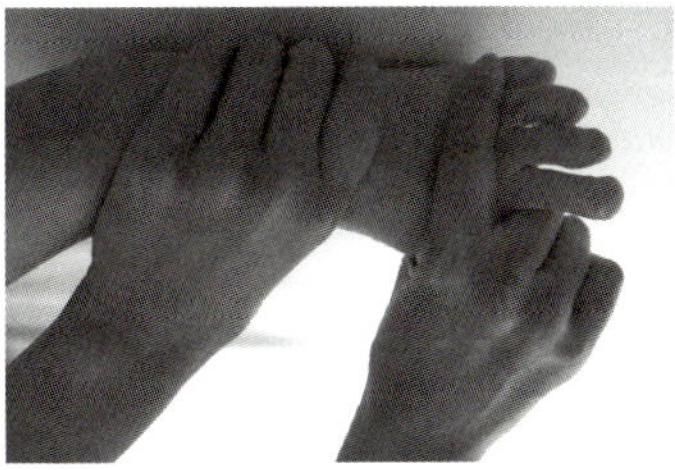

②反対の左手で、足首が動かないように甲をしっかり持つ

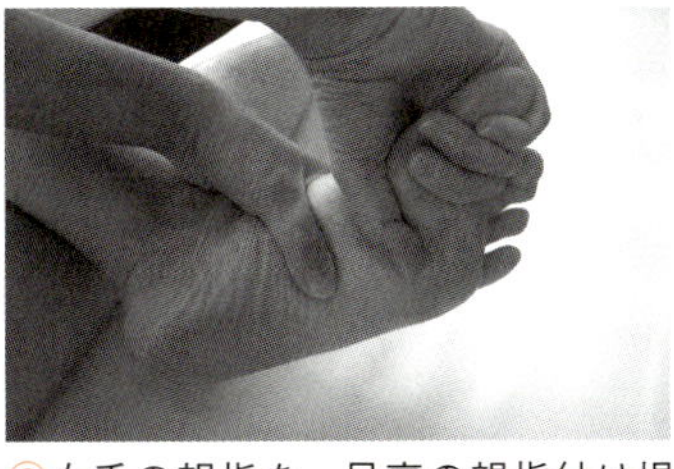

③右手の親指を、足裏の親指付け根に当てる

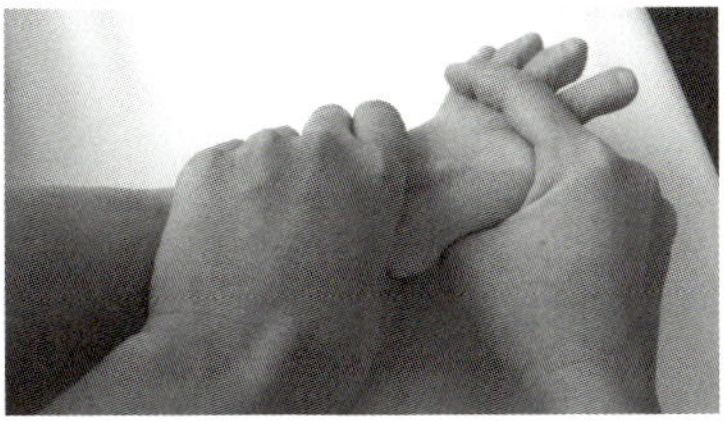

④テコの原理で、親指を指の付け根から深く下へ曲げる。**「グーの運動」**

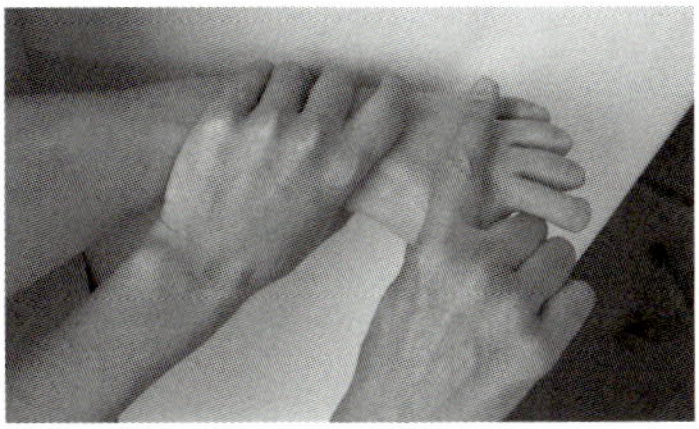

⑤親指を左右に回す、**「パーの運動」**。反対足も同様に行う

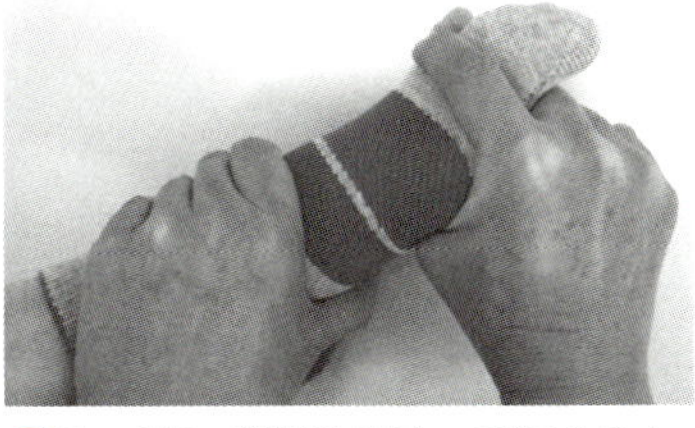

⑥テーピング靴下を履いて行うのも効果的

6 子どもの外反母趾・浮き指に対する年齢別対処法

小中高生の約60％に、外反母趾や浮き指、扁平足など足裏の異常が見られます。最近では小学校の低学年でも多く見られるようになり、中には親指が30度以上曲がったひどい外反母趾や親指が90度以上甲側に反り、甲にきつそうなほどのひどい浮き指の子どもも見かけます。体の土台となる足裏が不安定だと、足だけの問題に止まらず、猫背や側弯症など体のゆがみと共に、子どもの肩こり・頭痛・めまいなど自律神経失調状態・うつ状態などの未病が起きてしまいます。**お母さんが子どもの足と体に目を向けて、少しでも早く異変に気付き、対応することが大切で、早ければ早いほど治療効果が高いのです。**小さな子どもは、新陳代謝がいいので汗もかき、テーピングを一日貼るのは難しくなります。ここでは年齢別に対する目安を紹介しますので、参考にしてください。

【歩き始めから４歳くらいまで】

お母さんによる**「足裏《あしうら》爪《つめ》刺激《しげき》法」**で、足底反射を記憶させ、足裏のセンサー「メカノレセプター」を発達させます。

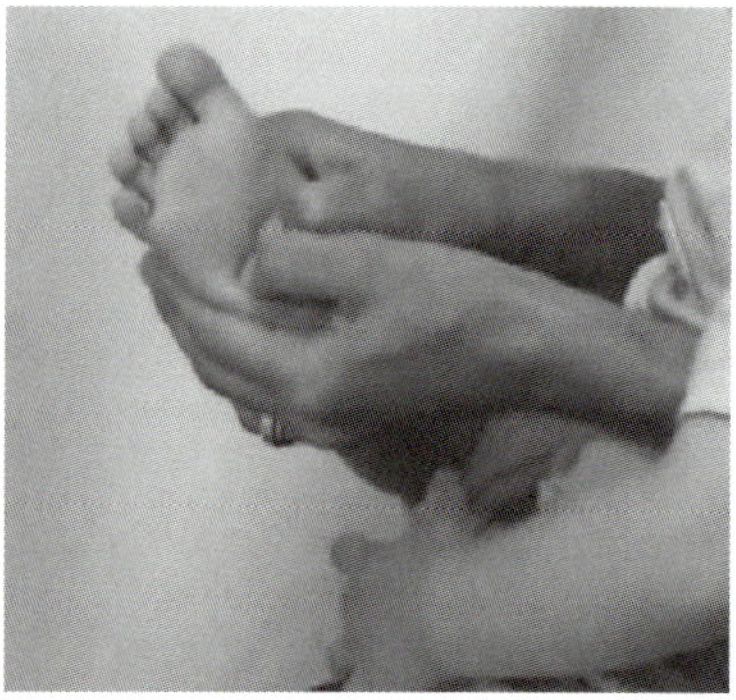

・子どもの足裏を、お母さんの手の爪をたてて足裏全体を刺激します。刺激することで踏ん張るという反射を呼び起こします。生まれたばかりの赤ちゃんも、手をつつくと握り返す反射（原始反射）が備わっていて、足にもあります。足裏を刺激することでしっかり足裏のセンサー「メカノレセプター」を発達させたり、記憶させることが大切です。

【4歳から8歳くらいまで】

「足裏爪刺激」に加え、お母さんの手で軽いグーパーリハビリ運動を行い、足の指が自分の意志で動くようにしてください。また、靴を履く時は靴ひもやベルトをしっかり締め、横幅が広がらないようにすることを教育してください。

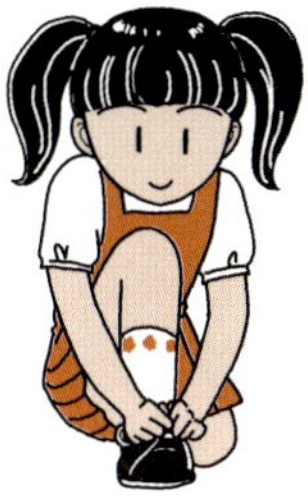
靴ひもはしっかり締める！

【8歳から12歳くらいまで】

テーピング靴下とグーパーリハビリ運動を行い、変形が進んでいる場合は、室内で、専用サポーターとテーピング靴下との併用で強めの矯正をします。特に、自分で靴ひもをしっかり締める習慣を身につけさせてください。

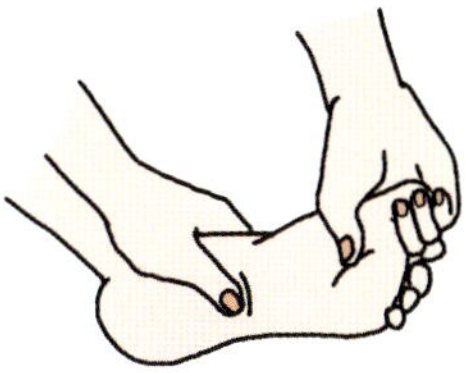

【12歳から15歳くらいまで】

テーピングで本来の足の形に戻し、その目標の形に近づける努力が必要です。テーピングを外した後は、テーピング靴下を常に使用し、履いたままグーパーリハビリ運動を行います。変形が進んでいる場合は、テーピング靴下と指間パッドタイプの専用サポーターとの併用で、ゆるんだ足裏アーチを強力に補強して、踏ん張り力を付けさせることが必要です。

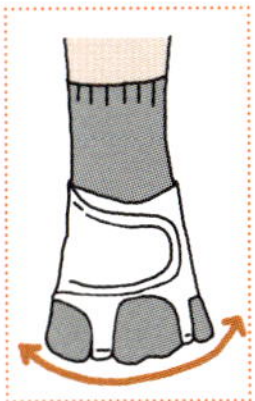
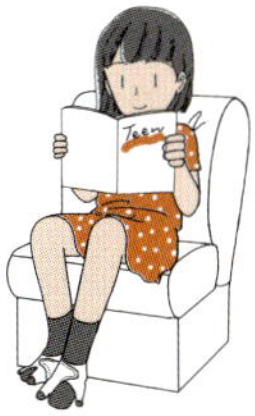
専用靴下と専用サポーターとの併用

【15歳以上】

足裏の異常の程度やライフスタイルに応じた対策を、自覚を持って行います。テーピングで本来の足の形に戻し、その形を維持できるようにするため、グーパーリハビリ運動で足指の運動可動域を広げ、テーピング靴下、専用外反内反サポーターを使い分けてください。

7 歩き方の常識を覆《くつがえ》す！カサハラ式ウォーキング法

現代人に外反母趾や浮き指、扁平足など足裏の異常が激増するのと比例するかのように、今、多くの人たちが歩き方に迷っています。足裏が不安定なために、重心がうまくとれず、体も不安定となり、それが歩き方の迷いとなって表れているのです。**ここで、声を大にして言わなければならないことがあります。それは、多くの人が正しい歩行の常識としている「ひざを伸ばして、かかとから着地する」のは、実は最も体を壊す危険な歩き方だということです。**本来、足裏全面を着地させることで、受身を取り、地面からの過剰な衝撃とねじれを吸収無害化して、体に伝えないように造られているのです。例えば、わずか30センチ位の低いところから飛び降りる時、ひざを伸ばしきって、かかとから着地する人はいないはずです。無意識に、ひざを軽く曲げて足裏全面で着地して防御しています。かかとから着地する歩行は、ひざ痛や腰痛、首の不調からくるめまい、頭痛、肩凝りなどを引き起こしてしまうのです。

【正しい歩行やウォーキングとは？】

①テーピングや専用テーピング靴下で足裏のバランスを整え、自然と正しい歩行を促す

②「かかとから着地する」のではなく、かかとを守り、足裏全体で受身を取るように着地する

③ひざを普段より1センチ位上げて、上下リズミカルに、適度なスピードに合わせた歩幅で歩く

この歩き方をうまく行うためには、普段からひざを少し曲げ加減で立つ癖をつけて、前重心で指が踏ん張れるようにしたり、ひざを高く上げる「足踏み運動」や歩き方を安定させる「ひざ締め屈伸運動」、足指の可動域を広げる「グーパーリハビリ運動」を前準備として行うことがポイントです。

【正しい歩行のための準備運動】

①ひざを曲げて立つ癖をつける

●立ち姿勢の時は、両ひざを軽く曲げて筋力で体重を支える訓練を。
●両ひざを伸ばしきって立つのは危険。骨に頼ることになり、ひざ・腰・首の痛みや不調の原因に。
●ひざを曲げると、前重心となり足指で踏ん張れる。

▼指が踏ん張れると重心が正常になる

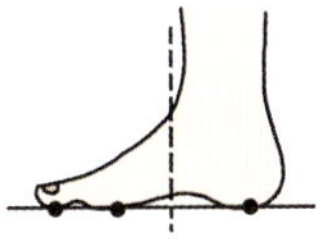

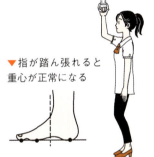

▼ひざを軽く曲げて立つ

②ひざを上げる足踏み運動

●ひざを垂直に上げる「足踏み運動」を行い、ひざを上げて歩く筋力を鍛える。
●正しい歩行は普段より1センチ程ひざを上げて歩く、そのための脚力をつける。
●老化の始まりはひざが上がらないこと。

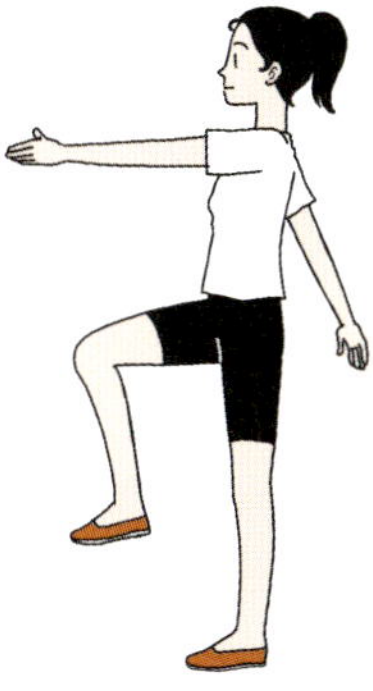

▼ひざを垂直に上げて、腕もまっすぐ垂直になるように振る

③ひざ締め屈伸運動

●O脚対策として、両ひざが開かないように内側の筋力を鍛える屈伸運動。
●両ひざがつく位置まで曲げ、離れないように伸ばす、を繰り返す。

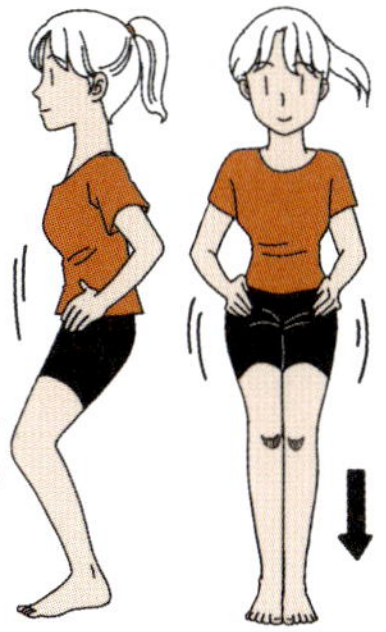

▼両ひざが開かないように、ひざを曲げたり伸ばしたりする

④正しい歩行のための3つのポイント

●ひざを普段より1～2センチ位上げて歩く
●「かかとから着地」ではなく、足裏全体で受身をとって着地。
●適度なスピードと、自分に合った歩幅で歩く。

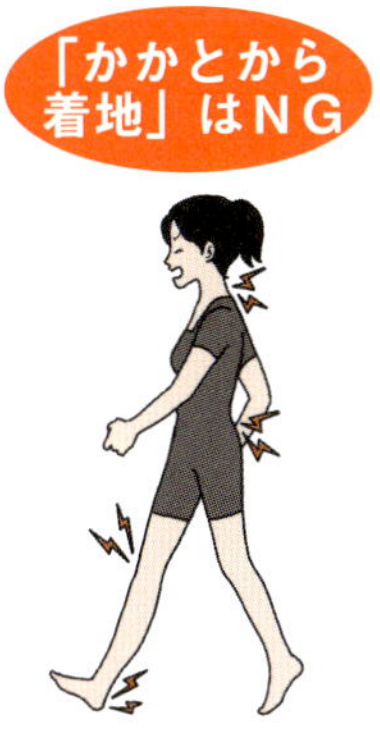

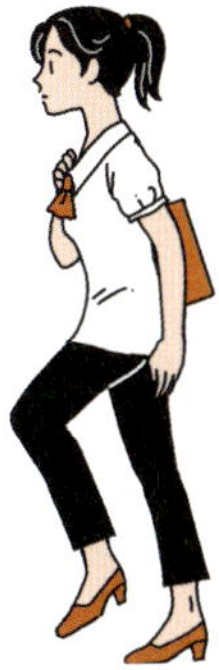

▼ひざよりいつも1～2センチ位高く上げるイメージで

【裸足で歩く国の人は良い足をしている】

▼インドネシア奥地の村人の足を調査

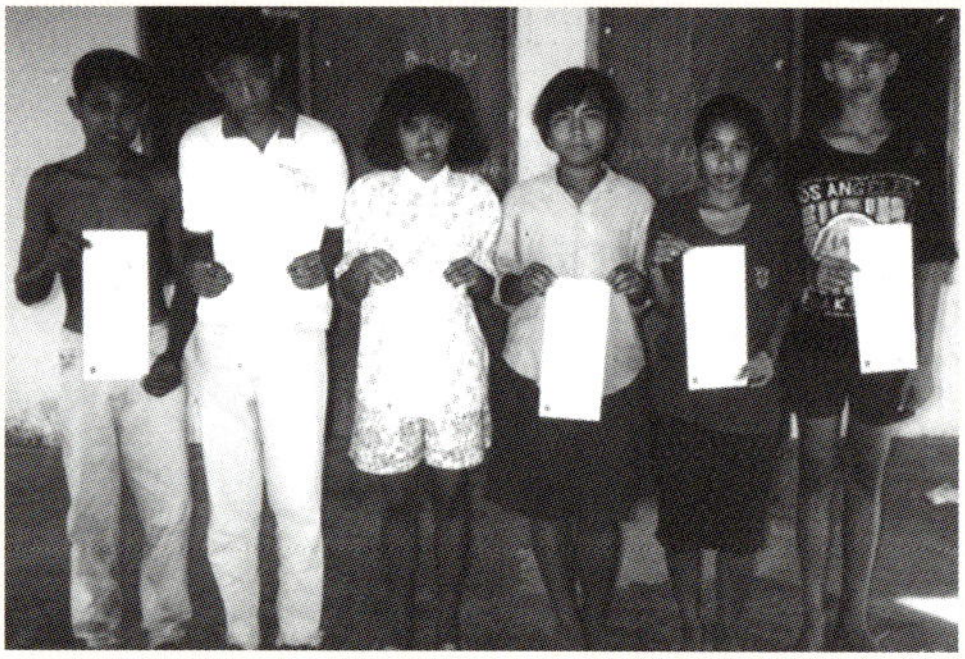

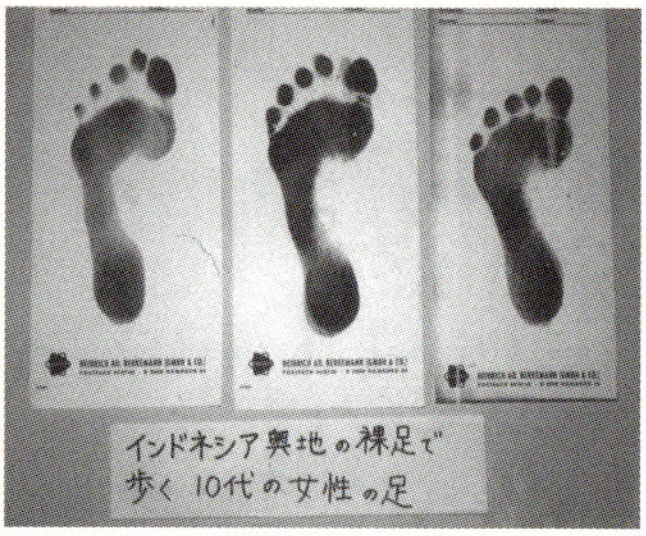

▲10代の足も指1本1本がしっかり踏ん張っている

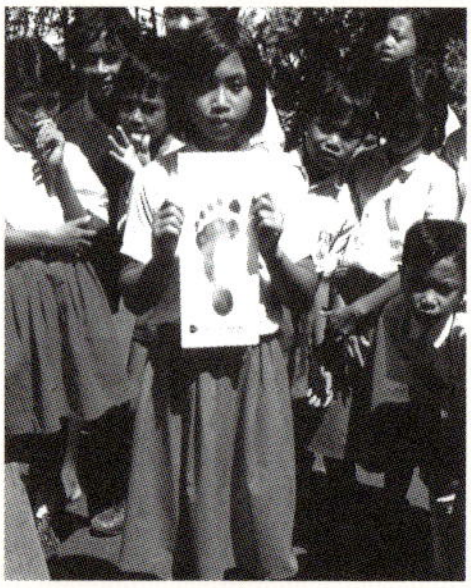

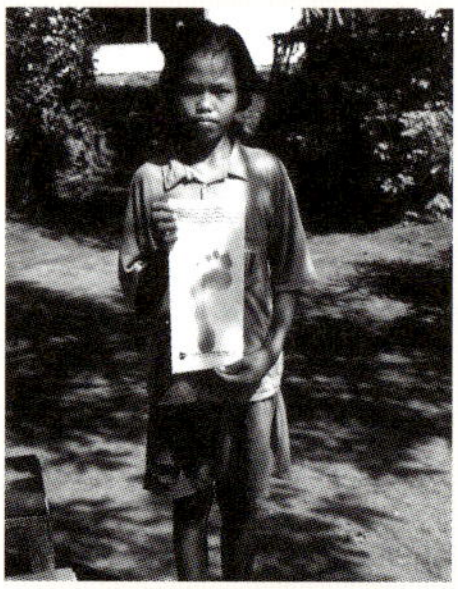

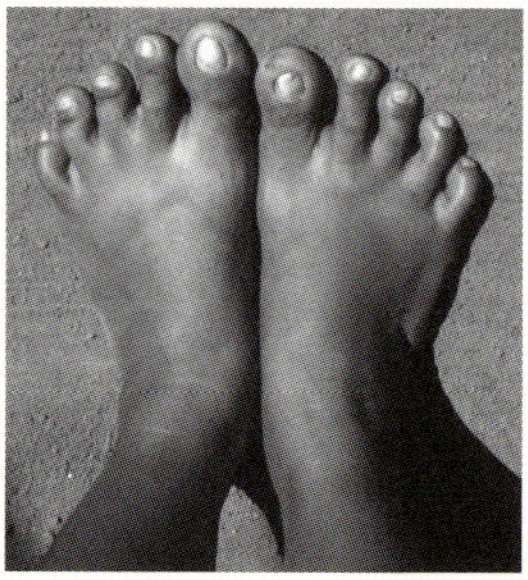

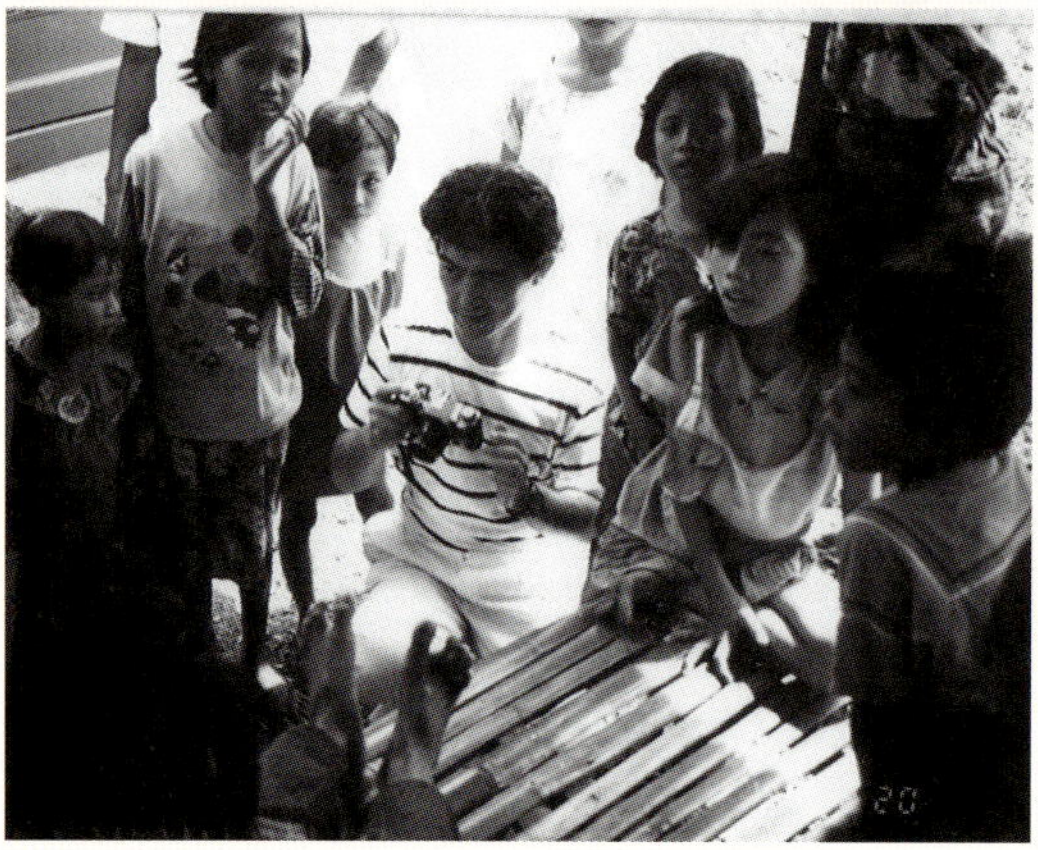

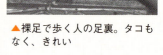

▲著者、45歳の時の足の調査

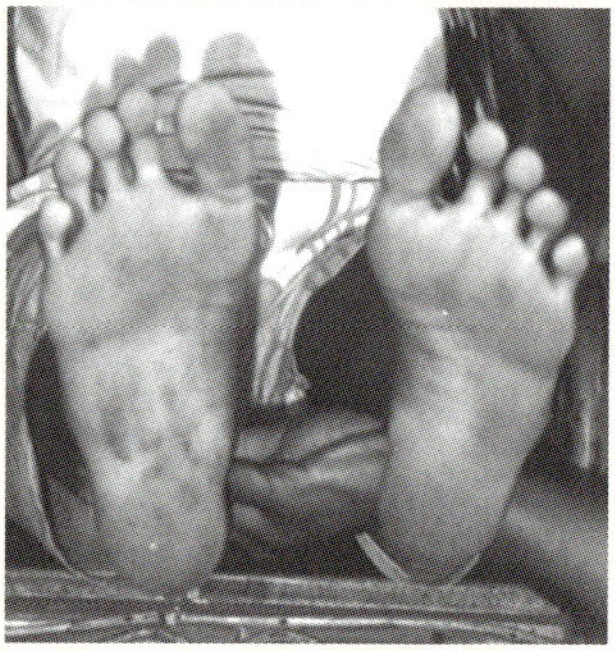

▲裸足で歩く人の足裏。タコもなく、きれい

第4章
いつも健康な人といつも調子の悪い人との差

1 足にあった！いつも元気な人といつも調子の悪い人との差

健康について総合的に見ると、いつも元気な人と、いつも調子の悪い人とに分かれます。どうして、このような差がつくのでしょうか。**その答えは、重力とのバランスを一番多くコントロールしている「足裏」にあるのです。**

ですから、私はあらゆるところで、次のようにくり返し訴えているのです。**これまでは、「足は足」「体は体」と別々に医療が行われていたので、「足と健康との関係」がわからなかったのです。**

もともと人間は、「重力とのバランス」を効率的に保つことを最優先に造られています。

そして、重力とのバランスが効率的に保たれていると、健康や美しさが備わり、運動能力や知能も発達し、環境の変化への対応に優れ、生存と共に進化が促されてきたのです。

逆に、重力とのバランスが崩れると、原因のはっきりしない痛みや体の不調などの未病が起こります。当然、運動能力や知能も低下し、環境の変化への対応が困難になり、死の危険性と共に滅亡の可能性が促されるのです。その重力とのバランスを一番多くコントロールしているところが、人間の土台となる足裏の機能なのです。

今その足裏に、外反母趾や浮き指、扁平足、「仮称：足へバーデン」などの異常が激増し、不安定になっています。

ですから、いつも調子の悪い人は、耐震構造設計ミスの体で、その根本は土台となる基礎工事に問題があるのです。人間の場合、足裏から全身を重力とのバランスで整えることで、いつも元気な人になれるというわけです。したがって、美を追求すると健康にたどり着き、健康を徹底的に追求していくと、足裏のバランスにたどり着きます。

『いつも元気な人』

▼足裏が安定、踏ん張れる足

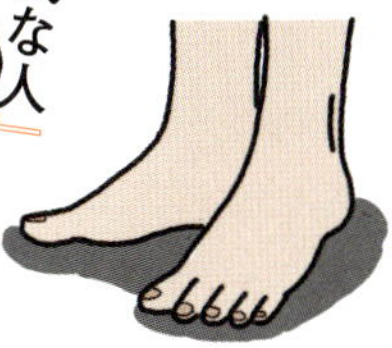

▼重心が正常の3点歩行

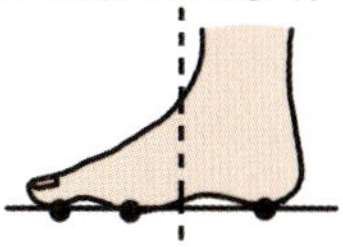

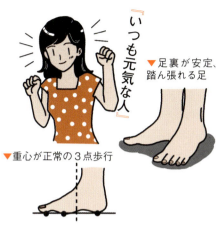

▶『いつも元気な人』は、足裏が安定し、指を踏ん張った3点歩行で体も安定

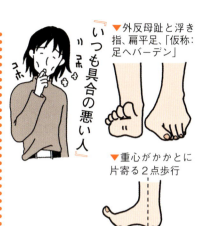

『いつも具合の悪い人』

▼外反母趾と浮き指、扁平足、「仮称：足へバーデン」

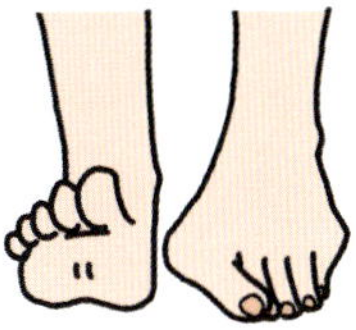

▼重心がかかとに片寄る2点歩行

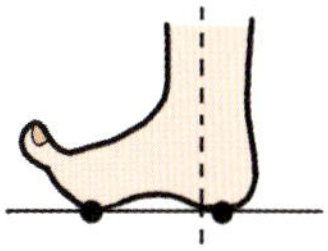

▶『いつも具合の悪い人』は、外反母趾や浮き指、扁平足、「仮称：足へバーデン」で指が浮き、不安定な2点歩行で体のバランスも悪い

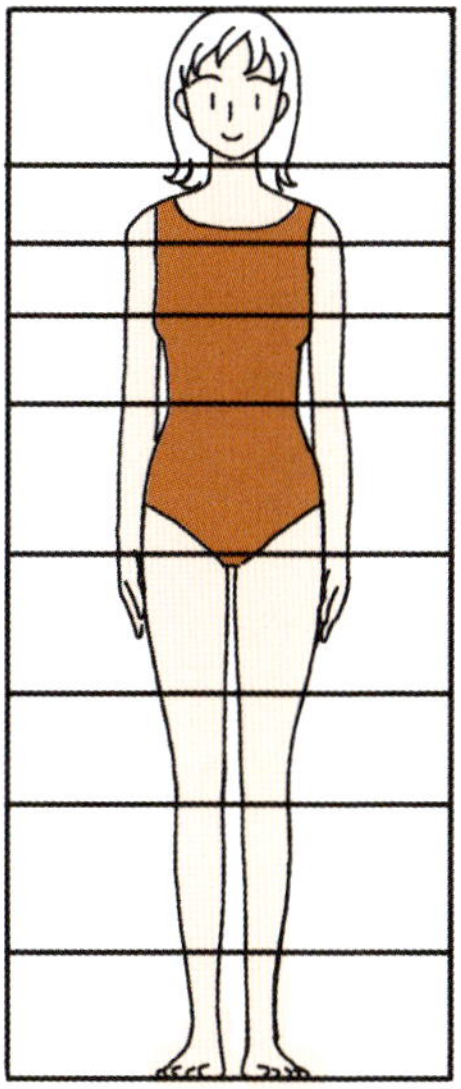

『耐震構造設計合格の体』…土台となる足裏が安定すると体もバランスよく安定

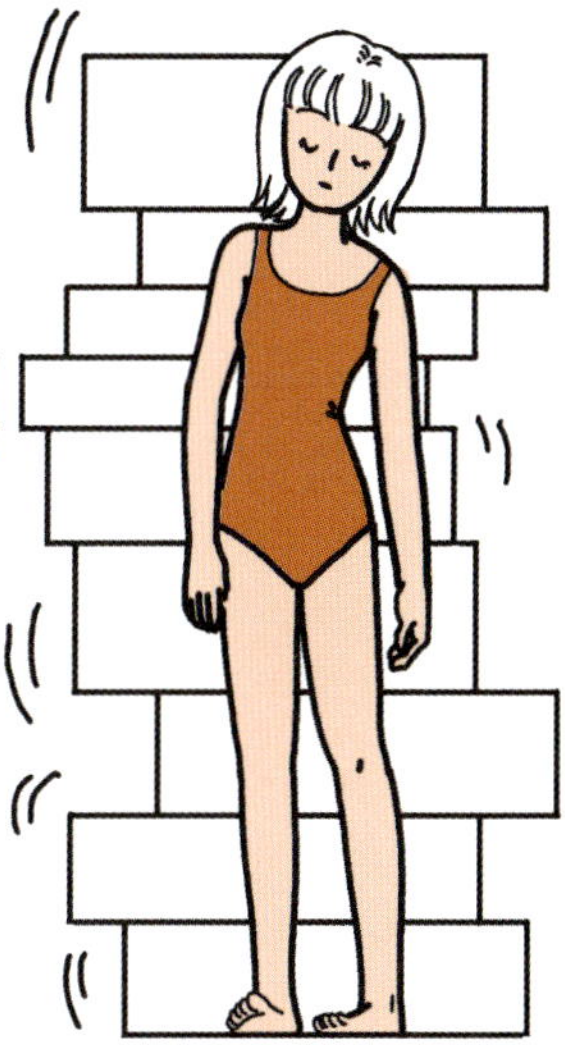

『耐震構造設計ミスの体』…土台となる足裏が不安定だと体もゆがみ不安定

2 足裏が関係！ひざ痛を起こす人と起こさない人との差

年令に関係なく、ジョギングやウォーキングなどわずかな運動量で、ひざが痛くなったという人もいれば、その何倍もの激しい運動をしてもまったく痛くならない、という人とに分かれます。

これといった原因がないのに、**若いうちから「変形性膝関節症」と診断される人もいれば、生涯ひざの変形を起こさない人に分かれます。**この差を解明している書籍はほとんど見当たらず、専門家も気づいていないことが多いと思います。

なぜなら、いまだに**その原因を「運動のし過ぎ」「太り過ぎ」「老化、年のせい」といって曖昧にしているからです。この説明では、矛盾が起こってしまいます。**ひざが痛くなるには、必ず本当の原因が隠れているのです。

それは、外反母趾や浮き指、扁平足、「仮称：足ヘバーデン」で重心がかかとに片寄っているために、かかとからの衝撃と、上からの体重の負担が、ひざで衝突を繰り返して起きるです。この時、O脚の人はひざの内側で衝突が繰り返されるので、ひざの内側が痛くなったり、変形したりするのです。**また40歳以降の女性ではこれにヘバーデン結節がひざに転移して重症化します。**どんなひざの痛みでも、治し方は一緒です。体重の負担を軽減させるためには、三等分に裂いたサラシ包帯一本をひざを中心に上下、幅広く「動く包帯ギプス」として固く巻きます。この時、ひざを45度に曲げておくと、締まり過ぎで血行不良が起こることも、筋力が落ちることもありません。

さらに、かかとからの突き上げを防ぐため、靴の中には免震用インソールを入れておくことが大切です。サラシ包帯固定によって痛みを三週間で半分治すという根本治療法なのです。

【O脚傾向のひざ】

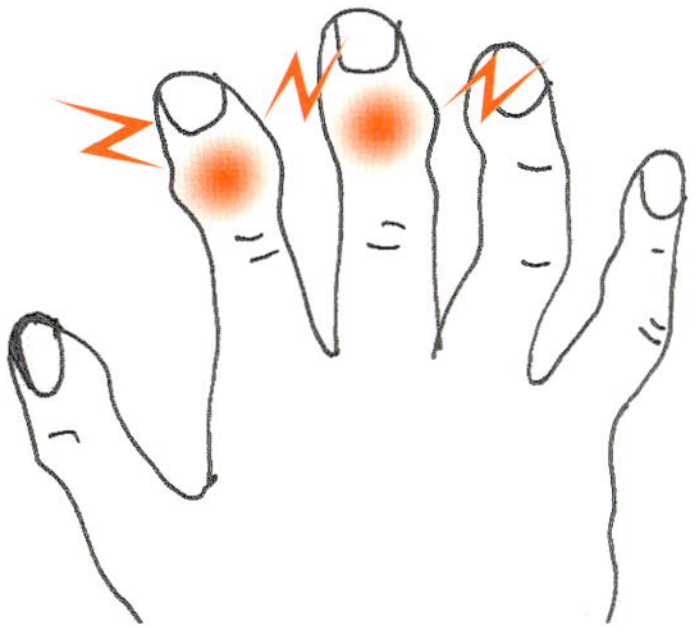

▲O脚はひざの内側で体重の負担と地面からの突き上げが衝突し、変形性膝関節症の原因に。手の「へーバーデン結節」がひざに転移すると重症化する。

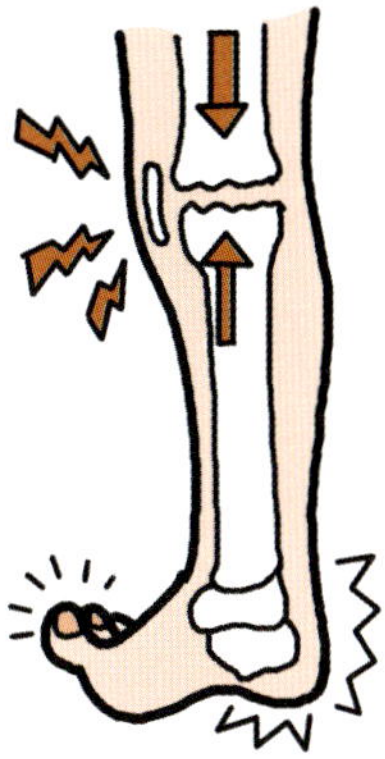

▲指が浮いて重心がかかとに片寄ると、かかとからの「過剰な衝撃とねじれ」がひざに繰り返され、ひざの変形と共に痛みが起こる！

【ひざの治し方】

▼どんなひざの痛みも3週間で痛みが半減！
「ひざサラシ包帯固定法」は根本療法

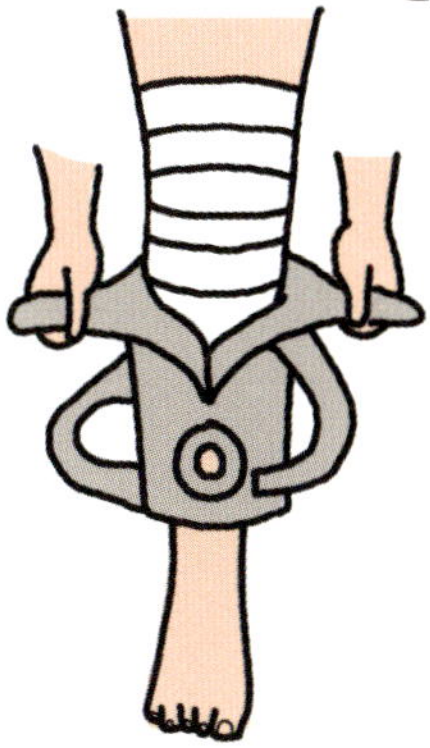

▲サラシをうまく巻けない場合は、専用ひざサポーターと併用

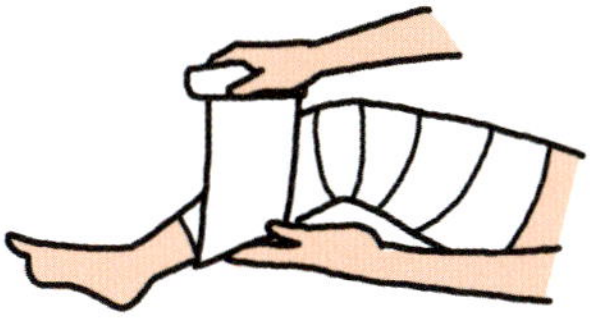

▲ひざを45度に曲げて巻くことがポイント。ひざを伸ばして巻かないこと！

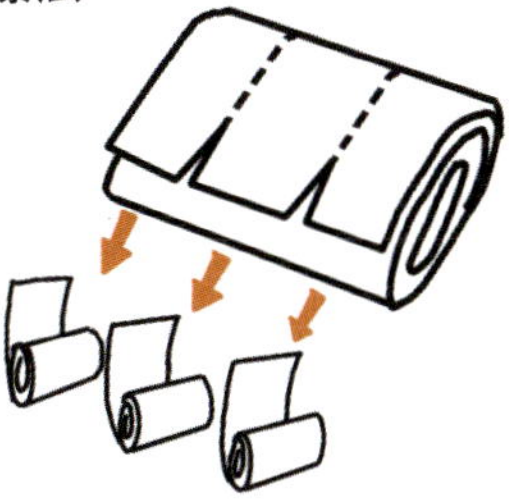

▲サラシ1反を3等分に手で裂いて、3本のサラシ包帯を作る

3 知らなかった！O脚の原因は外反母趾や浮き指にあった

O脚の原因は一般的にいわれているような「骨盤のゆがみ」や「悪い姿勢」ではないのです。これらは、外反母趾や浮き指、扁平足が原因となってO脚になった人に、後から二次的に起こる症状なのです。**外反母趾や浮き指、扁平足があると、指先に力が入らず、重心がかかとへ片寄り、ひざも後ろへ反り過ぎてしまう「反張ひざ」になります。この状態で歩くと、足先が外方向へ必要以上に流れる「ねじれ歩行」になってしまうのです。**

このねじれのストレスが、ひざの外側にある骨（腓骨頭）を外側に押し出して、外側に押された腓骨頭は、同時にすねの外側の筋肉も発達させます。また、指先に力が入らず浮いていると、すねの前側の筋肉も張って太くなったり、だるくなったり、時には痛んだりすることもあります。

筋肉は疲労すると、防御反応で、脂肪を蓄積します。この繰り返しによって、O脚になったり、脚が太くなったり、むくんだりするのです。

ねじれ歩行とO脚をテコの原理で力学的に説明すると、次のようになります。

- **足先が外方向へ必要以上に流れる状態が「力点」**
- **ねじれでゆるんだ足関節や内くるぶしが「支点」**
- **ひざの外側の骨（腓骨頭）に力が逃げて「作用点」**

O脚には、①ひざ下のO脚、②股関節のO脚、③ひざと股関節のO脚、④XO脚、⑤X脚と五種類あり、力のバランスでこのように分かれます。

治し方はいずれも同じで、まず足裏のバランスを整えてから正しい歩行を促します。次に、ひざ締め屈伸運動で内側の筋肉を鍛え、両ひざの重心を中心に集めます。O脚がひどい場合は、ひざ痛の治し方と同様のひざサラシ包帯や専用サポーターでひざを固定してねじれを防ぎます。

【反張ひざの原理】

『浮き指』で指が踏ん張れないので、重心がかかとに片寄り、ひざが反り過ぎて、ひざ痛を引き起こす！

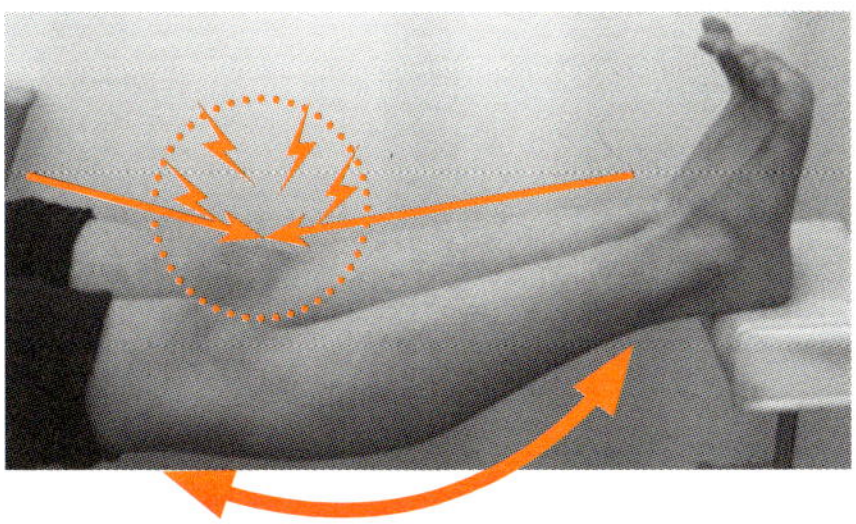

ひざの反り過ぎ！過度の負担がひざに集中し、痛みが起こる！

【ひざ下のO脚の原理】

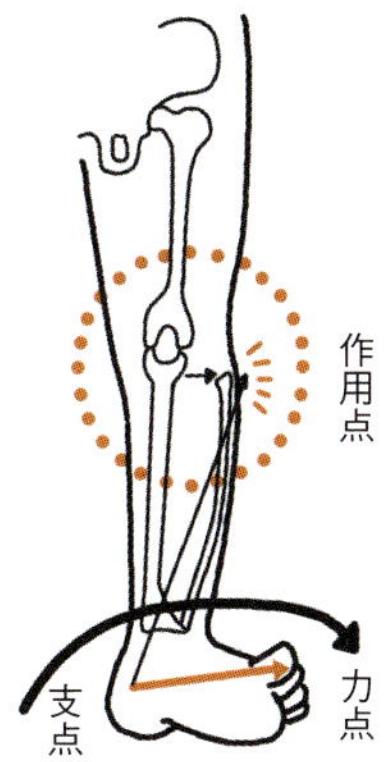

◀腓骨頭が作用点となり、力が逃げて骨がずれる

▲外反母趾や浮き指による「ねじれ歩行」で、足先全体が「力点」、内くるぶしが「支点」、ひざの外側の骨「腓骨頭」が「作用点」となって外側にずれてO脚になる。

【O脚の治し方】

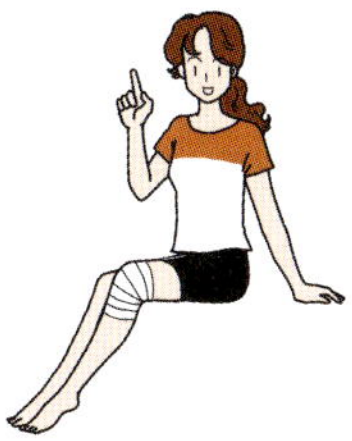

③O脚がひどい場合は、ひざの「サラシ包帯固定」が一番

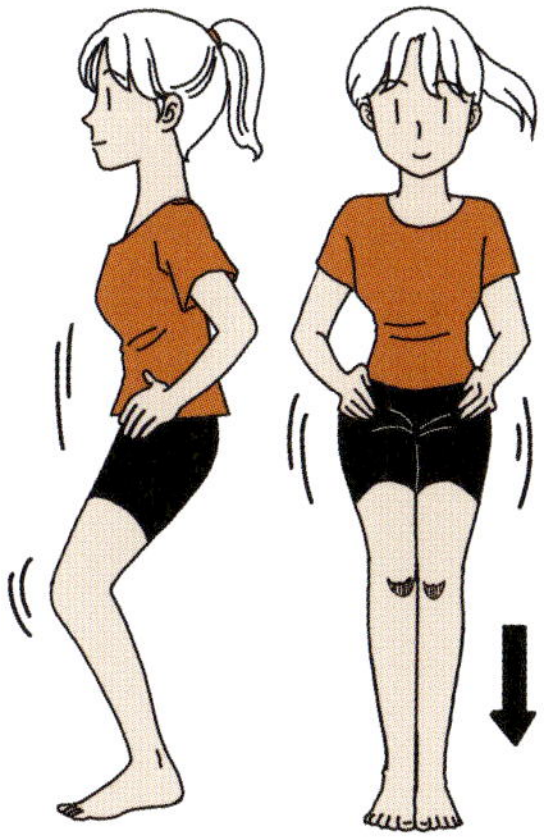

②ひざを締める力を鍛える「ひざ締め屈伸運動」（P93 参照）

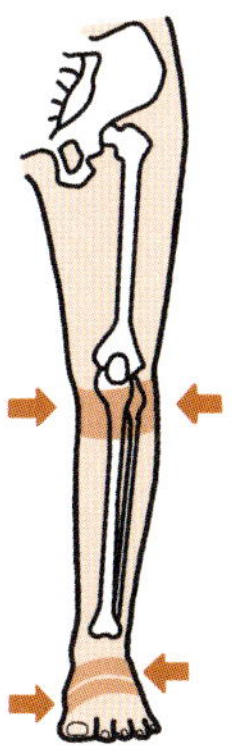

①テーピングやテーピング靴下で足裏のバランスを整え、指を踏ん張り真っ直ぐ蹴って歩けるように促す。さらに、専用靴下でひざの外側も押圧サポート。

4 98％の確率！足裏の異常と腰痛との因果関係

患者さんの中には、すでに病院で「腰椎ヘルニア」「分離症」「すべり症」「狭窄症」と診断された人が多くいます。この人たちの足を調べると、約98％の確率で、外反母趾や浮き指、扁平足が見られます。改めて詳しく足裏の検査をすると、重心のかかとへの片寄りと左右差までわかります。

また、ひざが反り過ぎている「反張ひざ」も見られ、かかとからの有害なストレスとなる過剰な衝撃波とねじれ波をひざから下で吸収無害化できないのです。そのため、腰にゆがみ（ずれ）が起き、腰の骨に損傷が起こるのです。

このように、腰痛の最大原因は足に隠れているのですが、「足は足」「腰は腰」と別々に診断や治療が行われ、足と体は一体という考えがないためになかなかよくならない、治りきらないという結果を招いているのです。その証拠に、どこの医療機関を訪ねても、「足を診せて」というところはありません。**今、腰痛で悩んでいたら、自分の足を見てください。約98％の確率で外反母趾や浮き指、扁平足など足裏の異常があるはずです。**

また40歳以降の女性ではヘバーデン結節が腰に転移している場合が多いと推測しています。

治療法は、三等分に裂いたサラシ包帯を使い、股関節の外側にあたる「大転子」というところをしっかり固定し、体重の負担を軽減することなのです。

ここを土台（基礎）にすることで、同時に骨盤や腰椎のゆがみ（ずれ）も取れて安定するのです。ただし、固定の位置が上過ぎると、単なる腹巻にしかならず固定になりません。

大転子を固定するとギックリ腰でかつがれてきた人でも、歩いて帰ることができます。

【反張ひざと腰痛】

▶ひざの反り過ぎ「反張ひざ」があると、ひざのクッション作用も低下するため、かかとからの過剰な衝撃波とねじれ波を吸収できず、まともに腰へ繰り返し、腰痛の原因に。

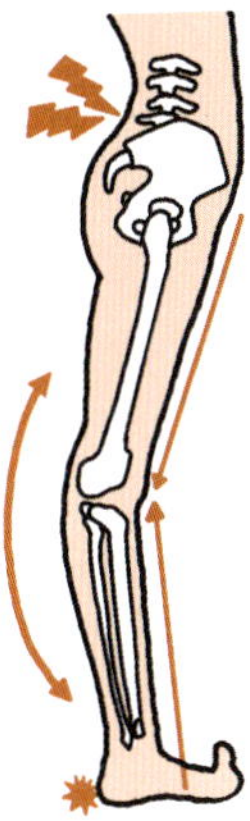

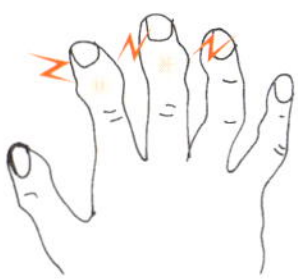

◀40歳以降の女性では手の「ヘバーデン結節」が腰に転移して重症化させている場合が多く見られる。

【足裏の異常と腰痛との関係】

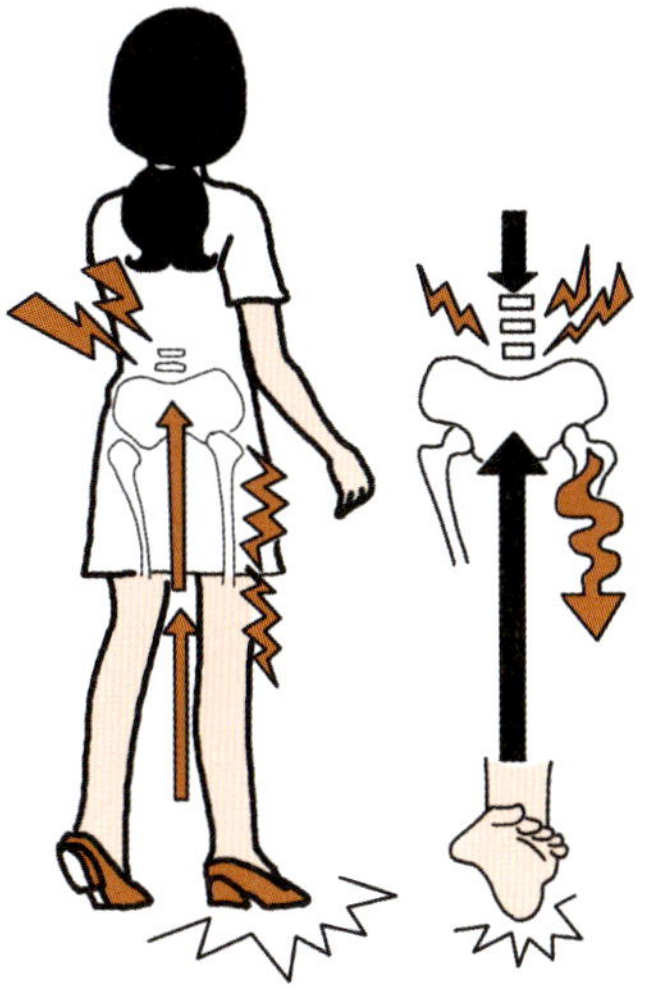

▲外反母趾や浮き指、扁平足があると、重心がかかとに片寄るため、免震機能（クッション作用）が低下し、かかとからの過剰な衝撃とねじれを吸収無害化できず、腰へ繰り返し伝えてしまう。

【腰痛の治し方】

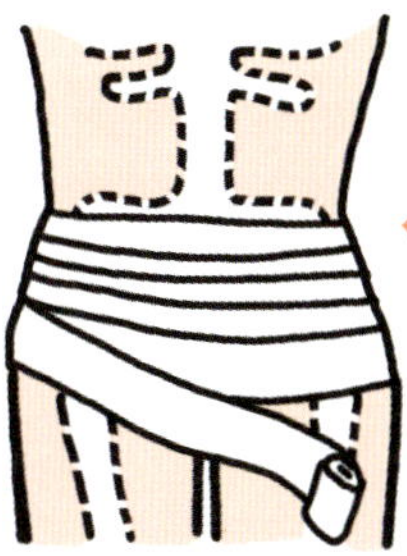

▲どんな腰の痛みも3週間で半減！「腰サラシ固定法」が効果的

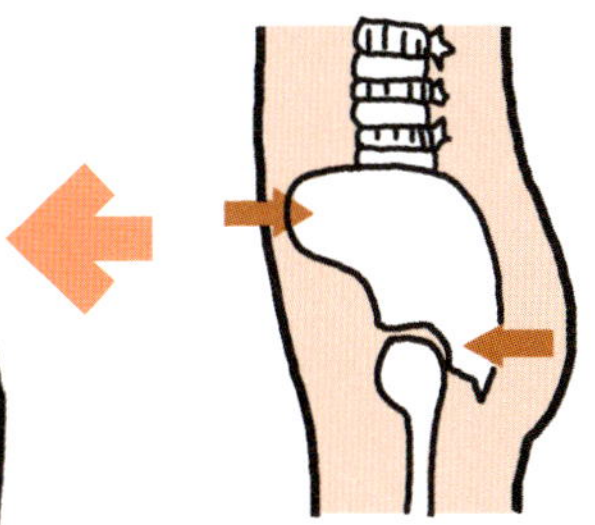

▲正常にする原理

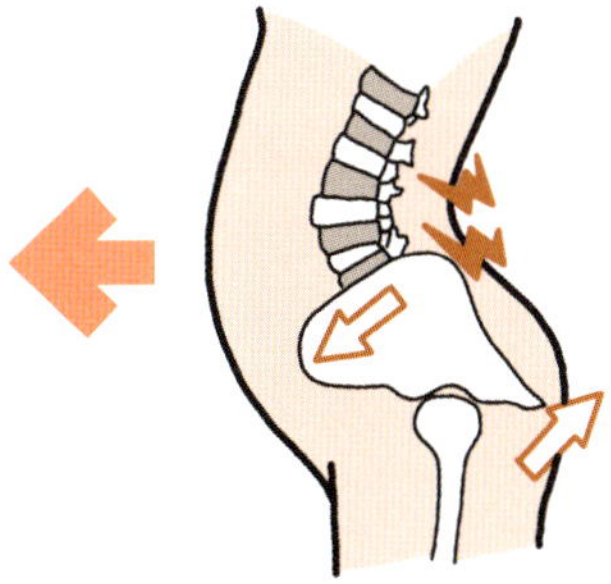

▲腰痛で一番多いのが「反り腰」

5 「スマホ首」「パソコン首」！どんどん増えている首の不調

首の調子が悪いという人が、ますます増えています。パソコン作業で知らず知らず前のめりになり、苦しくなってハッと気付き、姿勢を戻すことがあります。実はこの繰り返しによって、重い頭を支える首に疲労が蓄積されているのです。

さらに、長時間スマートフォンや携帯を見たりして、下を向いているので、それだけ首が重力の負担を受け続けることになります。これが、首こり・肩こりの始まりで、次第に自律神経失調状態が起こってしまうのです。これをまとめて「スマホ首」や「パソコン首」と呼んでいるのです。

ここで、もう一つ注意したいのは、同じ条件下でも、スマホ首やパソコン首になる人とならない人とに分かれることです。

スマホ首やパソコン首になる人の特徴は、外反母趾や浮き指、扁平足で、重心がかかとに片寄り、左右差も共って足裏が不安定になっていることです。その足裏の不安定を首が補おうとするために、首にも異常が起きてしまいます。

首に異常を起こす原因は、足裏の異常と、重力の負担が加わった①〜③の三つのパターンで、①首にゆがみ（ずれ）が発生する構造学的ゆがみ、②首に骨の異常が発生する過労学的損傷、③首に反復性のストレスが発生する環境学的条件、となります。そのほか④身体的特徴、つまり先天的要因となる遺伝的な原因が関係するもの、⑤原因がはっきりしている、後天的要因となる事故やケガ、病気などがあり、**特に40歳以降の女性では、手に起こる「へバーデン結節」が首に転移する「仮称：首へバーデン」により、「むち打ち症の後遺症状態」を引き起こしていると推測しています。**

この事実を知ることが重要です。

第4章 いつも健康な人といつも調子の悪い人との差

【足裏の異常と重力の負担が首を痛める５つのパターン】

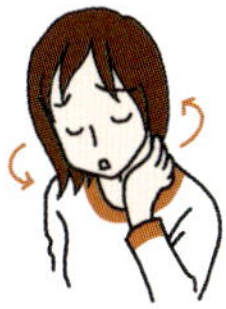

①首にゆがみが発生するパターン：『構造学的ゆがみ』

首は頭を乗せ 360 度回転でき、運動可動域が大きいため、足裏の左右差は、脊椎の最上部となる首が効率的に補いやすく、ゆがみが発生。積み木の１段目がずれたら、常にその上部を崩れないように反対側へ傾けるという物理の法則

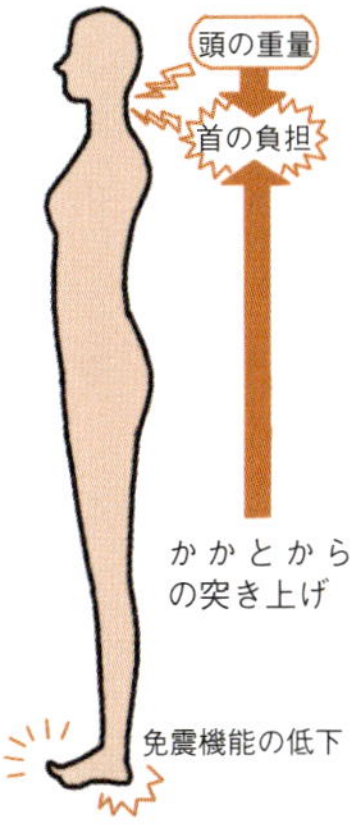

②首の骨に異常が発生するパターン：『過労学的損傷』

重心がかかとへ片寄っているため、免震機能が衰え、かかとからの「過剰な衝撃波とねじれ波」という介達外力が首へ伝わってしまい、骨の異常が発生

③反復性のストレスが発生するパターン：『環境学的条件』

パソコン作業で前のめりになり、首へ重力の負担が繰り返される。また日常生活やスポーツなどで足裏からの突き上げと、頭の重さが首で衝突を繰り返し、反復性の損傷が発生

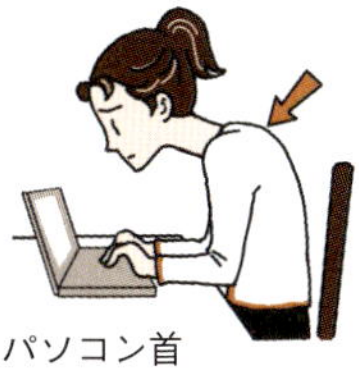

パソコン首

④身体的特徴が原因となるパターン：『先天的要因』

体に比べて頭や顔が大き過ぎたり、首が細く長い、逆に首が太く短い、なで肩などの先天的、遺伝的要因が加わることで、首の異常が発生

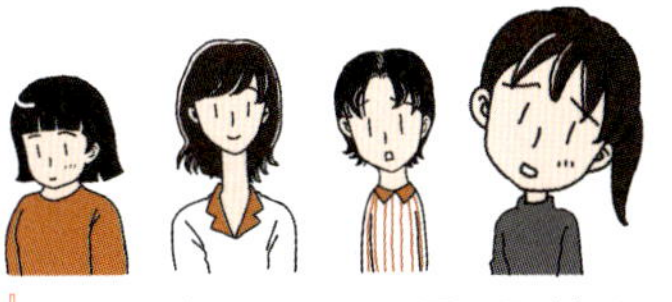

首が短い　首が長い　なで肩　頭が大きい

⑤原因がはっきりしているパターン：『後天的要因』

交通事故やケガなどによる損傷や関節リウマチ、ヘバーデン結節（仮称：首ヘバーデン）など、後天的要因で、首の異常が発生

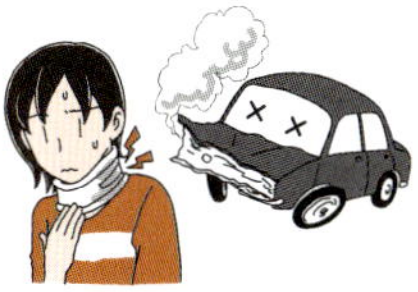

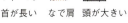

6 足が悪いと！猫背や側弯症になる

次は、猫背になる人とならない人の場合です。また、背骨が曲がる側弯症になる人とならない人、つまりなぜ、姿勢のよい人と悪い人とに分かれるのでしょうか。この差がわからないと治すことはできません。

まず猫背の原因を説明しましょう。外反母趾や浮き指、扁平足は、重心がかかとへ片寄ることを再三説明してきました。**重心がかかとへ片寄るということは、それだけ後方へ倒れる危険性が増すということなのです。これを防ぐために、本能的に背中を丸くしたり、または首を前に落として、体の安定を保とうとします。これが、猫背の本当の原因です。**病的な原因は別として、一般的な猫背のほとんどがこのタイプなのです。

その証拠が老人性の猫背です。中高年になると踏ん張る力が衰え、足指が浮き、重心がかかとへ片寄ってしまいます。体の安定を保とうとする安全本能により、自然と背中が丸くなるのです。

もう一つの悪い姿勢が、背骨が曲がる側弯症です。実は、側弯症の原因も足にあったのです。

重心のかかとへの片寄りは平等ではなく、左右差が伴います。この差を補うために、側弯症が起こるのです。多くの場合、左足が外方向へ流れる「ねじれ歩行」をしています。そのため、左側の後ろの骨盤（後腸骨棘《こうちょうこつきょく》）が高くなり、これを右側の背骨が補うことになるので、ほとんどが右曲がりの側弯症になります。**また40歳以降の女性では、手の「へバーデン結節」が背部に転移して重症化させていると推測しています。**

なぜなら、重症化している人の多くに手のへバーデン結節や足に転移した「仮称：足へバーデン」が伴っているからです。

【猫背になるメカニズム】

▼3点歩行

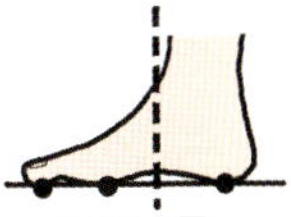

▲よい足

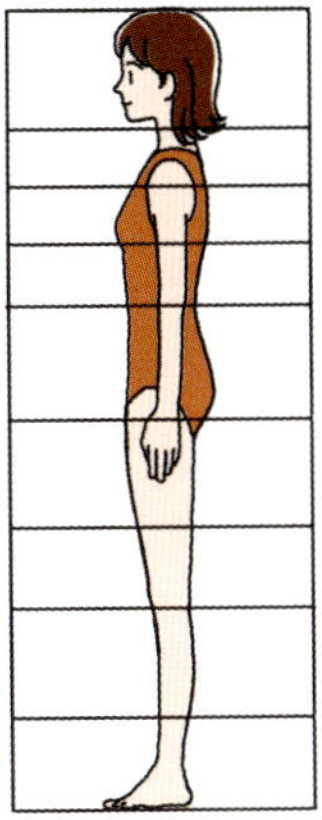

▲足裏のバランスを整えて、指が踏ん張った3点歩行になると、重心も正常になり、自然と姿勢が正され、全身のバランスが整う

▼2点歩行

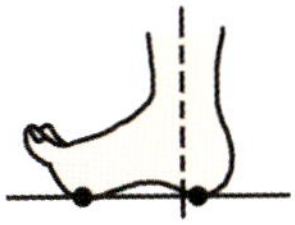

▲悪い足

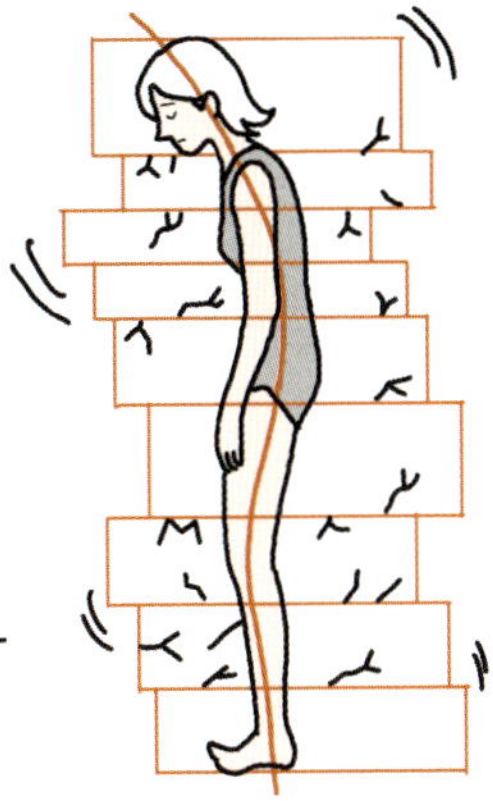

▲浮き指や外反母趾、扁平足があると、指が浮き、重心がかかとに片寄る。後ろに倒れる危険性があるため、無意識に背中を丸めたり、首を前に落として、猫背になる

【背骨が曲がるメカニズム】

▶一般的に、左足が流れて、左の骨盤が高くなるため、右の肩が上がる

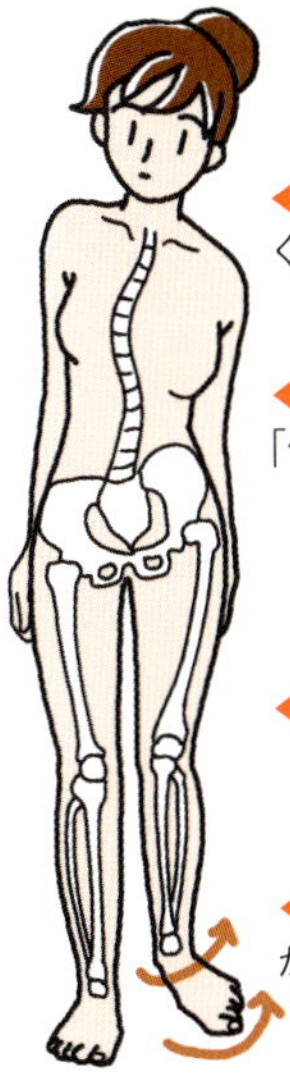

◀肩こりがひどく、疲れやすい

◀背骨が曲がる「側弯症」に

◀左脚が短くなる

◀歩行時に、左足が外方向へ流れる

◀重心がかかとに片寄り、左右差が伴うため、股関節と骨盤にゆがみが起こり、それに伴い背骨もゆがむ

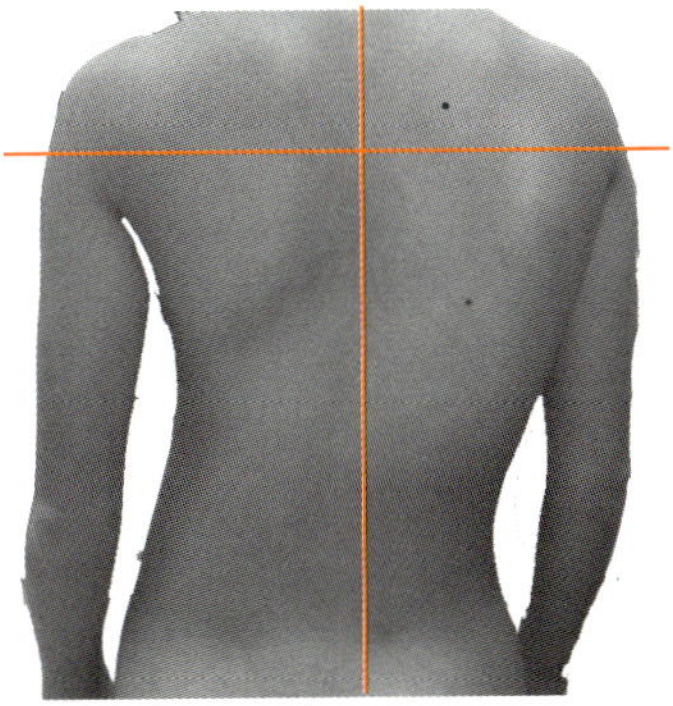

▲12歳女子
外反母趾で足裏のバランスに左右差があり、それを体の上部で補うために、猫背や側弯症になり、首こり・肩こりの原因に。40歳以降の女性では、手のヘバーデン結節が背部に転移して、重症化。

7 やっとわかった！自律神経失調状態になる人とならない人との差

最近よく耳にする自律神経失調症とは、どういうものなのか、その症状をよく理解していない人が多いのです。**実際に、これだけ医学が進歩したにも関わらず、自律神経失調症はよくならない、それどころか逆に、その数は増え続け、子どもから大人まで幅広く見られます。**

その理由は、人間の土台となる足から診ないから本当の原因がわからない、原因がわからないから治せない、予防もできないということなのです。自律神経失調症になる人とならない人の差も足と首にあるのですから、当然、猫背や側弯症のある人に集中しています。

外反母趾や浮き指、扁平足があると、重心がかかとへ片寄り、左右差を伴うため、足裏が不安定になることを何度も説明してきました。この足裏の不安定を首が多く補った場合、首に異常が起こり、自律神経が誤作動してしまうのです。

首の異常とは、首と頭蓋骨との接続部、主に頚椎一番に起こるゆがみ（ずれ）・変形・狭窄・骨棘・微細な疲労骨折のことなのです。画像診断では見つけられない炎症や、液状のカルシウムが流れ出して周りの筋肉や神経を刺激するのです。

また40歳以降の女性で手のへバーデン結節が首に転移する「仮称：首へバーデン」により重症化していると推測しています。

首の異常は、周りの筋肉を硬直させ、脳からの情報が視床下部へうまく伝わらない伝達不良を起こします。つまり体を安全に導くための命令が、各器官・内臓へ伝わらず、その結果、さまざまな体の不調が起こるのです。これをまとめて、私は「自律神経失調状態」と呼んでいるのです。自律神経失調状態の中に、うつ状態が含まれています。

【自律神経失調状態とはこんな症状】

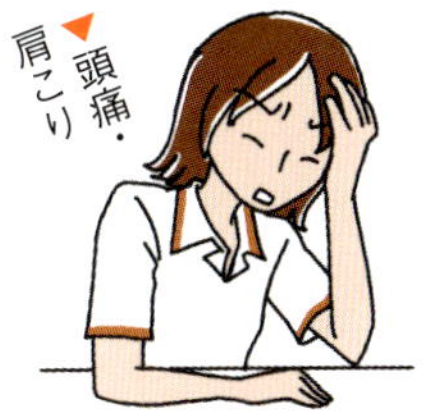

1 毎日が不調で、疲れがとれない、やる気が起きない
2 疲れると頭痛が起こり、ひどい時は吐き気がする
3 動く時に、めまいや立ちくらみがする
4 緊張するとすぐ、腹部にガスが溜まりやすい
5 胃腸が弱く、冷え性で、時々寝付けない
6 便秘や下痢を繰り返している
7 動悸がしたり、不整脈がある
8 低体温（35.5 度）か、またはいつも微熱がある（37 度）
9 手足、背中に異常に汗が出る多汗症である
10 目が疲れやすく、目の奥が痛む
11 肌荒れや吹き出物があり、いつも顔色が悪い
12 お風呂やサウナに長く入っていられない
13 不眠症で寝つきが悪く、夜中に目を覚ますことがある
14 パソコン画面や仕事に集中できない
15 生理痛、生理不順、子宮内膜症がある
16 大型連休の前になると、決まって風邪をひく
17 生きていくことが辛いと思うことがよくある
18 自分のイメージと違うとイライラしてしまう
19 ちょっとしたことでキレやすく、攻撃的な言動になる
20 都合の悪いことは、他人のせいにしてしまう
21 気分が落ち込み、悲劇のヒロインになってしまう
22 会社に行きたくない、引きこもりや出社拒否になる
23 気づかない内に、夜型人間になっている
24 高血圧、低血圧どちらかに片寄っている
25 更年期障害が強く出ている
26 雨が降る前や台風の前に、古傷が痛んだり調子が悪くなる
27 ドライアイやドライマウスである
28 耳の聞こえが悪く、時々耳鳴りがする
29 人前に出ると、異常にあがってしまう
30 外出するのが苦痛、人ごみの中で息苦しくなる

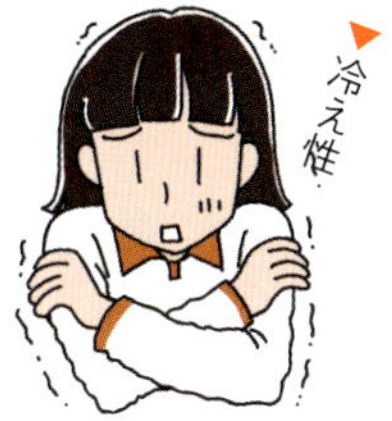

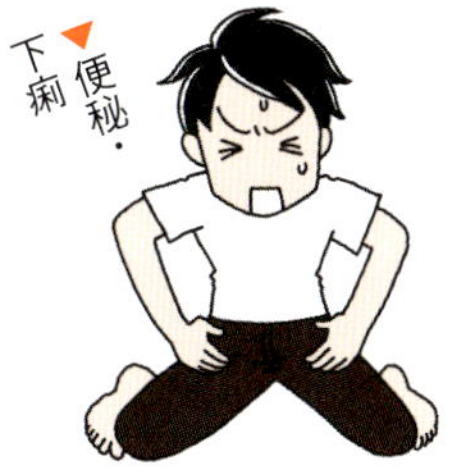

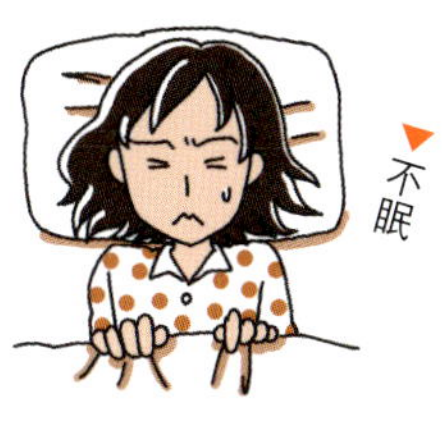

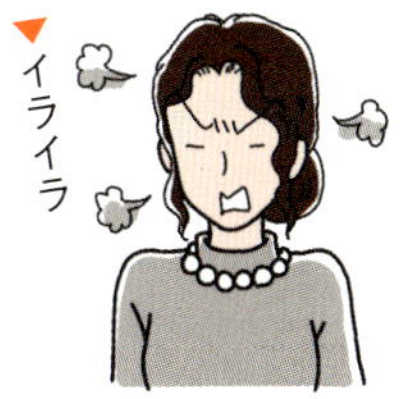

8 足頚性《そっけいせい》うつ！足の異常が原因でうつ状態になる人がいる！

最近うつ病患者が増えていると聞きますが、実は、本来の「うつ病」と「足頚性うつ」とを区別して考える必要があります。

本来のうつ病の原因は、心の問題や仕事のストレスとして治療法もそれなりにすでに確立されています。

しかし今、多発しているうつ病は、足と首の異常が隠れた原因となる「足頚性《そっけいせい》うつ」の症状なのです。

確かに、心の問題・仕事のストレス、また遺伝的要因・脳の病気やケガ・発達障害が原因になっていることもありますが、全体的に見ると、せいぜい10％くらいだと考えています。

残りの約90％は、前頁で説明した外反母趾や浮き指、扁平足など足裏の異常を首が補うために、首の異常が隠れた原因となって起こる自律神経失調状態です。いろんな不調を伴いますが、その中の一つが、うつ状態であり、それを私は「足頚性うつ」と名付けているのです。

この二つを区別し、また両方が合併している場合とを区別することが必要不可欠です。うつ状態のすべての原因を心や仕事のストレスと決めつけないことが重要です。

足頚性うつ状態は、頚部亜急性捻挫の関連症状の一つと考えています。

その証拠に、交通事故でムチうち症になった人にも、まったく同じようなうつ状態が起こります。また、原因もなくうつ状態を訴える人の90％以上に、足裏の異常があるのです。

特に、40歳以降の女性は手の「へバーデン結節」が首に転移する「仮称：首へバーデン」により、重症化させている場合が多いと推測しています。

【足頚性うつ状態とは？】

1 楽しいという感情がなく、惰性で生きている感じ
2 気分が乗らない、仕事がはかどらない
3 頭ではやる気があっても、だるくて体がついていかない
4 わけもなくイライラして、不安に襲われる
5 すべて悪い方へと、一方的に解釈する
6 人に会うのが怖くなり、突然、自殺を考える
7 顔の表情が一定で暗く、無表情である
8 都合の悪いことは、人のせいにする
9 常に人に依存している
10 他人のわずかな言動に激高したり、反撃を考える

＊これらの症状の他に、外反母趾や浮き指、扁平足、40 歳以降の女性では「仮称：足へバーデン」や「仮称：首へバーデン」と共に腰痛・肩こり・首こり・めまい・不整脈・便秘・下痢・冷えなど、いくつかの自律神経失調状態を伴っているのが足頚性うつの特徴です。頚部亜急性捻挫の関連症状。

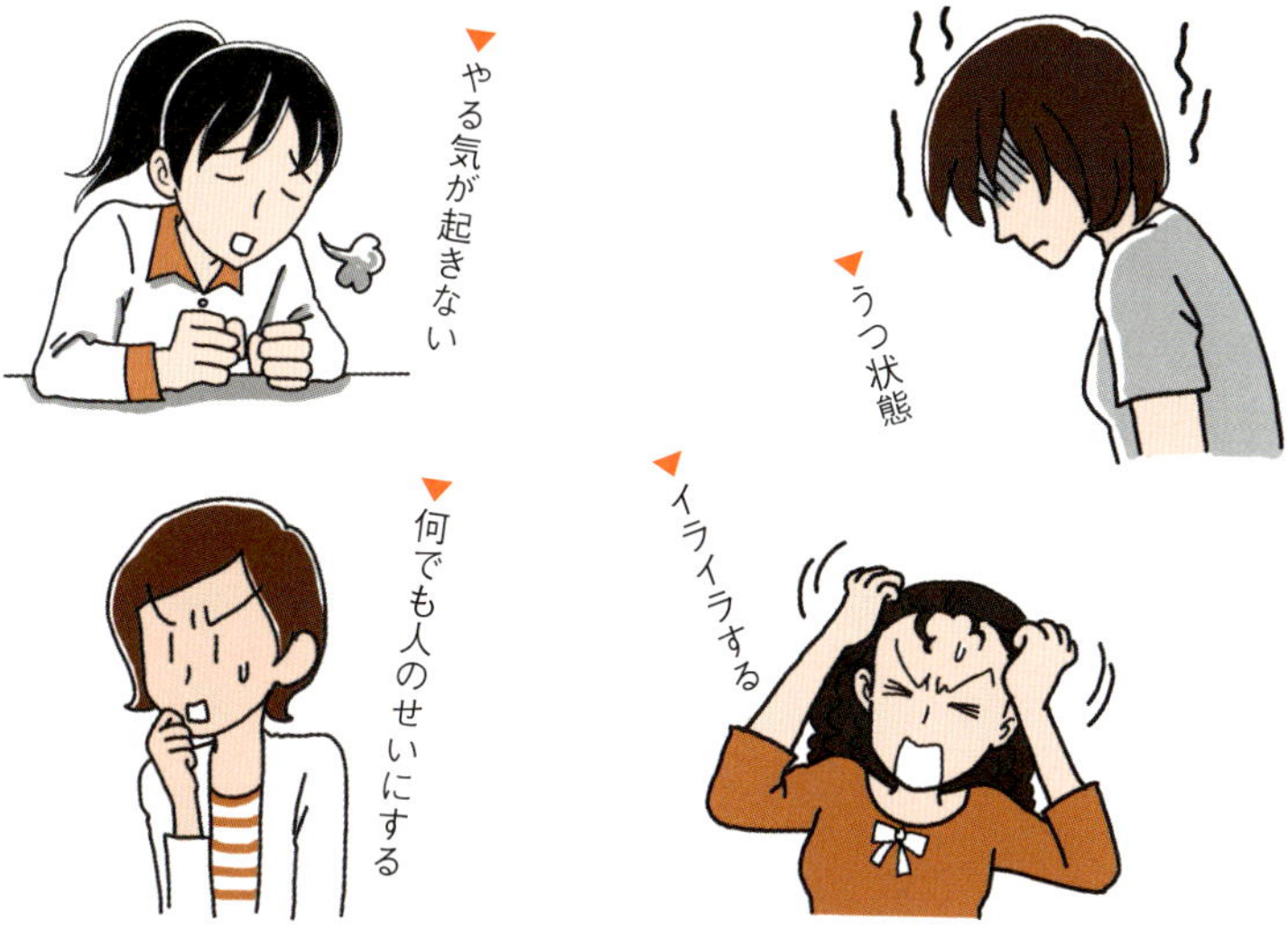
やる気が起きない
うつ状態
何でも人のせいにする
イライラする

9

性差で異なる！痛みや症状も男女で異なる

ここで、痛みや体の不調などの未病も男女で異なっていることを知っておく必要があります。なぜなら、その理由を知らないと、治療法に誤りが起きてしまうからです。

外反母趾が女性に多い理由でも説明したように、男性も女性も平等に重力（1G）の負担を受けていますが、**女性の方が筋力や筋肉量が少なく、関節も浅く造られています。これは、安全なお産を行うために順応しているわけです。**

男性も女性も役割を持って平等に造られているのですが、性差による特徴をあらかじめ知っておくと、よい治療ができるのです。

特に40歳以降の女性は手の「ヘバーデン結節」が体に転移した状態を加えた診断が必要です。

女性の方が、体がゆがみ（ずれ）やすい、つまり、体のバランスやスタイルの変化も大きく、それに伴ってさまざまな慢性症状も女性に多くなっています。ですから、女性をいたわり、重力の負担を軽減するために、固定を中心とした治療法が必要なのです。

同時に、何よりも優先して足裏のバランスを整え、耐震構造設計合格の体に戻しておくことです。足裏のバランスが整うと、自然と体のゆがみ（ずれ）もなくなり、また、足裏の免震機能も回復するので、かかとからの過剰な衝撃やねじれを吸収無害化する作用も働きます。

女性特有の慢性症状は、時間の経過と共にその損傷度が増してしまい、治りにくくなるので、女性は早めの対策や治療、そして普段からの予防が大切なのです。

次頁の男女差によるいくつかの症状を見ると、その差がよりわかります。

【男女の差による痛みや不調の違いは？】

A. 関節やスジの損傷から、女性に多い特徴を考えると次のようになります。

1 外反母趾は女性に多い（40歳以降では「仮称：足へバーデン」が多い）
2 足首のゆるみや慢性痛も女性に多い
3 女性は左半身の調子が悪い
4 左足、リスフラン関節の亜脱臼も女性に多い
5 股関節の痛みや変形、脱臼も女性に多い
6 左側の骨盤のゆがみも女性に多い
7 側弯症や顔面のゆがみも女性に多い
8 顎の痛みや顎関節症、顎の脱臼も女性に多い
9 首のゆがみが原因となる片頭痛やめまいも女性に多い
10 女性の方が足裏が不安定なために骨折しやすい

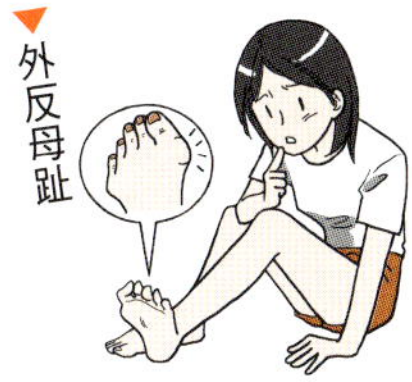

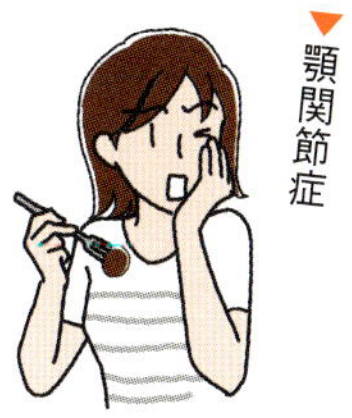

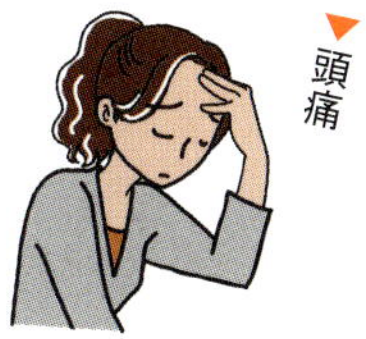

B. 自律神経の不調など未病から、女性に多い特徴をまとめると次のようになります。

1 首の異常が関係する更年期障害、これに伴う症状が女性に多い
2 首の異常が関係する自律神経失調症の諸症状も女性に多い
3 骨粗鬆症による骨の変形も女性に多い
4 タコ、ウオノメ、巻き爪、陥入爪も女性に多い
5 便秘も女性に多い
6 メニエル氏病も女性に多い
7 不整脈も女性に多い
8 甲状腺の病気も女性に多い
9 へバーデン結節や関節リウマチも女性に多い
10 冷え性、脚のむくみも女性に多い

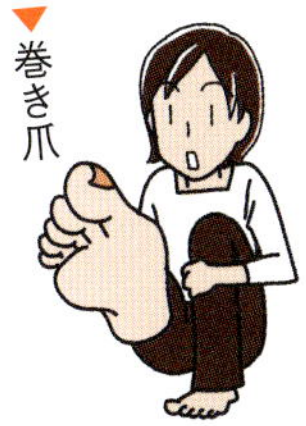

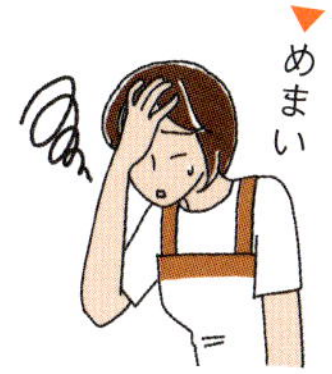

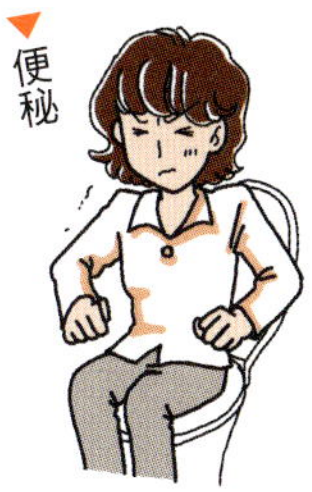

10 こんな症状があったら、すでに首の異常が始まっている

【首の異常のチェック項目】

▼3つ以上該当する症状があれば要注意

1 首に慢性痛がある
2 首こりと共に肩こりがひどく、寝ていても肩がこる
3 首がつったり、寝違いやすい
4 朝起きた時、時々首が痛むことがある
5 頭の重さを感じたり、首が重く、支えがほしいと感じる
6 枕が合わないと思うことがある
7 うつ伏せで寝ると首が痛くなり、夜中に痛みで目覚めることがある
8 首や肩がこり、頭痛と共に吐き気がすることがある
9 首の回りが悪く、特に片方を向くと、首の動きにひっかかりがある
10 首を回したり上を向くと、めまいがしたり、手がしびれる
11 首がギクリとしたり、急に動きが悪くなったことがある
12 首を自分で動かし、ボキッと音がした後、急に楽になることがある
13 本を読んだり、パソコンをした後、首に異常を感じる
14 力仕事をしたあと、首に痛みを感じる
15 耳がつまることがある。また、耳鳴りがしたことがある
16 40 歳以降の女性では手の指先の第一関節が変形するヘバーデン結節がある
17 手にヘバーデン結節があり、首こり、肩こりの他に以前から腰椎ヘルニア、狭窄症、分離症、すべり症などがある
18 猫背と側弯症がある。また 40 歳以降の女性では、手の「ヘバーデン結節」と共に首こり、肩こりがある
19 すでに「仮称：足ヘバーデン」があり、ひどい外反母趾になっている
20 首をはじめ複数の関節に長年の慢性痛がある

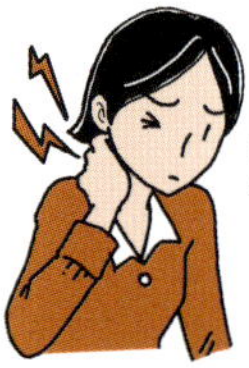
▼首の痛み

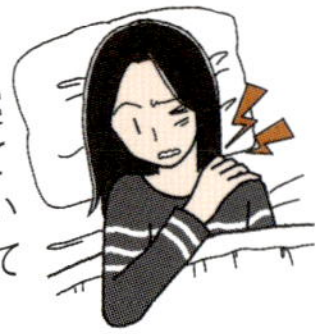
▼寝ていても肩がこる

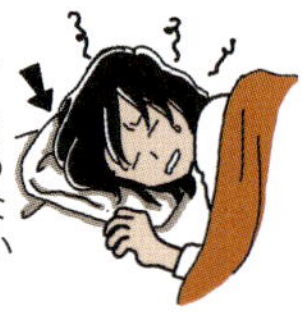
▼枕が合わない

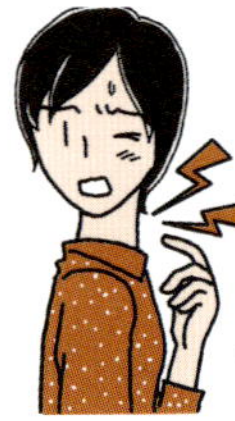
▼片方を向くと、首の動きにひっかかりがある

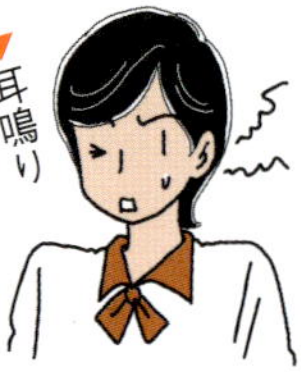
▼耳鳴り

第5章

あなたを幸せにする
健康の哲学

1 宇宙飛行士の言葉！重力から医療や健康の原点を知る

本書でも何度も述べましたが、私が長年言い続けてきたのは、地球は重力によって成り立っているということです。そして、その中に住む人間も気付かないうちに、重力とのバランスを効率的に保つことで生かされているのです。さらに知能や運動能力の発達と共に、重力と順応することで、発展・適応が促されてきたという事実があります。

しかし、**それを当たり前のように感じて、重力のメカニズムが医療や健康・予防に生かされていないという〝落ち度〟があるのです。**このようにはっきりとした事実がある以上、重力とのバランスから体の不調を追求し、そして学問的に裏付けていく必要があるのです。これこそ、これからの時代に必要不可欠で、大いに役立つからです。

その裏付けとして、宇宙飛行士の言葉を厳粛に受け止めなければなりません。、日本人をはじめ、アメリカやロシアの宇宙飛行士が地球に帰還した時、語っている共通の言葉を思い出してください。

一様に「重力の威力、そのすごさ」をいろんな角度から表現しています。日本人宇宙飛行士の言葉もその都度、新聞で取り上げられています。

例えば、向井千秋さんの場合は、「宇宙飛行で一番感動したのは何？」と医師である夫が尋ねると、「宇宙から見た青い地球の美しさよりも、地球に帰還した時、初めて実感した地球の重力だった」と言っています。

毛利衛さんや土井隆雄さんも、重力について同様に語っています。若田光一さんは記者会見で、「まだ重力に慣れず、意識しないとコップを高く持ち上げられない。朝ベッドで体を起こすのも力が必要だ」と言っています。

野口聡一さんは、「地球では本当に水が気持ち

「重力の強さ感じています」

山崎さん帰還

【ケネディ宇宙センター（米フロリダ州）＝吉田典之】スペースシャトルでケネディ宇宙センターに帰還した山崎直子飛行士(39)が、着陸から約2時間後の20日午前11時（日本時間21日午前0時）ごろ、滑走路に元気な姿を見せ、「任務を達成して戻り、美しい地球の自然をまた感じることができて、うれしく思います」と日本語で話した。

夫の大地さん(37)によると、15日間の無重力生活に体が慣れきっていたため、着陸直後は少しふらふらした。宇宙航空研究開発機構の医師にも「地球に戻って重力の強さを非常に感じています」と話したという。しかし、医師の問診などを受けた後、山崎さんは、「日本の皆さん、応援して下さって本当にどうもありがとうございました」と、晴れやかな笑顔で語った。

〈関連記事12面〉

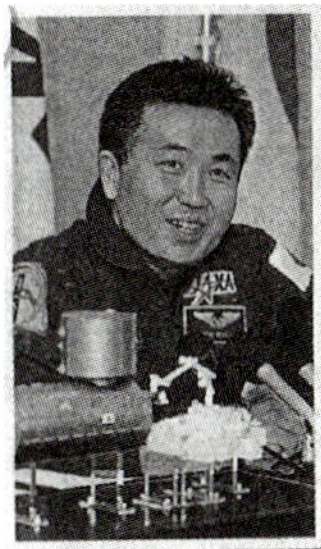

記者会見する若田光一さん＝2日、米テキサス州ヒューストン、飯塚悟撮影

ーさん(44)の手作りチョコレートケーキを家族3人で食べた。まだ重力に慣れず、意識しないとコップを高く持ち上げられない。朝ベッドで体を起こすのにも力が必要だ。「宇宙では座ることがなかったので、いすに座っているとおしりが痛くなる。こんなことは初めて」と話した。

ら4人は親類で、午前2時頃、同町を出発し、山形県に行く途中だった。

地球に流れる水「ありがたい」

野口さん会見

163日間の宇宙滞在を終えて2日に帰還した野口聡一飛行士(45)が9日、記者会見した。「地球では、本当に水が気持ちよい。飲む水、体に浴びる水……水が流れることのありがたさを感じる」と、重力のある世界に戻った実感を表現した。

会見は、野口さんが住む米テキサス州ヒューストンと、宇宙航空研究開発機構の東京事務所をテレビ会議で結んで行われた。露宇宙船ソユーズによる帰還について「顔のすぐ横に窓があり、大気圏に突入すると、パーッとオレンジ色に変わった。約5分間、光と音と振動と加速度が一度にかかり、小さい帰還カプセルを揺すった。強烈な印象が残っている」と振り返った。

当面は地上に慣れるためのリハビリ期間。「毎日、確実に平衡感覚や筋力が鍛えられている」という。

宇宙飛行士たちが伝える
地球の重力のすごさ

よい。水が流れる有難さを感じる」と、重力のある世界に戻った実感を水で表現しています。

山崎直子さんは、宇宙航空研究開発機構の医師に対して「地球に戻って重力の強さを非常に感じている」と話したといいます。

古川聡さんは、報道陣から地球の感想を尋ねられると、「重力をすごく感じる。普通にしているだけでも体が重い。重力のおかげでこうやって椅子にも座れる」と答え、各新聞で大きく取り上げられていました。

星出彰彦さんの場合、重力に慣れ、歩行が普通に出来るようになるまで三カ月以上の訓練が必要だと報道されていました。このように、皆、重力の威力、そのすごさを伝えようとしていました。

以上のことから、今こそ、私たちには重力とのバランス医学が必要なのです。

その最初の医学書として、私は柔道整復師の立場から、「過労性構造体医学」（重力とのバランス医療）を著し、理論として確立しています。

2 自然界の法則！これを人間に当てはめる

重力とのバランス医学（Gバランス医療）は、今後もずっと何十年と変わることがないので、私の著したどの本でも、同じように解説しています。

まず、地球の構造も人間の体も、重力によって成り立っているので、どちらも力学的には同じ構造体という哲学的な考えが必要です。

そして、**地球の構造「自然界の法則」を説明すると、次のようになります。**

1次元（縦）×2次元（横）×3次元（高さ）×4次元（時間）×5次元（環境）×

左上の図のように、地球は重力とのバランスを中心に、この1〜5次元の構造で成り立っているのです。これを、「自然界の法則」と呼んでいます。

この「自然界の法則」を構造物（建築物）や構造体（人体）に置き換えていく理論が、左下の「自然界5次元構造の法則」なのです。

建築物も人間の体も、重力の支配下の中で、力学的にはこのような法則で成り立っているのです。これを人間の体に当てはめるために、わかりやすく説明すると、次のようになります。

- **1から3次元までを（縦×横×高さ×）つまり、体積からなる構造を「構造医学」**
- **次の4次元を（時間経過×）つまり、過剰な衝撃波やねじれ波に伴う過労性を「過労医学」**
- **5次元は（環境条件×）肉体や精神が環境の変化によって受ける影響や体の状態を「環境医学」**

これをまとめて、「過労性構造体医学」と名付けているのです。この「自然界5次元構造の法則」をまず、構造物に置き換え、さらに、人体に置き換えていくのが、次項の「8方向の診断」なのです。

重力とのバランス医療（Gバランス医療）

自然界の法則

1次元構造	点と線＝「縦」
2次元構造	縦に対する「横」
3次元構造	縦と横に対する「高さ」
4次元構造	縦と横と高さに対する「時間」
5次元構造	縦と横と高さと時間に対する「環境」

自然界5次元構造の法則

1次元構造	縦 ×	①構造医学
2次元構造	横 ×	①構造医学
3次元構造	高さ ×	①構造医学
4次元構造	時間 ×	②過労医学
5次元構造	環境 ×	③環境医学

自然界の法則を構造物に置き換え、
さらに人体に置き換えていく

3 8方向の診断！未病を解明する診断法の発見

私が提唱する新しい診断法の発見とは、

- **負傷の瞬間を特定できない亜急性捻挫や慢性痛、骨損傷など運動器の損傷（ロコモ）**
- **原因のはっきりしない自律神経失調状態、うつ状態、パニック状態など自律神経の損傷（ニューロ）**
- **発症に気付きにくい生活習慣病（脂質異常・代謝障害などのメタボ）**

これらの症状に対し、今までとはまったく異なる角度から、隠れている本当の原因を見つけることなのです。

「自然界5次元構造」（縦×横×高さ×時間×環境×）は重力で成り立っているので、これを重力とのバランスで単純に割り算していくと、今まで解明することができなかった、「①前」「②後」「③左」「④右」「⑤上下」「⑥衝撃」「⑦ねじれ」「⑧環境」の8通りのバランスに分かれるので、これを「8方向の診断」と呼んでいるのです。

8方向の診断のポイントは、この中のどのアンバランスが最大原因となっているか、またその中のいくつかが複合して、痛みや不調などの未病を起こしているのかを判断する方法です。

①縦（前・後）×横（左・右）×高さ（上下）×の構造学的なアンバランスを、足裏の不安定から患部や全身を判断

②時間経過（過労学的損傷）に伴う介達外力「過剰な衝撃波×過剰なねじれ波」のアンバランスを、足裏の不安定から患部や全身を判断

③環境（反復性）による日常生活、スポーツなどで反復される環境条件のアンバランスを、足裏の不安定から患部や全身を力学的に判断

特に40歳以降の女性は、これに全身に転移する「ヘバーデン結節」を加えた診断が必要なのです。

重力とのバランス医療（Gバランス医療）

負傷の瞬間を特定できない損傷を解明する
8方向の診断
（8通りのアンバランス）

自然界5次元構造の法則				
縦×	1	前のアンバランス	構造医学
	2	後のアンバランス	
横×	3	左のアンバランス	
	4	右のアンバランス	
高さ×	5	上下のアンバランス	
時間×	6	衝撃のアンバランス	過労医学
	7	ねじれのアンバランス	
環境×	8	患部環境のアンバランス	環境医学

8通りのアンバランスの解説

縦（前・後）	①前のアンバランス	患部を前後に分けた場合、重心点が前方に片寄りすぎたことが最大原因となる過労性の損傷や不調
	②後のアンバランス	患部を前後に分けた場合、重心点が後方に片寄りすぎたことが最大原因となる過労性の損傷や不調
横（右・左）	③左のアンバランス	患部を左右に分けた場合、重心点が左方向に片寄りすぎたことが最大原因となる過労性の損傷や不調
	④右のアンバランス	患部を左右に分けた場合、重心点が右方向に片寄りすぎたことが最大原因となる過労性の損傷や不調
高さ（上下）	⑤上下のアンバランス	患部を上下に分けた場合、生理的弯曲の消失に伴って、重心点が真ん中に片寄りすぎたことが最大原因となる過労性の損傷や不調
時間（衝撃・ねじれ）	⑥衝撃のアンバランス	患部を診断する場合、構造学的アンバランスに「過剰な衝撃波」が繰り返されたことが最大原因となる過労性の損傷や不調
	⑦ねじれのアンバランス	患部を診断する場合、構造学的アンバランスに「過剰なねじれ波」が繰り返されたことが最大原因となる過労性の損傷や不調
環境（体環境）	⑧患部環境のアンバランス	患部を診断する場合、①～⑦までのアンバランスに加え、片寄った生活環境が最大原因となる過労性の損傷や不調

4 10方向の診断とは？すべての症状を診断する前提条件

前項で説明した8方向の診断とは、負傷した覚えがない、原因がわからないまま発生した痛みや身体の不調などの未病を足裏から力学的に診断する方法です。これに対し、原因がはっきりしている症状「先天的アンバランス」と「後天的アンバランス」の二つを加えた診断法を「10方向の診断」と呼んでいるのです。

すべての症状を診断する場合、その前提条件となる先天的アンバランスとは、遺伝や生まれつき（の状態）が原因となっているものを指します。

もう一つの後天的アンバランスとは、ケガや病気（ヘバーデン結節や関節リウマチ）によるものです。どちらも原因をはっきり特定できます。

この二つを加え、総合的に診断する方法が「10方向の診断」なのです。

「10方向の診断」の重要性は、「8方向の診断」をする場合、その前提条件となる診断方法なのです。この二つの診断法は、すでに現代医学で確立しており、ハイレベルの理論と共に、高度な治療が施されています。

これに対し、8方向の診断が今も確立されていないために、癒し的行為や気休め治療、対処療法がもっともらしく行われているのです。

左の図のように、本来医学は、

①遺伝医学（先天的な疾患による症状）
②構造医学（構造学的ゆがみによる症状）
③過労医学（過労学的損傷による症状）
④環境医学（環境学的条件による症状）
⑤臨床医学（後天的なケガや病気による症状）

の五つに分類されているのです。これによって、医師と治療家、健康指導者との役割分担ができるのです。

重力とのバランス医療（Gバランス医療）

8方向の診断と10方向の診断

生まれつきの遺伝的要因		9	先天的アンバランス	①遺伝医学
自然界五次元構造の法則	一次元構造（縦）×	1	前のアンバランス	②構造医学
		2	後ろのアンバランス	
	二次元構造（横）×	3	左のアンバランス	
		4	右のアンバランス	
	三次元構造（高さ）×	5	上下のアンバランス	
	四次元構造（時間）×	6	衝撃のアンバランス	③過労医学
		7	ねじれのアンバランス	
	五次元構造（環境）×	8	患部環境のアンバランス	④環境医学
事故・ケガ・病的要因		10	後天的アンバランス	⑤臨床医学

重力

8方向の診断

10方向の診断

＊ 40歳以降の女性では病的要因の中に、全身の症状を発症させる「ヘバーデン結節」を加えた診断が必要なのです。男性にも一割くらい見られますが、これを混同して「関節症」と誤診して重症化させている場合が多く見られます。

＊時代は重力とのバランス「Gバランス医療」に全身の症状を起こす「ヘバーデン結節」を加えた医療が求められているのです。

5 人間は自ら治す能力を持っている！治療の3原則

私の長年の施術経験の中で、常に初心に戻り、軌道修正してくれた言葉があります。

「医術者であると同時に哲学者であれ」

「哲学の中に医術を、医術の中に哲学を練り込まなければならない」

つまり、医学と哲学は同じものであると、ヒポクラテスは説いているのです。ヒポクラテスとは「医学の父」と呼ばれた、古代ギリシャ時代、約二千五百年前の哲学者です。

もう一つ、ヒポクラテスの言葉の中で、初心に戻してくれる言葉があります。

それは「人間は自ら治す力を持っている。真の医療とは自然治癒力を発揮させることであり、医術者はこの自然治癒力が十分発揮される条件を整えるだけである」という有名な言葉です。

これも医療を志した者なら誰でも聞いたことがあり、これこそが治療の3原則だといえます。

この自然治癒力が、十分発揮される条件とは、次の三つのことです。

①足裏から患部や全身を「構造学的なゆがみとなるアンバランスを回復」し、自然治癒力を発揮させる。

②足裏からの免震処置と血行促進で、患部や全身の「過労学的損傷の回復」により、自然治癒力を発揮させる。

③足裏から肉体と精神に反復される「環境学的条件の回復」をはかり、自然治癒力を発揮させる。

この三つの治療法を同時に行うことが本来の医療なのです。

それぞれの原因や症状によって①～③のどの治療法を優先しなければならないかを判断して、**自然治癒力が最大限に発揮される治療法を取り入れて行くことが、今すぐ必要なのです。**

重力とのバランス医療（Gバランス医療）

自然治癒力の3原則

1次元構造	縦×（前・後）	①足裏から患部および全身を重力とのバランスで整え、自然治癒力を発揮させる
2次元構造	横×（左・右）	
3次元構造	高さ×（上下）	
4次元構造	時間×（衝撃・ねじれ）	②足裏の免震処置と血行促進のバランスを整え、自然治癒力を発揮させる
5次元構造	環境×（患部環境）	③肉体と精神に及ぼす環境条件のバランスを整え、自然治癒力を発揮させる

治療の3原則

①第1の原則 縦×横×高さ× （構造医学）	足裏から全身のバランスを整え、「構造体的ゆがみの回復を図り」、自然治癒力を発揮させる	足裏バランステーピング法 フットケア整体 カイロプラクティック 徒手的整復術（柔道整復師） 外科的手術（医師）
②第2の原則 価値的時間× （過労医学）	免震処置と血行促進で「過労学的損傷の回復を図り」、自然治癒力を発揮させる	足裏の免震処置 光線・電気療法 マッサージ・鍼・灸・温熱、冷却湿布 ドッグブレス呼吸法
③第3の原則 体環境× （環境医学）	・外面からは「患部の安静固定」 ・内面からは栄養で「環境学的条件の回復」 ・精神的には「自律神経の安定」を図り、自然治癒力を発揮させる	・外面的には固定または補強（ギプス・シイネ、コルセット、包帯、サポーターなど） ・内面的には栄養療法、健康食品（サプリメント）、医師による薬物療法 ・精神的にはいやし、やすらぎ

カサハラ式フットケアグッズ

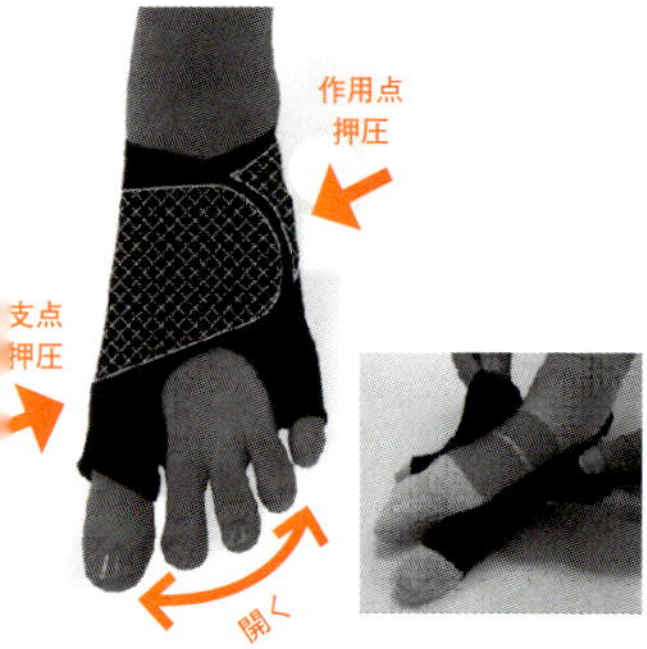

■外反内反ダブルサポーター「筒型タイプ」(AKC-005)
外反・内反、浮き指・アーチ不足・足へバーデンの対策に。3本指テーピング靴下との併用で足裏のアーチを強力にサポート。自宅でのケア用。指先が筒状なのでどんな足の形にもフィットしやすい。甲ベルトで足幅に合わせて微調整。かかとベルトでズレ防止。4,570円(税別)。カラー:ブラック【日本製】

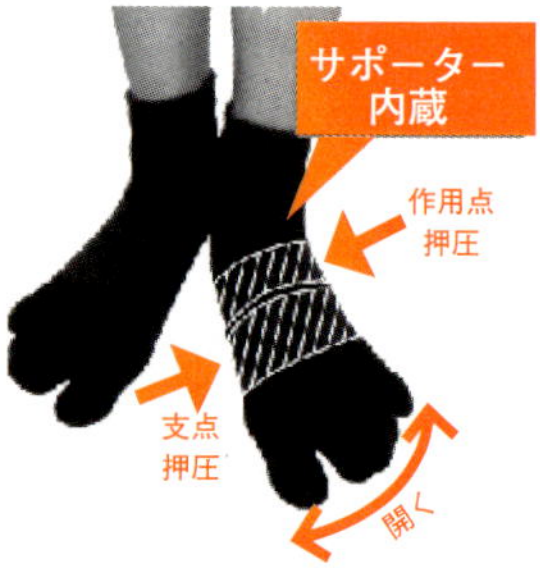

■ホソックス（3本指テーピングタイプ）(AKA-009)
外反母趾・浮き指・アーチ不足・足へバーデンの対策・予防に。甲部分に編み込まれた2本のテーピングサポーターと3本指の構造で、履くだけで足裏のバランスを整え、正しい歩行を促します。踏ん張り力がつくと共に姿勢も正され、首も安定。1,600(税別)/カラー:黒・グレー・白【日本製】

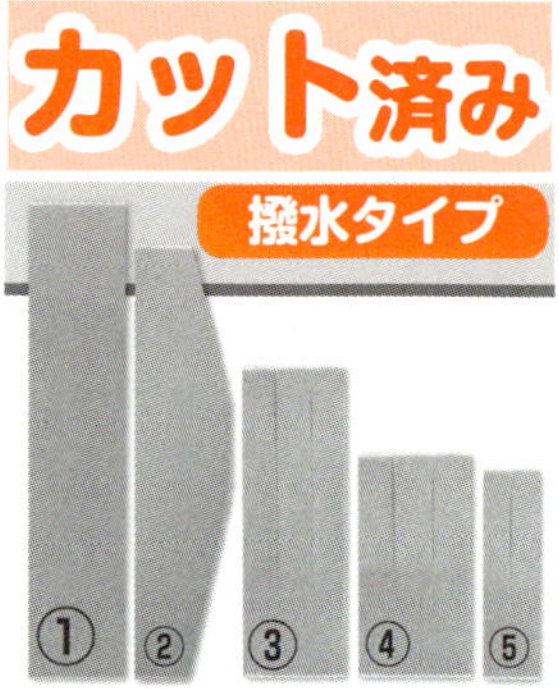

■「カット済み」足裏バランスケアテープ(AKO-003)
カサハラ式オリジナル「足裏バランスケアテープ」の『カット済み』撥水タイプが新登場。カットする手間を省き、即実践。公式の「最新版」貼り方解説付き。全5種フルセット。7,500円（税別）/片足20セット入り/ベージュ【日本製】。

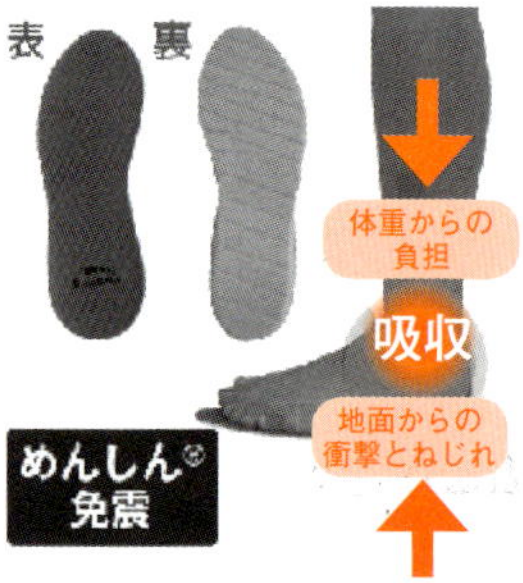

■免震インソール(AKG-001)
人工筋肉素材「ソルボ」のやわらかい抜群のクッション性で地面からの衝撃とねじれを吸収無害化し、足・ひざ・股関節・腰・首を守ります。特にヘバーデン結節による痛みのある方やよく歩く方、立ち仕事の方に必需品。踵の厚さ7mmのクッションでスニーカーやひも靴に最適。22-26 cm（グレー）3,800円(税抜)【日本製】

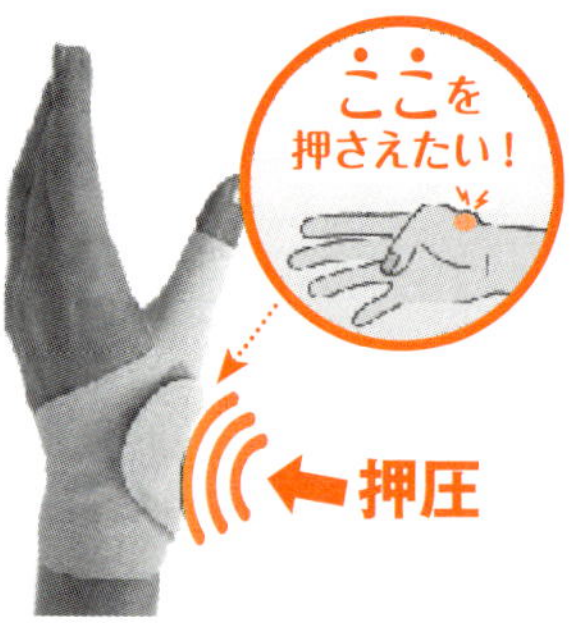

■CM関節サポーター(AKP-001)
手の親指の付け根「CM関節」の出っ張りや痛みに。CM関節を押圧するパッドが内蔵され、ワンタッチでCM関節を押圧固定。薄手タイプ。1枚1,850円（税別）/左右別売、女性用フリーサイズ。カラー:ベージュ【日本製】

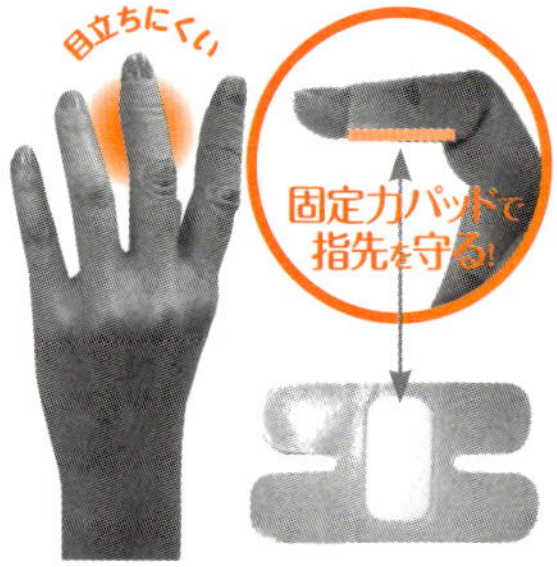

■指先へバテープ®(AKO-021)
手の指先「第1関節」や「第2関節」の変形や痛みなどつらい指のお悩みに。薄手の固定力パッドが内蔵されたテープを貼るだけで指をサポート。薄いので複数の指につけられる。水に強く通気性に優れた高機能テープで水仕事もできる。1,980円（税別）/30枚入り。カラー:ベージュ【日本製】

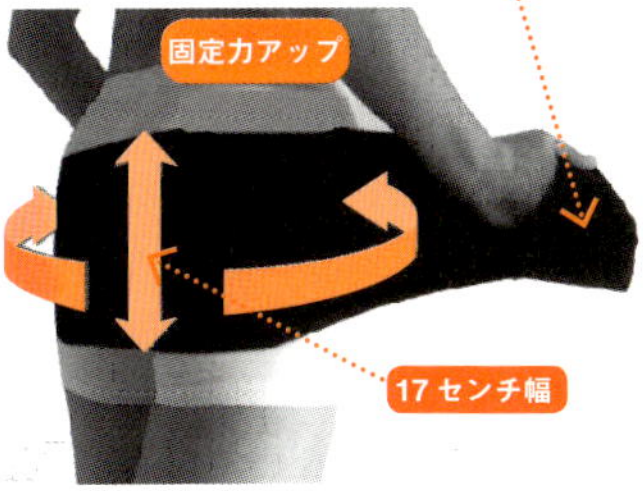

■固定力ベルト１７（AKE-007）
腰痛・股関節の痛みや骨盤のゆがみに。両サイドに手を入れる「らくらくポケット付き」なので、指先に力が入らない方でも簡単に股関節と骨盤を強力固定。すべり止め機能付き。6,800円（税別）。カラー：ブラック【日本製】

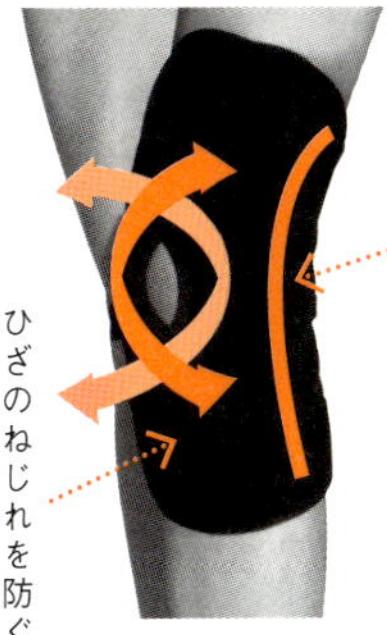

■ニーロック『固定力』ひざサポーター（AKD-004）
ひざの痛みやO脚に。ひざを補強ベルトで左右両側から強力に固定。ひざにかかる過剰な衝撃とねじれを防いでひざを守ります。オープンタイプで着脱も簡単。6,800　円（税別）。カラー：ブラック【日本製】

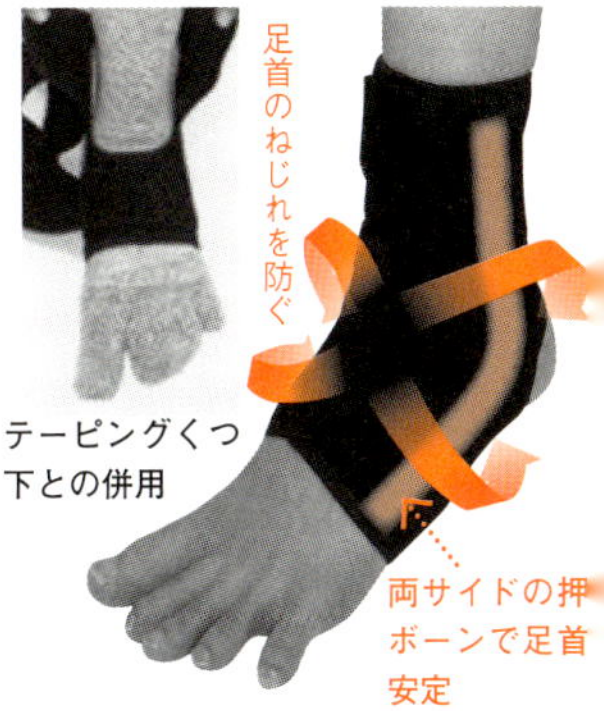

■ヒールロック足首サポーター（片足入り）（AKK-003）
足首のゆるみや痛みに。足首を補強ベルトで左右から強力にロックして足首のねじれを防ぎます。更に、３本指テーピング靴下との併用がおすすめ。足指を踏ん張った正しい歩行を促し、足首への負担を防ぎます。5,500円（税別）。カラー：ブラック【日本製】

人間の土台「足裏」から全身を重力とのバランスを整える「フットケア整体」で「足」から未病を改善

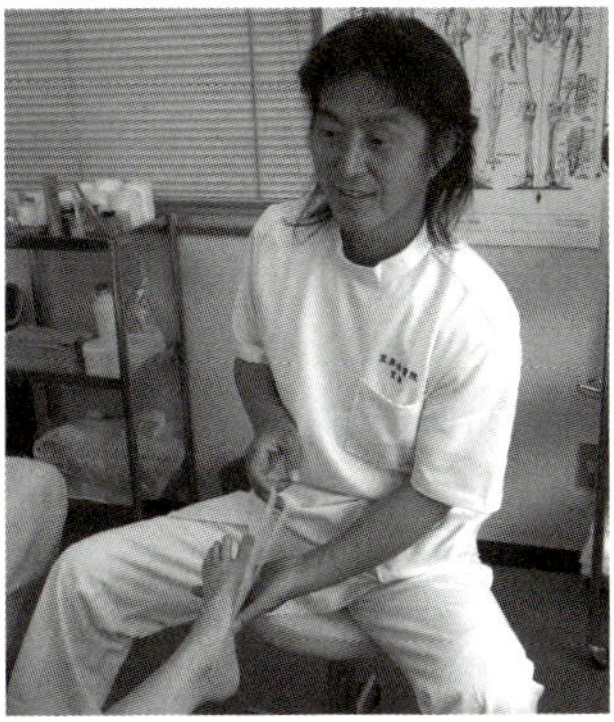

●「一般的な外反母趾」と「ヘバーデン結節」が足に起こった「仮称：足ヘバーデン」とを区別。
●４０歳以降の女性は重力のアンバランスに「ヘバーデン結節」の転移を加えた判断と施術。
●「足」に関心がないのは、「健康」に関心がないとの同じ。「足と健康との関係」を知る。
●足裏から全身を重力とのバランスで整える「フットケア整体」で、自然治癒力を最大限発揮させ、未病のうちに改善し、要介護者の減少と健康寿命の延伸、医療費の５０％の削減が目標。

笠原 巖（かさはら いわお）
カサハラフットケア整体院院長・柔道整復師
外反母趾・浮き指・ヘバーデン結節研究家

【笠原巖プロフィールサイト】
https://www.ashiuratengoku.co.jp/

【カサハラフットケア整体】
〒244-0003 神奈川県横浜市戸塚区戸塚町
121 大川原ビル 2F
TEL　０４５−８６１−８５５８
【ヘバーデン専門サイト】
https://www.heberden.net

【著者紹介】

笠原 巖（かさはら いわお）

外反母趾・浮き指・ヘバーデン結節研究家。過労性構造体医学創始者、カサハラフットケア整体院院長、柔道整復師。

これまでの45年に及び初検だけで12万人以上の足をみる。外反母趾・浮き指・扁平足、「仮称：足ヘバーデン」などの不安定な足が引き起こす、ひざ痛、股関節痛、腰痛、肩こり、首こり、自律神経失調状態、うつ状態など「足と健康との関係」、「ヘバーデン結節と関節損傷との関係」を重力とのバランスで力学的に解明。その普及を目指し、全国で多くの講演やスクールを行っている。テレビ・新聞などのマスコミでも活躍中。著書は「過労性構造体医学」(医道の日本社)、「あなたの指先、変形していませんか？」、「外反母趾は今すぐ治す！」(共に自由国民社)、「肩こり・腰痛は足の「浮き指」が原因だった！」、「O脚は治る！」、「ひざの痛みはサラシ一本で98%治る！」、(共にさくら舎)、「首こり・肩こりを一発解消！首らくらくサポーター」などの「首らくらく」シリーズ、「お母さん！子どもの足が危ない！」（共に宝島社)、「熟睡できて首こり・肩こりも解消！安眠ウエーブ枕プレミアム」(講談社)、「外反母趾まっすぐサポーター」（セブン＆アイ出版）をはじめ累計で185万部を突破。

カサハラページ公式サイト　https://www.ashiuratengoku.co.jp/

Special Thanks
本文イラスト：加藤美穂子、清原修志
本文デザイン＆ＤＴＰ組版：立花リヒト・アイブックコミュニケーションズ
編集協力：安西信子（カサハラフットケア整体院）・矢野政人・中島美加・岩尾嘉博
企画・プロデュース：アイブックコミュニケーションズ

自分《じぶん》で治《なお》す！外反母趾《がいはんぼし》
2019年（令和元年）10月15日　初版第1刷発行

著　者　笠原 巖
発行者　伊藤 滋
発行所　株式会社自由国民社
　東京都豊島区高田3-10-11　〒171-0033　電話03-6233-0781（代表）
カバーデザイン　ＪＫ
印刷所　新灯印刷株式会社
製本所　新風製本株式会社